U0121477

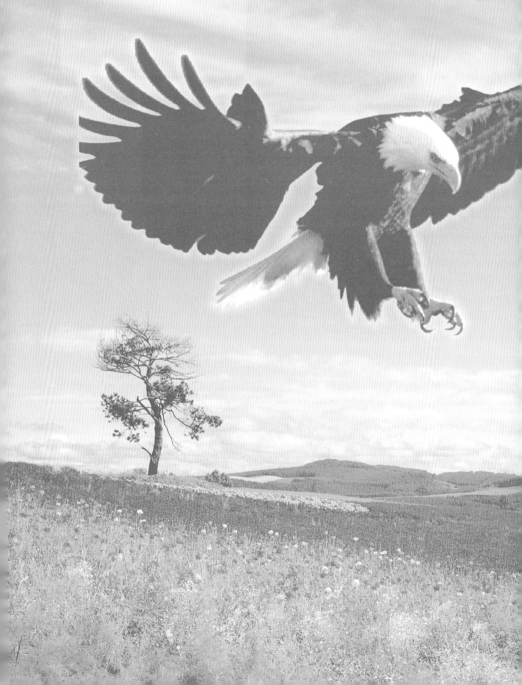

大展好書　好書大展
品嘗好書　冠群可期

大展好書　好書大展
品嘗好書　冠群可期

中醫保健站：52

秦天富老中醫
疑難雜症專輯

秦天富　　著

秦麗玲　　整理

楊俏田

大展出版社有限公司

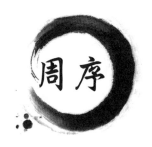

秦老生長、工作在山西省忻州市，與我是同鄉。

秦老 1958 年正式拜當地名醫張元亨為師，深得張老真傳。又靠自己的天賦與勤奮，奮鬥 50 年，實踐 50 年，總結積累 50 年，名揚當地已近 30 年。

認識他，緣於為父母診病，曾多次請他到家診療；信服他，是因為他的診治療效較好；尊重他，是因為他有良好的醫德醫風。他是名副其實的家鄉名老中醫，懸壺診病，救死扶傷，在群眾中有聲譽、有口碑，為當地人民群眾的醫療衛生事業做出了積極貢獻，故願為其作序。

秦老從事中醫臨床、教學、科研 50 載，學徒出師後，先在醫院當醫生，後到衛校當教師，44 歲時創建忻州地區中醫院，受任院長兼當醫生，走的是一條先理論，後實踐，再理論，再實踐，理論與實踐結合，臨床與教學相長，理論得以提升，經驗得以豐碩，療效得以肯定，群眾得以信賴，名氣得以傳揚的發展之道。

秦老一輩子的中醫情，一輩子的中醫緣，一輩子博覽醫書，實踐、總結、探索，終於寫成《秦天富老中醫疑難

雜症專輯》一書。看了初稿之後，不僅感到其總結的接診藝術和技巧十分新穎，而且感到其系統的臨床思維方法和辨治體會十分實用。

本書的特點以臨床實用為鮮明特色，凝聚了秦老的畢生心血，對於我們整理、挖掘民間名老中醫經驗，繼承弘揚中醫藥事業，具有重要的借鑒意義。我相信，本書的出版，將會受到廣大中醫工作者的歡迎，並為解除患者病痛帶來福音。

山西省政協副主席
山西中醫學院院長
山西省中醫藥學會會長

周然

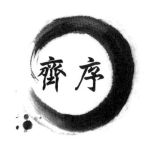

　　學醫之道,當精其術;欲精其術,當多讀書、多臨證、讀好書。今幸閱《秦天富老中醫疑難雜症專輯》初稿,深感該書理用結合,務求實用,值得一讀。

　　該書上篇介紹的「接診藝術與技巧」,概述了作者數十載接診之經驗、探病之技巧,內容新穎,功底紮實,有助於提高臨床醫生的人文素質;在「臨床思維特色」中介紹的首選辨證思維、借鑒診斷思維、融合兩種思維、宏觀思維模式、系統思維特點,對中醫思維方法有繼承、有創新,特別實用;「選方與組方特色」介紹了秦老數十年臨證治療之所得,獨具特色,值得借鑒。

　　中篇精選的 81 種疾病驗案,個案鮮活有據,可楷效。每個病種的辨治體會,既系統又實用,有一定的臨床指導意義和參考價值。

　　下篇為感悟篇,介紹了秦老的學術思想,即宣導的慢性疾病絡病說、消化系統疾病升降說、脈管系統疾病活血說、神經系統疾病氣絡說等,同時對中醫理論核心問題進行了探討。秦老的學術思想具有高度概括性、規律性和代

表性，全書貫穿一氣，各得其彰。

　　秦老功底深厚，理論紮實，學識淵博。其人品更是敦厚、仁義，令人欽佩。今讀其書，如見其人，他將數十年臨證所得之精華，傾豆而出，不愧為「臨證薈萃」。讀後大有收穫，展卷受益，是一本臨證好書。

　　緣於此，謹作序，以示敬之。

山西省衛生廳中醫處原處長
山西省衛生廳中醫管理局高級顧問
山西省中醫藥學會副會長

齊炳義

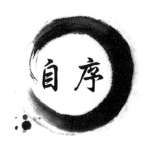

自序

　　能夠成為一名中醫，是我一生中最感欣慰的選擇。偶爾自問，不做一名中醫，我今天會是誰？

　　人生的路好像多是願望與機遇的統一。我至今仍記得50年前，我16歲時，家境困難，中途輟學，做泥瓦小工時殷切的目光，那目光的對象卻是院牆那邊出出進進身著白大褂的醫生。從此我萌發了自己的願望。爾後到來的便是機遇，恰逢名老中醫張元亨收徒，我這個農村出來的孩子竟被選中了。

　　學徒4年，深得恩師真傳，深感中醫靈妙。以後的歲月曾幾度深造，我便成了一名醫生，也就再也離不開體驗患者痛苦與快樂的工作了。1971年調忻州地區衛校創辦中醫專業並任教師，開始廣泛傳承中醫理論。

　　1987年奉命組建忻州地區中醫院，任院長10年。退休後繼續我的理想。50年間雖風風雨雨，但值得慶幸的是，始終沒有脫離臨床，始終有機會在實踐中不斷地總結經驗和提高自己。

　　而今忙裏偷閒，回顧、總結一下數十年來臨床、教

學、科研中的一些心得和體會，使之成冊。之所以寫此書，原因很簡單，不過是期望個人的經驗更好地服務於中醫事業。如有幸與更多人分享，經驗也會更具價值。

該書分上、中、下三篇。上篇「方法篇」，是我所體悟的身為一名中醫應具備的接診技藝、思維方法和組方遣藥等內容；中篇「經驗篇」，是本書的重點，介紹了急、重、難症及常見病症 81 種，是我醫療實踐的精華和升煉；下篇「感悟篇」，是個人的一些體會和感悟，諸如，對中醫理論核心問題的探討、慢性疾病絡病說、消化系統疾病升降說、脈管系統疾病活血說、神經系統疾病氣絡說等。

在此，想要感謝的人很多，先是恩師張元亨先生、杜冥先生，是他們引領我走上從醫之路；再是我這麼多年診治過的各種各樣的病人，是他們提供了我經驗的源泉；還有那些遇到和幫助過我的領導和醫界同仁們，是他們的支援使我在這條路上走到今天。

更要感謝的是山西省中醫藥管理局為我選派助手楊俏田副主任中醫師，以及繼承我事業的愛女秦麗玲副主任中醫師，是他們協助我收集、整理、編撰而成此書。此刻我還想提及的是，無論我身處順境、逆境，始終有相濡以沫的妻子對我事業的支持。

由於本人學識有限，實踐局限，在內容、結構、觀點及文字上難免有失誤和不當之處，敬請讀者諒解，並不吝賜教。

秦天富

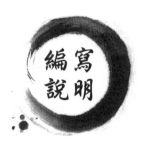

編寫說明

　　秦天富為山西省名老中醫。2005 年山西省衛生廳中醫管理局選派楊俏田副主任中醫師為其做助手，並著手整理、總結其從醫 50 年的臨床經驗。歷經 3 年的隨診、總結、整理，現已脫稿。

　　該書稿已經山西省政協副主席、山西省中醫學院院長、山西省中醫藥學會會長周然，山西省中醫學會副會長、衛生廳中醫管理局高級顧問齊炳義專家和山西省衛生廳中醫管理局文淵局長審閱並分別題字作序。

　　綜觀已出版的各類中醫臨床經驗書籍，雖各有特色，但多固定在醫案舉例和點評的模式上。在接診技巧、臨床思維、選方組方等方面可謂空白。本書上篇填補了這一空白，可謂該書的新穎點之一。

　　在經驗篇中，介紹了秦老的典型案例與點評，這些案例多由助手親眼所見，親筆所錄。更具特色的是，在每個案例後，附有針對該病種的辨治體會，更有宏觀指導作用。該書實用性強、可重複性好，此為該書的新穎點之二。

在感悟篇中，其它書籍多著眼某一種病的醫理探討，而本書卻著眼於某一系統疾病的治療思路與用藥規律的探討，此為該書的新穎點之三。

同時對中醫理論核心問題進行了粗淺探討。可以說，該書是學中醫、當中醫、帶中醫、講中醫的必讀圖書。

綜觀全書，體例新穎，內容實用，理論聯繫實際，有廣度，有深度，有繼承，有創新。可開闊同行視野，啟迪臨證思維。

目錄

上篇　方法篇

第一章　接診藝術與技巧..................................19
　第一節　醫者風範案..................................19
　第二節　從醫遵則..................................22
　第三節　接診技巧..................................24
　第四節　幾點啟示..................................26

第二章　臨證思維特色..................................28
　第一節　首選辨證思維..................................28
　第二節　借鑒診斷思維..................................30
　第三節　融合兩種思維..................................30
　第四節　宏觀思維模式..................................31
　第五節　宏觀辨證思路..................................37
　第六節　病證結合思路..................................41
　第七節　病證捨從思路..................................45
　第八節　系統思維特點..................................46
　第九節　幾點啟示..................................49

第三章　選方與組方特色..................................51
　第一節　選方..................................51

第二節　組方 55

第三節　幾點啟示 59

中篇　經驗篇

第四章　急症驗案 63

　第一節　高熱 63

　第二節　尿閉（尿瀦留） 67

　第三節　腸結（腸梗阻） 68

　第四節　崩中（陰道出血） 70

　第五節　癱閉（麻疹合併脊髓炎） 71

　第六節　心性水腫（心功能衰竭） 73

　第七節　便血（上消化道出血） 75

第五章　重症驗案 81

　第一節　痿證（重症肌無力） 81

　第二節　臌脹（肝硬化腹水） 83

　第三節　黃疸（急性 B 型肝炎） 85

　第四節　天疱瘡 88

　第五節　解顱（小兒腦積水） 90

　第六節　癌症 91

第六章 難症驗案 99

第一節 滑胎（習慣性流產）.......................................99

第二節 女子不孕 101

第三節 漏下（陰道出血）.......................................103

第四節 經閉 105

第五節 胃結石 109

第六節 肺癰（肺膿瘍）.......................................110

第七節 紫癜（過敏性紫癜）.......................................111

第八節 白疕（銀屑病）.......................................113

第九節 膈證（胃食管返流病）.......................................116

第十節 腹脹（腸脹氣）.......................................119

第十一節 頑痹（類風濕關節炎）.......................................121

第十二節 躁動（兒童多發性抽動症）.......................................124

第十三節 臁瘡（小腿慢性潰瘍）.......................................125

第十四節 哮喘 127

第七章 常見病症驗案 131

第一節 痛經 131

第二節 婦人腹痛（盆腔炎、附件炎）.......................................135

第三節 經斷前後諸症（圍絕經期綜合徵）.......................................137

第四節 缺乳（產後乳汁不足）.......................................139

第五節 帶下病 142

目錄

第六節　乳癖（乳腺增生）......................................145

第七節　鼇黑斑（黃褐斑）......................................147

第八節　頭痛..150

第九節　眩暈..155

第十節　胃脘痛..160

第十一節　消渴（糖尿病）......................................164

第十二節　泄瀉..167

第十三節　痞滿（慢性胃炎）....................................170

第十四節　便秘..172

第十五節　膽脹（膽石症）......................................174

第十六節　脅痛（急性單純性膽囊炎）............................177

第十七節　痰證（血脂異常）....................................179

第十八節　失眠..182

第十九節　心悸（心律失常）....................................188

第二十節　積聚（脂肪肝）......................................190

第二十一節　胸痹（心絞痛）....................................192

第二十二節　肺癆（肺結核）....................................195

第二十三節　咳嗽..198

第二十四節　寒痹（坐骨神經痛）................................204

第二十五節　膝痹（膝關節骨性關節炎）..........................207

第二十六節　腰痛..210

第二十七節　頸痹（頸椎病）....................................213

第二十八節　腎性水腫（急慢性腎炎）..........................215

第二十九節　淋證 218

第三十節　白淫（前列腺炎）..................................220

第三十一節　男性不育 223

第三十二節　陽痿 225

第三十三節　早洩 228

第三十四節　遺（滑）精 232

第三十五節　腸癰（闌尾炎）..................................234

第三十六節　乳癰（乳腺炎）..................................236

第三十七節　子癰（睪丸炎、附睪炎）........................239

第三十八節　暴風客熱（結膜炎）..............................240

第三十九節　鼻淵（副鼻竇炎）................................242

第四十節　鼻鼽（過敏性鼻炎）................................245

第四十一節　乳蛾（扁桃腺炎）................................247

第四十二節　喉痹（急慢性咽炎）..............................250

第四十三節　油風（斑禿）....................................253

第四十四節　口瘡（復發性口腔潰瘍）........................255

第四十五節　耳聾、耳鳴（感音神經性耳聾）.............258

第四十六節　濕瘡（濕疹）....................................260

第四十七節　蛇串瘡（帶狀疱疹）..............................263

第四十八節　隱疹（蕁麻疹）..................................265

第四十九節　粉刺（痤瘡）....................................269

第五十節 癭病（甲狀腺病）..................272

第五十一節 小兒泄瀉 279

第五十二節 小兒臍周痛 280

第五十三節 厭食 283

第五十四節 肩背疼痛 284

下篇 感悟篇

第八章 醫理感悟..................287

第一節 慢性疾病絡病說 287

第二節 消化道疾病升降說 295

第三節 脈管系統缺血性疾病活血說 303

第四節 神經系統疾病氣絡說 310

第九章 對中醫理論核心問題的粗淺探討..................317

後記..................349

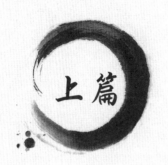

上篇

方法篇

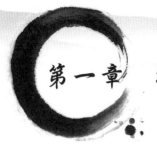

第一章　接診藝術與技巧

第一節　醫者風範

一、表情

面對病人，醫生並不該時時微笑，因為你面對的是他人痛苦的面容。

臉色溫和即可，讓人感到親切最好，決不能給人一種冷面無情的感覺，更不能裝腔作勢，嘩眾取寵。

二、姿勢

無論是坐在椅子上診病，還是站著面對病人，醫生應取一種稍稍前傾的傾聽姿勢較好。這不單是因為病人備受病痛，一般聲音比較柔弱，還因為病人一般不願無關的人瞭解他的病情。疾病屬於個人隱私，病人希望可以對醫生敞開心扉，其他的人則知道得越少越好。

診室是一個開放的地方，醫生應儘量為病人保守秘密，前傾的姿勢還可以傳達出對病人的關懷之意，這對於彼此溝通感情是非常必要的。

三、目光

醫生的目光似乎比其他行業都豐富，它包含關切、憐憫、詢問、鼓勵、安撫等成分。

醫生需要的是科學而嚴謹的態度和穩健而鎮靜的神色，目光以明亮而不聚焦為好，既要讓患者感覺到你的關注，又不能引起病人的不自然和恐懼。

四、言語

醫生的語氣以舒緩穩定為佳，面對病人和家屬，必需有泰山崩於前而不改色的大將風度。

醫生的語言要通俗易懂，不可夾雜著生僻的醫學語彙，更不可為了炫耀學識故意賣弄。既不可把話說得太樂觀，使病人和家屬產生不符合實際的幻想，也不可將話說得太悲觀，使病人覺得眼前一片黑暗。

醫生的話應該實事求是，估計到最壞的可能，向最好的結局努力。

雖然誠實是人類的美德，但醫生為了善良的動機有時可以說謊。比如病人得了癌症，全無痊癒的可能，但他自己又不知曉，對生活還抱著希望，就不要把殘酷的現實和盤端出，那不是坦率而是殘忍。

醫者應具備一定的社交能力，善於和患者進行交流，對患者進行聊天式地詢問，這樣便於消除患者的緊張情緒和對醫者的恐懼感，有利於患者自然輕鬆地將病情陳述完整。醫者若表情態度冷漠，語調呆板生硬，會使患者產生

不想就診，甚至抵觸或反感情緒，若病情還未講完就被醫者打斷，不利於正確診斷和合理治療，也有損於醫者的聲譽。

五、形象

醫者要注意自己的個人形象，衣著要整齊，符合自己的身份。衣冠不整，油頭粉面，就不會給患者留下好的印象，也不可能讓患者產生信任感。雖不能像古代的坐堂郎中，長袍馬褂，鶴髮童顏，道骨仙風，靜坐神閑，儼然賢人加善人一樣，但要注意自己的形象。

六、文筆

文筆，既指醫者練得一手好字，又指其文學水準較高。古時人們以毛筆寫字，自然要練就好的毛筆字才行。人說「文如其人，字如其人」，字跡灑脫自如，病歷、醫案才能寫得好。

同樣文筆流暢，表述貼切才能反映出醫者的醫術幾何，所以醫者還得多讀書，寫好字。有的醫生病案字跡潦草，難以辨認，實為從醫之忌。

七、記憶

記得病人的姓名，記得病人的病情，記得病人上次服了什麼藥，對病人是一種莫大的尊敬與寬慰。病人會因此而感到醫生對他的關懷，會對康復充滿信心，這也是溝通醫患關係、聯絡醫患情感的一種途徑。

八、禮節

醫生不必對病人過度熱情，病人結識醫生其實是他生命中很不幸的事，能告別醫生走向康復才是值得慶幸的事情。無論醫生和病人的感情有多深，一個正常的人還是不希望再去找醫生看病的，所以醫生和病人不必說「再見」，只說「祝你健康」。醫生可以要求病人給自己寫信，以追蹤遠期治療效果，但這些話不可反覆囑託，以免病人覺得自己成了醫生的實驗品。

醫生的職業本身很有魅力，關鍵是怎樣使自己的形象豐滿起來。周恩來總理就讀的南開中學有一則「鏡銘」：面必淨，髮必理，衣必整，紐必結；頭宜正，肩宜平，胸宜寬，背宜直；氣象：勿傲、勿暴、勿怠；顏色：宜和、宜靜、宜莊。銘如其人，周恩來的一生嚴謹、瀟灑、溫和平正、精華內蘊，成為世人效仿的楷模。

同樣，醫務人員也要將魅力養成，培養一種頃刻令人著迷的氣質，一種瞬間感動他人的力量。

（說明：文中部分內容引用了畢淑敏醫師的論述，在此致謝）

第二節　從醫準則

一、以誠取信

「誠」就是醫生對待病人要真誠，此乃從醫準則。看病只看病情不看病人背景，不論其高幹平民、城市農村、

有錢沒錢，皆一視同仁。

余接診的農村病人多，究其原因，可能與本人生在農村，長在農村，與農民感情深有關，正因為如此，有人稱我是老百姓的醫生。

另一條遵則是，病人利益至上，在醫療活動中，儘量讓病人花最少的錢，以最快的速度得到有效的治療。不必要的檢查就省掉，能用便宜藥物就不用貴藥，能治療的病就盡力治療，沒有能力治療的病就建議病人轉院或轉診，決不糊弄病人。

二、以仁暖心

醫者應有仁術仁心。所謂仁心就是要有「普救眾生之苦」的心腸。對於農村病人、困難病人，錢不夠時要減免；對於需要轉診的病人、手術病人，我親自介紹到醫院，憑當院長時的威信，儘量給病人提供方便。

對病人的關懷，病人及其家屬都會銘記在心，所以有送錦旗者，有送鮮菜者，有送水果者，有送土特產者，在我的診所裏，我都以高於禮品的價格予以照顧。在自己的診所，或免掛號費，或免診療費，有時能以成本價讓病人把藥拿走，特殊困難的病人有時免費治療。

2006 年 9 月份我在北京做了膝關節置換術，病人打電話問候者不計其數，原因是仁心仁術溫暖了病人的心。

三、以精取任

我認為，為醫者務必精益求精。一個好中醫最應熟練

掌握的有兩點：一是認病，二是遣藥。即認病要謹慎，遣藥需精靈。因為醫術是「至精至微之道」，人命關天，不可不精。只有技術精湛，才能把握臨床主動權，才能減少誤診誤治給病人造成的心理、身體傷害和經濟上的損失，才能避免醫療風險，才能贏得病人的信任。

為了提高自己的醫療水準，我活到老學到老，年年參加學術會議，訂購醫學雜誌，購置醫學書籍，白天看病，晚上看書，堅持寫讀書筆記，堅持病例觀察，堅持臨床經驗總結。在我看過的書籍和醫學雜誌上都寫滿了眉批。

第三節　接診技巧

醫患晤談是一種雙向交流。醫生和病人帶著各自經驗、經歷、期望和情感進入一個共同語境，開始了相互表露和感知的過程，努力使談話朝著雙方均能接受的目標發展。在這一過程中醫患雙方各自擔當著不同的角色，在互動過程中完成交流並達到溝通。

在語言交流中，醫生必須完成下列任務：

1. 弄清病人的主要症狀和體徵；

2. 查出社會因素對病人身心的影響；

3. 處理好與各種不同性格表現病人的關係；

4. 創造相互配合的和諧氣氛以達到雙方均滿意的診療效果；

5. 有效掌握時間。

要完成這一系列任務，首先要懂得怎樣認真傾聽病人

的主訴。在這一晤談的語境中，聽是說的前提，醫生所需要的資訊來自於傾聽病人的訴說，因為病人是症狀的親身體驗者和直接受害者，他們所談的是醫生繼續提問的基礎，也是診斷治療依據的第一手資料。

病人能否積極地、全面地、如實地講述一切，在很大程度上與醫生聽的方式有關。因此，在晤談中醫生必須通過談話進入病人的內心世界，在傾聽病人「心聲」的同時引導病人敞開心扉，暢所欲言。

而進入病人的內心世界是一門高深的聽說藝術，需要豐富的自然和社會科學知識、合作處事方面的技巧，也需要真誠、耐心、理解、同情及方方面面的知識與經驗。

臨床上絕不能不重視晤談的作用，似聽非聽，面無悅色，不正眼瞧病人，容易挫傷病人的講話積極性，忽視了病人的心理需求，其結果是無法建立和諧的關係，無法進行語言交流，弄得病人欲言又止，滿懷希望就診，灰心喪氣而去，同時也不能得到與疾病有關的重要資訊。所謂「病人怕醫生」，不是怕檢查、吃藥、打針或手術，而是怕醫生那種冷冰冰拒人於千里之外的態度。

我的接診特點是，全神貫注傾聽對方主訴，不時地用眼神交流以示重視；點頭再加「嗯」「嗯」聲以示理解；認真記錄以示尊重；適當的插話表示探究、鼓勵、同情；估計主要問題談得差不多而時間不允許長談的前提下，以適當的方式開始提問。

問診要圍繞主訴，圍繞鑑別診斷、鑑別證型而問。問診首先要弄清主症是什麼。其次是圍繞主症，瞭解兼症，

以此得出初步印象。

我在臨床總結了一套問診的方法，這種方法可起到提綱挈領的作用。如雜病，首問寒、熱、頭、鼻、舌，以辨表裏；又問渴、消、喜、煩、便，以辨寒熱；再問脹、痛、聲、時、稟，以辨虛實。從而初步達到三定，即定病因、定病位、定病性。婦人不論何病，首問經期與妊娠。（說明：文中部分內容引用了姜瑾醫師的論述，在此致謝）

第四節　幾點啟示

1. 接診藝術與技巧是臨床醫生的一項基本功。醫療糾紛頻發的醫生，肯定不是一名好醫生。而不善於與病人及其家屬溝通的醫生，也算不上真正意義上的醫學人才。

一名好的醫生，不僅需要技藝高超，更需要品德高尚、語言優美、知識淵博、待人真誠，這樣才能贏得病人及其家屬的信任，才能喚起病人治癒疾病和戰勝疾病的勇氣，才能達到給病人的健康與生命提供保障的目的，也才能體現出醫生的真正價值。

2. 人文素質是醫生的基本素質。人文素質包括專業以外的所有知識，如思維方法、哲學水準、行為習慣以及對人對事的態度等方面。

古代名醫強調，學醫先學文。醫、文、哲、史，以及天文地理等知識，足以使人思維敏捷、看問題全面細緻、分析深刻入微，所以從醫者，尤其是從事中醫工作者，更應具備較高的人文修養。

3. 病人找你診療，就是把生命與幸福託付給你，這是人間最有分量的託付，因此來不得半點馬虎。

4. 不炫耀自己，不非議同行。這是我的行醫準則。從這一點上感悟到：尊重同行不僅是尊重自己，更是一種責任。

5. 醫技加接診藝術是名醫成功的主要原因。

6. 長期做醫生的人，似乎有一種特殊的風度，言談舉止中總有一種與患者保持一種恰到好處的尺碼。這是醫學這門和生命打交道的學問，饋贈給醫生的禮物。按照世俗的觀點，也許不夠熱情，但確是一份更深切的關懷與真誠。

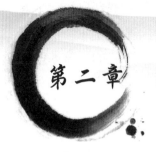

第二章　臨證思維特色

　　認識疾病的過程，就是在實踐的基礎上從感性認識發展到理性認識，又從理性認識回到實踐的循環反覆過程。在診斷和治療過程中，醫生都自覺不自覺地採用不同的思維方法。臨床思維過程中的診斷過程，稱為診斷思維，而治療方案的選擇和決策，稱為治療思維。正確地進行臨證思維是醫生提高診療效果的重要保證。

　　辨證，其實質就是診斷。中醫辨證過程或稱診斷過程其實就是中醫師臨證時的基本思維活動。這種思維既要保持中醫特色的「遺傳基因」，又要體現中醫理論體系的思想內核和深層本質，還要吸取現代醫學的診斷優點。因此，它是中醫師必須掌握的一種基本功。

　　集中醫的辨證思維、西醫的診斷思維於一體，所形成的系統思維是我臨證思維的一大特點。

第一節　首選辨證思維

　　中醫的思維方式包括整體思維、辨證思維、唯象思

維、直覺思維、唯聖思維多種。但只有整體思維和辨證思維才是中醫思維的主要方式。

一、整體思維

整體思維就是全面分析病情，因人、因地、因時制宜。包括全面分析「四診」材料，考慮人的性別、職業、年齡、體質，考慮四時氣候與地理環境，對人體的影響等因素。其特點是在辨證時不孤立地看待病症，從整體觀念出發，全面考慮問題，全面分析問題。

二、辨證思維

中醫辨證思維，繼承和發展了中國古代陰陽學說、五行學說及精氣神學說中的辨證思維，並把這些學說中的辨證思維規律作為認識人體生命運動及疾病過程的一種思維方法。它揭示了許多關於人體生理、病理、病因、診斷、治療等不同方面、不同階段、不同層次的對立統一關係。概括起來，總結辨證思維的過程是：運用四診方法收集或獲取病象資訊，對其資料進行辨同別異的分析鑒別、思索推理和綜合判斷。

所謂辨同別異的分析與鑒別，包括鑒別症候的真偽主次，參驗疑似，以定取捨；所謂思索推理，即審症候以求病因，析形證以知病機、病位與病性。所謂綜合判斷，就是透過四診及證候分析，在審查病因、病機、病位、病性的基礎上，對病症做出診斷。

這種由表及裏、由淺入深、去偽存真的認識過程，由

認知、鑑別、分析、歸納、推理通向判斷的過程，就是中醫的辨證思維方式。所以辨證思維的原則是分症之主次、辨寒熱真假、審病症標本、別邪正虛實。辨證思維的步驟是：診察、議病、辨性、定位、求因、明本。

第二節　借鑒診斷思維

西醫診斷思維，是指醫師透過長期臨床實踐或透過學習書本理論知識，在積累了對某一領域或某一類疾病豐富的感性認識和理性認識的基礎上，透過詳細的採集病史，採用比較、分析、分類、歸納、演繹、綜合等邏輯方法，或動用想像、聯想、靈感等非邏輯方法，或採用逆向思維、收斂式思維、模糊思維的思維方式，由現象到本質的思維。通常採用模擬法、篩選法、排除法等。

參考診斷思維是為了更好地進行辨證思維，是西為中用的一種思維。臨床上可避免中醫辨證思維的缺陷以及對危重病人的誤診誤治。我在臨證中常尊中參西診斷疾病，臨床較少有漏診、誤診。

第三節　融合兩種思維

中醫的整體思維是其優勢，但缺乏分析思維。西醫的分析思維是其優勢，但缺乏整體思維。二者相互借鑒其優勢，彌補自我的不足，可由樸素自發的系統思維方法發展為現代科學系統的思維方法。

因此我認為，中西醫結合首先是科學思維方法的結合，確立中西醫結合的科學思維方式，尤其需要確立融合兩種思維的系統思維方式。這是時代發展的要求，也是中醫發展的要求。

第四節　宏觀思維模式

從宏觀診療過程上講，我屬於傳統型中醫；從具體思維方法上看，又屬於現代中醫。

在宏觀思維方面，我有以下體會：

一、古人經驗需要繼承，但不能生搬硬套

中醫藥理論博大精深，中醫臨床經驗底蘊深厚，所以，中醫藥要發展，首先是繼承。我從事中醫工作 50 年，在學習繼承中醫傳統理論的基礎上，更注重古人臨床經驗的繼承。然而，隨著臨床的體驗與感悟，總覺得古人經驗需要繼承，但不能生搬硬套。

1. 證型：

在西醫出現之前，人類疾病的發展變化基本上是由疾病自身規律所決定的。但隨著西醫藥的介入，尤其是在服用了西藥後再看中醫的病人，其證型和臨床表現，已不再是「原裝」疾病。這種證型的演變，與古人總結的證型有別。因此，一味地按古人的經驗生搬硬套，不是科學的繼承方法。

如糖尿病是一種疑難病證，屬中醫的「消渴」範疇，

因其典型症狀為「三多一少」，故古代以至近代一段時期的中醫教科書將其分為上消、中消、下消三種證型。臨床觀察，許多病人無症狀，僅血糖升高，或糖耐量異常，或僅表現為疲勞，或皮膚瘙癢，或反覆感冒，或泌尿系統反覆感染，經久不癒等。即使是「三多一少」症狀表現典型的病人，經服降糖藥治療後，其證型也成另類。

因此，「專科專病中醫臨床診治叢書」《內分泌科專病》分冊已將糖尿病的辨證分型歸納為三大類 27 型。分別是：糖尿病本病辨證 1 類 10 型；糖尿病急性併發症辨證 1 類 1 型；糖尿病慢性併發症辨證 4 類 16 型。

這種分型與分類符合疾病的演變過程與變化，所以，中醫臨床醫生應當按照實際病證的證型進行辨證和研究，不應拘泥於古人的「三消」辨證思路之中。

2. 藥量：

按常規而言，中醫師在選方用藥中，應遵循中醫藥典和大專院校教材所規定的藥量。然而，由於野生藥材、地道藥材的減少及家庭種植的增加，其藥材的有效成分含量普遍降低。例如：柴胡，中國藥典規定，家庭種植期為 2 年。我們觀察種植期 3 年，才能基本達到野生柴胡的功效。而有的藥農大多只讓藥材生長一年即採挖銷售。

其次是中西藥混用或長期服藥的病人，形成了一個自身有抗藥性和耐藥性的龐大群體。故傳統的藥量，在臨床使用中普遍有所加大。普通中醫是這樣，臨床經驗豐富的名老中醫更是這樣。所以個別中藥一劑中的使用劑量，常因經驗不同而懸殊有別。

如有毒的川草烏，有用至 30～120 克者，製附子有用至 30～120 克者，麻黃有用至 20 克者，乾薑有用至 90 克者，細辛有用至 30～60 克者，炒棗仁有用至 100 克者，生地有用至 90 克者，川芎有用至 50 克者……如此大的劑量，與藥典所定藥量如此不符，而正是這種「違規」行為，才成就了一部分名老中醫的療效和名氣。

如近代名醫戴雲波、劉壽山、李繼昌、李可等，正因為如此，《中國中醫藥報》在 2006 年 9 月 28 日第 6 版以《善用附子的名家》為題予以介紹四川名醫吳佩衡，一劑藥中附子用量達 450 克（白附片 300 克、生鹽附子 150 克），而僅 10 天的嬰兒，附子用量達 10 克之多。

我省名醫李可謂「火神派」，就因善用大劑量的附子、烏頭救治危重病而成名。我也常重用以下藥物，治療某些重症和頑疾，如土炒白朮 30 至 70 克，治療脾虛腸脹氣和眩暈；重用益母草時每劑藥量多達 90 至 120 克以治療功能性子宮出血；用雞血藤治療麻木、淋巴水腫時，每劑藥量多在 100 至 150 克之間。

二、現代醫學，需要借鑒，但不能丟棄辨證論治

就我國現階段的中醫人才現狀，大致可分為傳統型和現代型兩類。由於兩類中醫人才的知識結構、行醫方式和診治手段存在較大差異，且各有優勢，又各有不足。如果各自為陣，則不利於中醫藥的發展。

1. 傳統中醫需要借鑒現代醫學：

我為中醫學徒出身，可謂傳統型中醫，但從古而不泥

古，尊中參西，常借鑑現代醫學為中醫所用。

傳統型中醫，一般具有實椠的傳統文化修養和深厚的中醫理論功底，臨床診療基本上是在中醫理論指導下以中醫中藥方法進行。其特色是辨證論治，其缺陷是較少借鑑現代醫學。這一類型中醫人才，以老一代中醫為主體，其成員正在日趨減少。

我認為，現代社會的發展，不僅需要傳統醫藥，也離不開現代醫藥。現代醫學之所以飛速發展，是因為它吸納了現代科學技術手段。從這一點上講，中醫也不能只靠自身去發展，而必須從自身發展的需要出發，自覺地、積極地借鑑現代醫學的一些技術與方法為我所用，以彌補中醫在物理和實驗、檢查方面的不足。

從中醫自身來看，在傳播與應用中暴露的學科缺陷是不容回避的。因為它的理論與實踐，只是在一定歷史時期內和一定文化發展水準上形成的，它的形成和水準都受到歷史的局限。因此，面對中醫，既有需要繼承的一面，也有需要完善的一面，但絕對不能一成不變。中醫也需要隨著歷史的發展而發展。

從中醫臨床來看，既存在治療慢性疾病、功能性疾病、心身疾病、亞健康狀態等的優勢，又存在鑑別診斷、適宜病種、治療危急重症的局限。

這種局限促使中醫在臨床診療過程中借助現代化診療技術和手段，以提高診斷的準確性。這種借助，就是對現代科技先進性的接納，也是對中醫在診斷與鑑別診斷方面存在的不足與缺陷的認可。

我認為，進入現代社會，先進的研究方法和技術手段已成為科學發展的主要動力，各個學科的研究也都借助現代科技手段。因此，中醫的發展，不僅不能原地兜圈，而且應該與現代科學進行優勢互補。

　　我退休之後除在機關堅持坐門診外，為滿足病人需求，又在市內開設了杏林中醫門診部，除用中藥、針灸等傳統方法治療外，還配備先進的超音波、心電和檢驗等設備。

2. 現代中醫不能丟棄辨證論治：

　　現代型中醫，一般具有中西醫兩套知識與技能，既懂中醫，又能較好地應用西醫知識；既能勝任門診工作，又能勝任病房工作。但他們的中西醫知識及技能比例倒置。其優勢是借鑒現代醫學有餘，缺陷是辨證論治的理論知識與臨床能力薄弱。這一類型中醫以青年中醫為主體，他們更應該強化辨證論治的理論知識與實踐技能。

　　辨證論治，是應用中醫的理論和診療方法來檢查診斷疾病、觀察分析疾病、治療處理疾病的原則和方法。這種原則和方法，經歷了長期反覆的驗證和不斷地充實完善，已發展成具有獨特的理論、行之有效的臨床診療方法。

　　然而，一部分院校畢業的青年中醫，不善於收集「四診」資料，不善於全面分析病情，臨床上難分症之主次，難辨寒熱真假，難審病之標本，難識邪正虛實，難循辨證論治中的診查、辨性、定性、求因、明本、立法、選方、遣藥、醫囑十個步驟，而較多借鑒的是現代醫學檢查手段和診療思路辨病治療，丟棄了中醫特色和優勢。難怪很多

人在感歎，現在的年輕中醫，再也出不了張仲景、李時珍、孫思邈類的中醫大師了。

現實確實令人擔憂。從繼承和發展中醫的角度看，現代中醫決不能丟棄辨證論治，因為辨證論治是中醫的「根」與「本」。我所帶的學生有跟我學徒的純中醫，也有中醫院校畢業的實習生。對於純中醫我強調他們學習現代醫學，對於中醫院校畢業的實習生，我強調他們在辨證論治上下功法。

三、中西醫學，需要結合，但必須優勢整合

中西醫結合是我國衛生工作方針的重要內容，是我國醫學科學發展的一條重要途徑，是我國醫藥學的一大優勢和特色。

醫學是一個應用學科，無論中醫，還是西醫，其研究對象都是人，都是研究人的生理、病理及診斷治療方法。在人的生理病理過程中，依然有許多未知數，還有許多問題亟待研究探討。因此，我們不能只靠中醫自身的發展與研究，必須從中醫自身發展的需要出發，自覺地、積極地與現代醫學進行優勢整合，使中醫學與現代科學技術同步發展。

中西醫學各有優勢與缺陷，他們在理論上所具有的宏觀與微觀、整體與局部、廣度與深度、功能與結構、自然與人工等特徵與方法，在臨床上所具有的治標與治本、天然藥物與合成藥物、綜合治療與單一治療、綜合思維與線性思維、療效持久與療效短暫、副作用小與副作用大等優

勢與弊端上。

　　這些優勢與缺陷是中西醫結合的契機。事實上，在中西醫學理論與實踐中，已經是中有西，西中有中。已經在理論上、實踐中互吸所長，互補所短，已經是相互交叉、滲透、綜合。這是中西醫學在發展中，接納和認可自身的缺陷和對方的優勢所然。

　　現代醫學發展的一個明顯特徵是學科間的相互交叉、滲透與綜合，隨著自然科學的不斷發展和中西文化的進一步交流，隨著世界醫學模式正處於從生物醫學模式向生物—心理—社會整體醫學模式的轉變，中醫與西醫的結合已成必然。這種必然，體現在中醫與西醫在各自發展中的互吸所長與互補所短上，體現在未來醫學的特徵是整體綜合地認識疾病、診斷疾病、防治疾病上，體現在理論上的互補與整合，臨床上的輔助與匯通上，這也許就是中醫走向現代化，西醫走向整體化，中西結合走向統一化的發展模式。

　　總之，我是中西醫結合的宣導者和實踐者。

第五節　宏觀辨證思路

　　吳階平院士說，醫生要把知識變成能力，重要的是要提高臨床思維能力，要學習辯證法。在長期的臨床實踐中，我深切體會到了中西醫學科的不同優勢與缺陷。方法論上，中醫的整體、宏觀、模糊和動態與西醫的局部、微觀、具體和靜止可互補。

中醫的辨證講究相對值，西醫的診斷要求絕對值；中醫長於治療，西醫長於診斷；中醫用主動療法多，西醫偏向於被動療法；中醫講究中庸，西醫追求極限；中醫治療個體化，西醫擅長標準化治療；西醫單兵作戰，中醫多法聯合；西醫只重治療，中醫防、治、養相結合。

　　中西醫各自的優勢與缺陷可以透過對方的優點得到互補。因此，自己總結的中醫臨床的宏觀辨證論治思路應該是取眾家所長為我所用。

一、有證有病──中西結合

　　臨床上有證有病的病人最多。其特點是既有中醫之證，又有西醫之病，既服西藥治療，又想用中藥提高療效。對於這類病人，我的辨證思路是──中西醫結合治療。

　　醫學的目的是治癒疾病。不論是中醫還是西醫都不能包治百病，而且目前有許多疾病確實只能緩解。甚至有些疾病就根本沒有確切的治療方法和藥物，所以在中西醫都不可能單獨治癒和改善某些疾病症狀的時候，中西醫工作者必須抱著現實的態度、合作的精神，求同存異，取長補短，靠中西醫結合，解決臨床實際問題。

　　或以中醫為主，西醫為輔；或以西醫為主，中醫為輔；或先用中藥，後用西藥；或先用西藥，後用中藥；或中西藥並用；或擇期而用中藥或西藥。這是一種務實而辨證的方法，臨床應用最多也最實用。

　　實踐證明，這是一種辨證與辨病（西醫之病）相結

合、宏觀辨證與微觀辨病相結合的臨床新思維。在臨床上既利用現代醫學的各種先進技術和方法，發揮西醫對疾病定性、定位診斷上的長處，同時又不拘於西醫，嚴格按照中醫的辨證思路對疾病進行全面分析，做出相應的辨證診斷。這種新型的中西醫結合方法，其特點是既重視局部的病理變化，又重視在疾病過程中的整體反應和動態變化，它不僅克服了中醫對疾病微觀認識的不足和辨證思維方法上的某些局限性，同時也彌補了西醫對疾病過程中機體整體反應和動態變化等重視不夠的弊端，是臨床醫生可以綜合利用中醫和西醫兩種醫學的知識治療疾病的較好方法，並可借助中西醫結合研究的新經驗，在臨床實踐中更有效地分析問題和解決問題，拓寬了臨床醫生的思路，這對提高臨床診療水準、避免漏診和誤診無疑是有很大的好處。

二、有證無病——中醫辨證論治

有證無病的病人，其特點是僅有中醫之證，沒有西醫之病。病人有一系列症候群，甚感難受，可是西醫就是診斷為沒病。這類病人，西醫對其沒有很好的對策。

現代醫學研究表明，亞健康狀態的特點就是有證無病，約占我國人群的 50%，其臨床表現是多方面、多系統、多臟器的功能紊亂，並無器質性損害，歸屬西醫的臨床早期、疾病早期、高危人群範疇。

如神經系統表現為頭暈、頭痛、記憶力下降、失眠、多夢；心血管系統表現為心悸、氣短、胸悶、心絞痛、心律不整、血壓不穩定；消化系統表現為食慾不振、腹脹、

腹瀉、便秘；泌尿系統表現為尿頻、尿急；生殖系統表現為性冷淡、性慾減退、月經紊亂；肌肉關節系統表現為全身肌肉關節痛、四肢無力。

這類症候是中醫辨證施治的強項。透過中醫的辨證論治，可以糾正其各個系統的不適，可使這類人群從「亞健康狀態」恢復到健康狀態。

三、有病無證——中醫整體治療

西醫有診斷，患者無症狀，這種有病無證的臨床現象，我的辨證思路是：中醫整體治療。

臨床上常見的無證可辨的病很多，如無明顯症狀體徵的 B 肝表面抗原陽性患者，隱匿性糖尿病，以及部分肥胖病、高血壓、高血脂、高血糖、腦動脈硬化、脂肪肝等，其特徵是患者無自覺症狀。這類病人多為多種疾病並存一身，它可歸屬為中醫的心身疾病範疇。

對此類病人採用心身整體綜合治療。心身並重，心身並治，治、防、養結合。或予自然療法，或予體育療法，或予針灸療法，或予推拿療法，或予心理療法，或予飲食療法，或予中藥療法，或予中醫其他傳統療法，或只用單一療法，或多種療法並用，只要能抓住主要矛盾，主要矛盾解決了，其他次要矛盾便迎刃而解。這種整體綜合辨證論治思路亦是我診治疾病的一大優勢。

四、無證無病——調理預防

臨床上常見一部分人群，無病無證亦尋求中醫治療，

其目的是未病先調，防患於未然，以達到健康長壽的目的。對於這類人群，可採用中醫整體調理預防思路，因人、因地、因時地服藥調理。如流感、肝炎、非典流行期間的預防性服藥，如根據個體體質類型的偏寒偏熱及時節運氣進行服藥調理。

多年來，我總結了根據季節、運氣、體質、年齡、疾病系統不同的預防調理方藥，未病先防，這也是中醫診治疾病的優勢之一。近幾年，城市興起的中醫調理之潮，正是人們對中醫藥可以促進健康又具有保健作用的認可。

臨床診斷思維是一個複雜過程，因此，在中醫臨床工作中有必要克服主客觀原因造成的思維方式的局限或缺陷，體現整體性原則和最優化原則，利於提高中醫辨證論治水平。

第六節　病證結合思路

臨床是中西醫結合的重要領域，而病證結合的辨證，既是辨證論治的進一步完善，又能使中西醫兩種思維模式在臨床實踐中達到某種程度的協調。是現代中醫的新的思維模式。我從事中醫工作 50 年，深感病證結合的適用與必要。故歸納其基本思路與方法供同道參考：

一、診斷結合思路

臨床所見，中醫診斷中的肝氣不舒證型可見於多種疾病之中，如用辨病的方法檢查後，發現其輕重緩急迥然有

別，其預後亦有很大差異。這是中醫鑒別診斷方面的不足。

　　脂肪肝為西醫病名，歸宿中醫「積聚」「脅痛」疾病範疇。輕度脂肪肝一般無特殊臨床表現，甚至有部分脂肪肝患者臨床表現不明顯，許多患者往往是在體檢時才被發現的。這個時期如果不借助西醫的檢查方法和指標，而僅僅依靠中醫的望、聞、問、切就很難診斷，易被忽視或延誤。所以，臨床上將中醫的四診和西醫的檢查方法結合起來，確可避免發生誤診和漏診。

　　臨床上將西醫辨病和中醫辨證結合起來，形成「雙辨診斷」「雙重診斷」。這種方法既符合國家中醫藥管理局對住院病案書寫規範「雙重診斷」的要求，同時亦與醫療事故處理條例中要求的疾病名稱相吻合。

　　以消化內科疾病為例，中醫包括嘔吐、反胃、吐酸、痞滿、胃痛、呃逆、噯氣、噎膈、泄瀉、便秘、腹痛等病症。西醫包括胃食管返流病、消化性潰瘍、慢性胃炎、慢性腹瀉、慢性便秘、腸易激綜合徵、潰瘍性結腸炎、膽囊炎、膽石症、脂肪肝、肝硬化、病毒性肝炎、胰腺炎等疾病。臨床單純按中醫診斷，確有誤診、漏診之可能，如胃的癌性潰瘍與良性潰瘍、慢性萎縮性胃炎伴腸上皮化生與非典型性增生的癌前病變的鑒別，又如胃食管返流病與食管癌、心絞痛的鑒別，消化性潰瘍與食管賁門失弛緩症的鑒別，慢性胃炎與消化性潰瘍、胃癌、膽囊炎、膽石症的鑒別，腸易激綜合徵與潰瘍性結腸炎、結腸癌的鑒別等方面，西醫確有其一定的優勢，中醫應當借鑒。

辨病與辨證相結合，這樣不僅有利於擴大思路，為醫生選擇適宜治療病種（包括病期），為病人選擇最佳治療方案，而且對於把握病情轉歸、判斷疾病預後，都是十分有益的。

具體的診斷結合方法，以腹瀉為例說明：慢性泄瀉既要應用中醫的望、聞、問、切來辨證屬於哪一證型，又要應用西醫的檢查方法來確診。

二、治療結合思路

中醫治病著重於全局，重視內因，強調辨證論治。西醫重視機體的生理病理，主張病因治療。中醫和西醫的許多治法都是可取的。

實踐證明，認真吸取兩者的長處，在治療上可相輔相成，療效優於單獨中醫或西醫的方法。

1. 治標與治本結合：

有些疾病，西醫是治標，中醫是治本。以胃食管反流病為例，是一種病程較長的慢性疾病。單純用抑酸、促動力等西藥治療，雖可快速緩解症狀，但一停藥又復發。若大劑量地長期使用抗酸藥則副作用太大，病人難以耐受。若單獨使用中藥治療，其抑制胃酸的作用較弱，且起效時間長。對於此病西醫治標，可快速緩解症狀。中醫治本，在消除患者臨床症狀的同時，又能調整胃腸功能，增強平滑肌張力及調節免疫功能。

這種西醫治標與中醫治本的結合方法，臨床應用較多，每有較好療效。

2. 扶正與驅邪結合：

有些疾病中醫重在扶正，西醫重在驅邪。以消化性潰瘍為例，其治療目的一是改善症狀，二是促進潰瘍完全癒合。在控制症狀方面，西醫使用的質子泵抑酸劑或 H_2 受體阻滯劑，結合胃腸動力藥和黏膜保護劑，一般一週即可控制症狀。但因副作用大，而大多數患者難以堅持服藥至規定療程。一旦停藥，症狀復發，從而使潰瘍難以癒合和癒合品質差。

西醫的治療，重點是削弱胃腸內的攻擊因數，如幽門螺旋桿菌、胃酸、胃蛋白酶、十二指腸反流液等，故謂之驅邪，而對黏膜的修復並無確切的促進作用。中醫的治療，重點是扶正，兼顧驅邪。中醫藥在改善症狀的同時，可以促進胃腸黏膜的修復，提高潰瘍的癒合品質，能較好地解決潰瘍慢性化和復發問題。因此對於一些身體素質較差，黏膜修復不良的病人來講，選用中西醫結合的扶正祛邪方法，較為合理。

3. 急治與緩治結合：

疾病有急症、有緩症，有急性期、有緩解期。對於急性發作和重症病例，可以西藥治療為主，中藥治療為輔，多有較好的近期療效。以潰瘍性結腸炎為例，這是一種難治性疾病。西醫是用皮質激素治療急性發作和重症性病例，可以明顯緩解病情。然而長期或大量使用氨基水楊酸鈉製劑、激素、免疫抑制劑，均可導致多種副作用，且存在停藥易復發的問題。

對於此病的治療，活動期以西藥為主，配合中藥治

療。不能耐受西藥者可採用中醫藥的綜合療法。緩解期的治療，以中醫藥為主。對於純中藥療效不佳者，可中西醫結合治療，既可提高臨床療效，減少西藥副作用，又可降低復發率。此乃急則西治，緩則中治。

4. 辨證與辨病結合：

病毒性肝炎和消化性潰瘍，按中醫辨證分型均有肝氣鬱結，均可採用舒肝理氣藥治療。但西醫認為，肝炎為病毒引起，所以中醫在辨證用藥的基礎上，酌選板藍根、虎杖、連翹等解毒藥療效更好。

西醫認為，「無酸不潰瘍」。在中醫辨證用藥的基礎上，酌選具有中和胃酸作用的藥物（烏賊骨、浙貝母、瓦楞子、珍珠粉等）及具有保護胃黏膜作用的藥物（白及、田七末、雲南白藥等），亦能提高臨床療效。

第七節　病證捨從思路

臨床上有時會遇到這樣的情況，病與證從表面看來是矛盾的，或者處理病與證的方法看來也是矛盾的，這時需要綜合分析，抓住疾病的主要矛盾，處理好病與證的捨從關係。

一、捨病從證

上消化道出血為內科常見急症。西醫採用止血藥物治療，療效不盡人意，由於陳舊血液停留，大便隱血轉陰時間長，出現吸收熱多，往往還有輕度氮質血症。西醫在治

療時並不願意採用瀉藥去除陳血,恐再引發出血。

中醫認為,嘔血多由胃火熾盛,灼傷血絡,迫血妄行所致,黑便是瘀血內停之徵,胃火宜瀉,瘀血應除,臨床用三黃瀉心湯或單味大黃治療,清胃瀉火,祛瘀止血,不僅止血效果好,大便隱血轉陰時間縮短,而且減少或消除了瘀血所致發熱和氮質瀦留。

二、捨證從病

如急性尿路感染,出現高熱、尿頻、尿急、尿痛等,尿膿細胞(+++),採用清熱利濕通淋之劑治療後病情緩解,症狀已不明顯,但尿檢仍有膿尿、菌尿,此時辨證陽性證候不多,若放棄治療必然導致復發或轉為慢性,而應從病繼續進行清熱利濕法治療,以除餘邪。

第八節 系統思維特點

總結自己的系統思維特點有以下兩個方面:

一、兩種思路,兩種方法,綜合分析

兩種思路是中醫的辨證思路和西醫的辨病思路;兩種方法是中醫的望、聞、問、切和西醫的體格檢查及輔助檢查。綜合分析是對兩種思路、兩種方法採集的資料進行整體分析,其特點是中醫辨證為主,西醫辨病為輔。辨病是對中醫的補充與完善,是為避免誤診、漏診而設。

1. 有病有證──雙重診斷──系統思維方法。

2. 有病無證──西醫診斷──分析思維方法。

3. 有證無病──中醫診斷──辨證思維方法。

4. 無證無病──意向診斷──模糊思維方法。

二、資料收集全面，檢查病狀細心，綜合分析深刻

資料收集全面，主要體現在問診上。如青年女子必問月經初潮年齡，中年婦女必問經、帶、胎、產，更年期婦女必問經閉與否。臨床每多結合中醫「十問」，瞭解病情。

檢查病狀細心，主要體現在中醫的望診、聞診、切診和西醫的體格檢查上。如腰腿痛病人，先從中醫思路按痹證思維入手，瞭解其病狀特徵，弄清其以痛為主、以重為主、以困為主，是遊走性痛還是固定痛，以及與氣候變化的關係，以利分辨中醫的病名與證型。同時要進行腰功能檢查、直腿抬高試驗等。在描述症狀時，要具體到第幾腰椎。在明確診斷時，要參考 X 片或 CT（電腦斷層掃描）片，其目的就是為了弄清中醫的病名與證型和西醫診斷，如屬腰椎間盤膨出，就用中醫內科治療；如屬腰椎間盤突出，就用內服中藥配合中醫外科治療。

綜合分析深刻，表現在由淺入深，從定位到定性上。病史資料包括病因、病證、病程、病情，有外在資料，又有內在資料。醫者接觸病人後，這些資料就輸入大腦形成印象。以腹痛為例，是急症還是緩症？首先要定緩急，其次是定範圍，並逐漸縮小範圍，如是外科腹痛、內科腹痛，還是婦科腹痛？並從區域劃分上考慮，是上腹區痛，

還是臍區痛，或是下腹區痛。以臟腑區分，病位在胃、膽囊，還是在膀胱、闌尾、胰腺、腸道等。這是由淺入深的定位思維方法。

在基本定位的基礎上，運用所學知識，將這些臨床表現和輔助檢查進行綜合分析，得出其病性、病因。

如中醫的實痛與虛痛、寒痛或熱痛。在寒痛中是實寒痛還是虛寒痛。西醫的定性，包括炎症、梗阻、腫瘤、蛔蟲、穿孔等。

這種由淺入深、由表及裏，從定位到定性的綜合分析法，是我臨床思維的一大特色。

綜合分析還包括：去偽存真，透過現象看本質。在臨床診斷過程中，一些典型的證候，較易認識，但不典型的時候是多數，有時一些症狀還互相矛盾，甚至出現假象，最常見的就是寒熱的真假，即所謂「真寒假熱」「真熱假寒」「大實有羸狀」「至虛有盛候」。因此，不容易看清病證的本質。在這種情況下，必須克服片面性和表面性。要從極其複雜的症候群中，透過現象看本質，分清哪些是真的，哪些是反映疾病本質的，哪些是非本質的。

要做到這一點，首先應抓住關鍵性的證候，不要被假象所迷惑。有時假象很多，而反映本質的症狀或體徵只有一二個，但這卻是主要的依據。

我認為，舌象和脈象是辨別寒熱真假有參考價值的指徵。虛寒的脈象遲而無力，舌象淡而濕潤；實熱的脈象數而有力，舌質多紅而乾。但問診也不可忽視，從四診合參之中，找出哪些是關鍵性指標。例如寒證，口不渴而喜熱

飲，畏寒蜷臥，雖身熱不欲去衣，舌淡白濕潤，脈象重按無力，雖有其他假熱的症狀，只要抓住上述脈症，就可以判斷「寒」的本質的存在。

其次，要全面分析各種因素，包括從體質、年齡、病史、病程、飲食、情志、服藥史等去找線索，進行詳細的比較，才能辨明其寒熱的真假。

在綜合分析過程中，必須強調動態思維。由於病情複雜、變化多端，臨床思維不可能一次完成，而是一個反覆觀察、反覆思考、反覆驗證的動態過程。因此在診治過程中，要密切觀察病情變化，一是觀察診斷是否有誤，當出現新的症狀、體徵或經特殊檢查有重要發現，需要修改原來的診斷時，應毫不遲疑地進行修正和補充；二是觀察正在進行的治療是否有效，對於有效的治療不應輕易改動，如確無好轉則應重新審定治療原則及改進治療措施；三是觀察治療過程中症狀、體征的變化規律，做出詳細記載，為分析療效及進而研究治癒機理提供依據或探討線索。

另外，中醫的辨證分型也是一個動態過程，隨著病情的發展或好轉，辨證分型也應隨之而變，用藥上也要有所調整。一型到底、一方到底都是不科學的。

第九節　幾點啟示

1. 鑒於臨床診斷思維在臨床工作中所處的重要位置，有必要克服主客觀原因造成的思維方式的局限和缺陷。提出「系統的臨床診斷思維」這一概念，就是力圖使

我們克服傳統的臨床思維的缺陷，提高診療思維水準。系統的臨床診斷思維是系統論在診斷中的應用，是系統論與臨床診斷思維的結合。它包括以下幾個原則：整體性原則；最優化原則。

2. 專家與普通醫師診病的區別不僅是知識上的差別，更主要的是思維上的差別。

3. 臨床思維方法貫穿診斷的全過程及始終，是影響臨床診斷的重要因素、主導因素。

4. 客觀事物是一個複雜的統一體，人們在認識疾病時，就會應用發散思維、聚合思維、同中求異思維、演繹推理思維等方式，經過綜合分析判斷，才能全面認識疾病的本質。只有運用好這些方法，才能在臨床實踐中積累知識，深化知識，擴大知識，拓寬臨床診斷思路，提高臨床診斷水準。如果思維方法不同，結果必定有差異，如果思維方法不當，結果定會出現偏差，誤診也就隨之而來。所以說，臨床誤診的根源就是思維方法問題。

5. 臨床思維方法問題主要表現為不能透過現象看本質，不能用運動的觀點去分析疾病的變化，在初步診斷形成後，缺乏否定之否定的科學態度進行驗證診斷，對複雜的臨床表現不能全面、辨證地看問題，往往被經驗、假象捆住思維的翅膀，所以我們減少臨床誤診，必須從臨床醫師思維方法訓練著手。著重在加強認識疾病的角度上、哲學思維方法上下功夫。

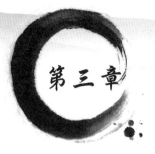

第三章　選方與組方特色

中醫師診病，先是辨證，後是論治。辨證論治的最終表現方式是開處方。因此，開出一首有好療效的處方，是從醫者的最大追求，亦是患者最大的希望。然而要開出具有「藥中肯綮，如鼓應桴」療效的好方，說起來容易，做起來很難。從醫 50 年，越來越感覺到選方和組方方法的重要。臨證如能在繼承古人組方原則的基礎上，探求用藥制方規律，以提高臨床療效，應是從醫者追求的目標。

第一節　選方

選方是針對證候選用適當的方劑。然而方有經方、時方、經驗方之分，古今成方有十萬餘首，如何在古今眾多的方劑中選擇恰當的方劑，是中醫師的一項基本功。縱觀自己的選方特色，有一定的原則、思路與方法可循。

一、選方原則——方證對應

方證對應，其特點是據證立法，依法製方，這是選方

原則。當然，要選擇恰當的方劑，自己必須熟悉方劑的組成、方義和藥物配伍關係及其適用範圍，必須熟記大量的湯頭歌訣。只有熟悉方劑，並掌握該方的用方原則，才能做到「有是證，用是方」「有是證，用是藥」。

應特別強調，只能據證候立法處方，而千萬不能以症狀而立法處方。

二、選方思路——三型三選

1. 典型證候——選原方

證候典型選成方、原方、經方，是我的一大選方思路。《傷寒論》113 方、《金匱要略》226 方中，選原方治療者不乏其數。

如麻黃湯證，就選麻黃湯原方；桂枝湯證，就選桂枝湯原方。又如雜病食滯胃脘證，就選保和丸原方。雖然臨床典型證候不是太多，但一旦證候典型，就選原方、成方、經方。只要選準，療效就好。

2. 亞典型證候——選主方

由於病症複雜多變，臨證較少有一定的成方與具體病情完全吻合，所以多根據病症的主次矛盾及病情的兼夾情況進行選方。

其特點是，抓主要矛盾，選主方。在選好主方的基礎上，或抓次要矛盾選輔方，或在主方的基礎上隨證加減。臨床上大部分病例採用此類選方方式。

3. 不典型證候——選自創方

臨床上證候很不典型的病人也有，表現為病位難定，

病性難辨，只能用模糊思維下個印象診斷，在此基礎上，根據辨證辨病的大致方向，自組或自創一首方劑。

臨床上這類病症，服藥後有療效特好者，也有療效不顯者。這類病人診療時間最長、查閱資料最多、隨訪最勤。因此，在復診過程中往往需要深化思維，辨證探源，必要時另闢蹊徑。

三、選方方法

1. 從熟記的湯頭歌訣中選方

湯頭歌訣是古今醫家為方便記憶而編寫的歌訣。有的簡單好記，有的複雜難背。簡單好記者，一般只有四句，主要是指藥物的組成和主治。複雜難背者，一般多有六至十句，除藥物組成外還有藥物加減和證候辨別。

我自幼背了兩套湯頭歌訣，一套是教科書上的常見歌訣，另一套是《醫宗金鑒》的歌訣。臨證選方時，多在這兩套方劑歌訣中擇優選方，但多選《醫宗金鑒》中的方歌。因為一背此歌訣，其辨證、藥物組成和藥物加減一體而出，利於醫者辨證用藥。

2. 從祖方中選方

《中藥方劑大辭典》載方雖然有十餘萬首，但關鍵方劑不過幾十首。這幾十首方劑是組成千萬首方劑的祖方和基本方。

臨床常用的祖方有麻黃湯類方、桂枝湯類方、柴胡湯類方、葛根湯類方、梔子湯類方、承氣湯類方、瀉心湯類方、白虎湯類方、五苓散類方、理中湯類方、四物湯類

方、四君子湯類方、二陳湯類方、地黃丸類方、補中益氣湯類方、平胃散類方及銀翹、桑菊類方。

掌握了這些類方就可以組成千萬張處方，如四君子湯可組成異功散、六君子湯、歸芍六君子湯、香砂六君子湯、二陳湯、滌痰湯、溫膽湯、黃連溫膽湯、十味溫膽湯，它與四物湯再組成八珍湯、十全大補湯、歸脾湯等。桂枝湯可組成大建中湯、小建中湯、桂枝龍牡湯、桂枝加桂湯、桂枝附子湯、黃蓍桂枝五物湯等等。

祖方找到後，在祖方中尋找與證候相符或基本相符的方劑。如臨床辨證為肝腎陰虛，可將六味地黃丸作為主方，偏於陰虛火旺者，可選知柏地黃丸；偏於視物模糊，眼睛澀痛者，可選杞菊地黃丸；如屬腎虛氣喘、呃逆等症可選都氣丸。

3. 從自創方中選方

在臨床實踐中，常常把確有療效的、經得起反覆應用的自創方，編撰成歌訣，如寒痹筋痛湯、八味帶下湯、哮喘湯等五十餘方，應手取之，屢屢顯效。

4. 從他人驗方中選方

從透過驗證確有療效的他人驗方中選方，也是我的選方特色之一。

我不僅善於古為今用，而且也善於他為我用。如常引用大同名醫門純德「芍藥鉤藤木耳湯」「夏枯消瘤丸」治療相應疾病；又如多選用大同名醫郭騰「小柴胡加芍藥枳實湯」治療小兒臍周痛；還如選用山西名醫王瑞恒治療面神經麻痹和雷諾氏病的驗方治療相應疾病等。

第二節　組方

組方，是醫者在辨證立法的基礎上進行藥物組合，適應於無原方可選的情況。綜觀自己的組方特點，既有君臣佐使原則，又有病證結合思路及具體組方方法。

一、組方原則——君臣佐使

自己組方，遵循君臣佐使原則。根據中藥四氣五味、升降浮沉及歸經理論，精心組方，準確遣藥。

二、組方思路——證病結合

1. 有證有病——證病相參思路

臨床辨證與辨病的結果，大部分病例是既有中醫之證又有西醫之病，我的組方思路是證病相參。即在辨證處方用藥的同時，根據現代醫學對疾病的認識和中藥藥理的現代研究，因病制宜地在辨證方中伍入相應的針對性強的辨病藥物。

舉例而言，同為胃脘痛，其原發病可能包括淺表性胃炎、萎縮性胃炎、膽汁返流性胃炎、消化性潰瘍、胃癌、十二指腸炎及急慢性肝炎、胰腺炎等十餘種不同的疾病。按照中醫辨證，大多屬於肝胃不和、氣滯血瘀，按常規使用金鈴子散合四逆散即可，但在臨床實際工作中，絕非如此簡單。

屬糜爛性胃炎所致者，應加入清熱解毒之品，如黃

芩、黃連、苦參、公英之類；屬潰瘍所致者，應當伍入生肌癒瘍之品，如白及、三七粉、烏賊骨、吳茱萸等藥；屬癌瘤所致者，自然應當配以三棱、莪朮、蜈蚣、白花蛇舌草、半枝蓮、蛇莓等藥；屬肝炎、胰腺炎所致者，理應伍入龍膽草、公英、地丁、敗醬草等藥。

所有這些，都是辨證與辨病相結合的結果，其治療效果遠遠大於單純辨證用藥。

2. 有證無病──方藥對應思

方藥對應，就是辨證統一，反映在臨床上，就是「方從法立，以法統方」。例如，能治便秘的藥方很多，選什麼方藥，應該先按中醫理論進行辨證。

若辨證為實熱便秘，治法應用寒下，在寒下的範圍內再行擬方用藥；若辨證為傷津便秘，治法宜用潤下，在潤下法內組方用藥。如屬氣滯便秘，在辨證方中加入木香、枳殼、檳榔、烏藥；如屬老年便秘，在辨證方中加入肉蓯蓉、菟絲子、桑椹子、紫菀等。

3. 無證有病──藥理印證思路

臨床上兩種思路、兩種方法，診斷結果為無證有病時，就應遵循藥理印證思路組方。即在開具處方時，要應用有關的中藥藥理學知識和中藥藥理研究成果，針對抗病毒、抗菌等不同作用選用中藥組方。

如板藍根、虎杖、山豆根、貫眾、柴胡、大青葉等具有十分肯定的抗病毒作用，可用於 B 肝、腮腺炎、感冒等屬於熱毒證的病毒性疾病；

敗醬草、黃芩、黃連、蒲公英、虎杖、牡丹皮等具有

明顯的抗菌作用，自然可用於腸炎、肺炎、尿道炎、中耳炎及皮膚瘡瘍等屬於熱毒熾盛的炎性化膿性疾病；

茵陳、虎杖、鬱金、龍膽草、金錢草等具有較好的利膽退黃作用，可用於肝膽系統的黃疸類疾病；

黃蓍、山藥、白朮、人參、冬蟲夏草等具有理想的增強人體免疫力的作用，當然可以在治療虛衰性疾病中加以應用；

丹參、葛根、川芎、薤白、決明子、山楂等具有降脂抗黏、改善心腦供血狀態的作用，自然是我治療瘀血痰濁性心腦血管病的首選藥物。

凡此等等，皆為藥理印證思路的具體體現和範例。

4. 無證無病──辨體質類型思路

臨床上，經中西方法診斷為無證無病時，我的組方特點是，從辨體質類型開方。

體質不僅是疾病發生的內因，而且決定整個疾病的發展過程與類型。如瘦人多火、胖人多痰及五行之人各有不同。我認為，人體體質類型與中藥藥物有相對應的點。如大黃體質為實熱型；附子體質為陽虛型；地黃體質為陰虛型；參蓍體質為氣虛型；二陳體質為痰濕型。

三、組方方法

1. 以證組方

臨床辨證，依據證候，辨出證型。依據證型，確定治法。依據治則，進行組方。

一證一方：一組症候群，辨出一個證型，確定一種治

法，選擇一組方藥。以胃痛為例，寒邪凝滯良附丸；飲食積滯保和丸；肝鬱氣滯舒肝飲；瘀血阻絡失笑散；脾胃虛寒黃耆建中湯；脾胃陰虛益胃湯。

一證二方：一組症候群，辨出一個證型，確定一種治法，需選擇兩組方藥加減。其適應症為病程長、病情重，且證候典型的病種。可選一主方，藥味少，藥量輕，再加一性能相似的方藥，以加強藥力，提高療效。以胃痛為例，胃陰虛型，病程一般長，病狀較重。餘多在益胃湯的基礎上合一貫煎加減。又如瘀血阻絡型胃脘痛，多選失笑散合丹參飲加減。

一證三方：一組症候群，辨出一個證型，確立一種治法，選用三個方藥。如胃脘痛，每選焦樹德的三合湯或四合湯。三合湯為良附丸、百合湯、丹參飲三個古方共熔一爐。三合湯再加失笑散，即為四合湯。久痛難癒，多用此方。餘多選四二五方治療女子不孕，即四物湯、二仙湯、五子衍宗丸合方。

二證二方：兩組症候群，辨出兩種證型，兩個病名。臨證多選複方加減。以胃脘痛為例，既有寒凝氣滯型胃脘痛，又有腎陽虛之五更瀉，一為新病，一為久病；一為實證，一為虛證；一在上腹，一在下腹；治法一以溫散，一以溫補。故選方既選良附丸，又選四神丸。待胃脘痛癒，又在四神丸的基礎上合理中丸加減。

2. 以病組方

疑難雜症病程長，治療難度大。余自創頭痛膠囊、鼻淵膠囊和胃復康膠囊，分別治療頭痛、鼻竇炎和萎縮性胃

炎，皆以病組方。其一經驗證療效肯定，其二以緩攻為治，其三方便患者服用。

3. 以系統疾病組方

以系統疾病組方，多為自創方和經驗方。如咽喉類疾病多選升降散作主方。心腦血管疾病多選活腦湯加減。骨關節退行性病變，不論是頸椎、腰椎，還是膝關節，皆選自創方治療。

4. 以體質類型組方

前面已述，在辨證與辨病中，如辨為無證無病時，其組方思路是按體質類型組方。實熱型體質，首選大黃為君藥；陽虛型體質，首選附子為君藥；陰虛型體質，首選熟地黃為君藥；肝鬱型體質，首選柴胡為君藥；虛弱型體質，首選參蓍為君藥；痰濕型體質，首選半夏、膽南星為君藥。

第三節　幾點啟示

1. 辨證、立法、製方的最高準則，就是要有療效。

2. 選方治病，不必有古方與今方之見，只要方藥對證即可。

3. 選方或組方雖好，但辨證不準，也不能發揮療效。辨證準，又善於選方組方及加減應用，達到無一藥不對症的程度，療效必然高。

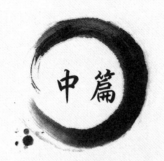

中篇

經驗篇

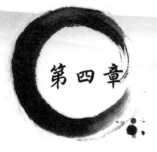

第四章 急症驗案

第一節 高熱

　　臨床常見高燒患者，體溫多在 39～41℃，有門診患者，也有住院病人。西醫常因查無原因或無藥物可選用而束手無策。我在臨床上運用中醫辨證診療，每每獲效。

　　例1　劉某某，男，27 歲，五台縣大柏里村人，1971 年 5 月 6 日初診。

　　【病史及檢查】患者在田間勞動時發現一物，用石砸之，引發爆炸，將右手至手腕炸掉，同村人用小平車 將其拉送我院（忻州地區工農兵醫院）救治。因當時條件所限，未能斷肢再植，清創縫合後，住院常規治療，但病至夜半，患者體溫升至 41℃不退，伴有譫語、煩躁不安。西醫考慮術後吸收熱，先以物理降溫，藥物（兩種抗生素）靜脈點滴治療，體溫不降，邀余會診。刻診：患者面色紅赤，舌紅口乾，神志朦朧，譫語躁動。脈洪數。

　　【辨證】熱閉神明，氣血兩燔。

　　【治法】清熱解毒，涼血開竅。

【方藥】牛黃安宮散 2 瓶（1 克）。

【觀察】2 小時後患者脈靜身涼，神清。西醫大夫譁然。住院 8 日後拆線出院。

【按】本案例為邪熱內閉，熱入心包，歸屬溫熱病範疇，在西藥未效之際，急投此藥，實為標本兼治之法。因為本藥氣味芳香，善於走竄，只可暫用，不可久服，中病即止。分析其速效之因，是因安宮牛黃散以高熱昏譫為主症，藥證合拍，故而速效。

例 2 彭某某，男，4 歲。本院職工子女。1971 年 3 月 10 日初診。

【病史及檢查】患兒高燒 4 天，體溫高達 41℃。面紅，目赤，多淚，多涕，全身麻疹發出不透，口腔有麻疹斑。伴神志朦朧，輕微抽搐。唇紅，舌赤，少苔。食指指紋青紫，透氣達命關。

【辨證】麻疹疫毒，深入營分，傷及心包。

【治法】清營、涼血、透疹（轉氣）、醒神。

【方藥】

1. 紫雪丹 3 瓶，每次半瓶，1 日 2 次，涼開水送服。

2. 水牛角 9 克　丹皮 9 克　元參 9 克　生地 6 克　黃連 4 克　麥冬 10 克　銀花 12 克　連翹 10 克　竹葉 6 克　葛根 12 克　蟬衣 5 克　生石膏 15 克。

水煎 2 次合汁，晝夜每 3 小時服 1 次，共服 6 次。

次日，體溫降至 38℃。神清，抽搐止，麻疹透齊。由上方連服 2 日，患兒麻疹始退，脈靜身涼。

【按】本案例為痧毒過盛，不得宣透，邪熱內閉營分

而致。其特點是疹色紫紅，透發不暢，高熱，抽搐，神昏，指紋青紫。故先以紫雪丹，清熱鎮痙，並投清營湯合透表清熱的銀花、葛根治之。組方之意在於直清營分之熱的同時，尤可透熱轉氣。

例3　高某某，男，40 歲，忻州市國稅局幹部，1993 年 10 月 12 日初診。

【病史及檢查】患者工作繁忙，勞心勞力，致發熱不退 1 月。體溫 38～39℃，微畏風寒，時自汗出，夜甚，汗出時將內衣、枕巾濕透，汗出體溫降，隔時體溫又上升，項背微僵、微咳，四肢困楚，口乾不欲飲，胸部 X 光線檢查：肺紋理稍重，血常規化驗正常。西醫診斷為：不明原因高燒。先後給予西藥對症治療不效。脈浮緩，舌淡紅，苔薄白。

【辨證】中風表虛。

【治法】解肌通陽，調和營衛。

【方藥】桂枝 12 克　炒白芍 12 克　炙草 9 克　黃蓍 15 克　葛根 15 克　生薑 3 片　大棗 4 枚。

1 劑，水煎 2 次合汁，分 2 次服。

囑服藥前先進熱小米粥一大碗，待微汗時即予服藥。次日，體溫下降至正常，自汗止，頸項僵、四肢酸楚消失。

【按】本案例為表虛發熱。其特點是，汗出體溫下降，但表未解，故隔時體溫又上升。如此反覆 1 月，在營衛不和的基礎上兼有氣虛，故以桂枝湯加黃蓍、葛根 1 劑告癒。

例 4 梁某某，男，56 歲。忻州市委幹部。2004 年 7 月 28 日初診。

【病史及檢查】糖尿病 8 年。素體脾虛。因工作勞累，過飲飲料，復感風寒邪，致全身發熱。體溫 38～39℃，20 餘天。經多方醫治不效，來我處就診。

【刻診】體溫 39.1℃，微惡風，全身酸楚不適，倦怠乏力，納差，微噁心，時自汗出。尿短，微黃。舌質偏紅，苔薄白。便溏，口乾，渴而不欲多飲。脈虛大無力。

【辨證】脾虛挾濕，氣陰兩傷，陰火發熱。

【治法】補氣升陽，除濕退熱。

【方藥】清暑益氣湯加減。

黃蓍 30 克　人參 6 克　麥冬 15 克　炙草 6 克　當歸 6 克　五味子 10 克　神麴 15 克　黃柏 10 克　葛根 15 克　蒼朮 15 克　升麻 4 克　青皮 10 克　陳皮 10 克　澤瀉 12 克　白薇 15 克　柴胡 6 克。

每劑水煎 2 次合汁，分 2 次服，每日 1 劑。連服 6 劑。

【二診】服完上藥，體溫降至正常。諸症明顯減輕。精神振，食慾增。脈和緩有力。上方去白薇，再服 5 劑，隔日 1 劑。10 日後，患者前來告知，諸症皆除，正常上班。

【按】本病係內傷勞役，中氣受損，清陽不升，復感暑熱，飲冷寒乘，致陰火上沖，故以補氣升陽為大法。方中黃蓍、人參、炙草，甘溫之性上升，以補中氣而實肌表；柴胡、升麻、葛根、白薇，升清陽之氣；麥冬、五味

子、當歸，養陰以配陽；青皮、陳皮、澤瀉、黃柏，以降濁陰；蒼朮、神麴，和中以助升降。

綜觀全方，不外乎補氣升陽，陽氣升發則陰火下潛而熱自退。元氣充足，則肌表固密，故諸症悉除。此乃李杲「甘溫除熱」之方，用之得當，確有速效。

第二節　尿閉（尿瀦留）

尿閉，臨證較為多見。多見於產後和外科腹部手術後的併發症。西醫總以保留導尿為法，其一，為非治本之法；其二，容易造成尿路感染；其三，給患者帶來一定的痛苦。余長期醫院工作，遇此急症，往往被邀會診，總以五苓散為主方加減化裁治療而取效。

例1　田某某，女，32 歲。係忻州地區醫院住院患者。

【病史及檢查】患者首胎順產 5 天，出現尿閉（尿瀦留），婦科醫生以保留導尿加腹部按摩、熱敷治療不效，邀余會診。我認為，此為分娩過程損傷膀胱氣化功能。

【擬方】茯苓 20 克　豬苓 9 克　澤瀉 12 克　白朮 10 克　桂枝 6 克　烏藥 15 克　枳殼 20 克　當歸 20 克。

3 劑，水煎。每日 1 劑。服藥第 1 劑，略有尿意，服藥 3 劑後，尿意急迫，隨小便排出時連同導尿管一併排出而癒。

【按】尿閉一症，有太陽經表邪隨經傳腑而致者，也有產後影響膀胱氣化功能者，還有腹部手術損傷或有腰椎

損傷而致者。凡此種種，皆為膀胱氣化失職，均可用五苓散加味取效。此方中澤瀉、豬苓通利清熱以疏通水之下源；白朮、茯苓健脾運水，以助中軸氣化；桂枝通陽化氣，以興膀胱氣化；加烏藥、枳殼舒縮並用，雙向調節氣化，以復膀胱功能。

臨證應用需靈活加減。如產後加當歸、川芎，取祛瘀生新之意；氣虛者加黃耆、人參，以助氣化；血瘀者加益母草、桃仁，瘀去則氣化自復；感染者加蒲公英、地丁，祛邪以復氣化。

第三節　腸結（腸梗阻）

腸梗阻是外科急腹症，臨床上有急慢性之分。我在擔任院長期間，凡遇此類病人，讓外科在準備手術的前提下，首先選用中醫藥治療，先後治療急性單純性腸梗阻 32 例，100%全部用中醫藥治癒。治療慢性腸梗阻 26 例，其中 10 例服中藥治癒，其餘病例改用其他辦法治療。

例1　張某某，男，38 歲。忻州豆羅村人。1993 年 4 月 10 日初診。

【病史及檢查】患者在 3 天前因冷食莜麵，復感寒涼後出現腹痛，脹滿，痛甚難忍，伴嘔吐，大便不通，矢氣不排 3 天。聽診，有腸鳴音減弱，左下腹可聞氣過水聲；腹部 X 光片平面顯示：液平面。診斷：急性腸梗阻（單純性）。遂住院治療。外科先行胃腸減壓、補液、抗感染常規治療。在做好手術準備的前提下，我先行中藥保守治

療。

【擬方】大黃 15 克 （後下）厚朴 20 克 枳實 20 克 芒硝 10 克 （兌）炒萊菔子 30 克 桃仁 10 克 檳榔 10 克 大腹皮 20 克 元胡 15 克 半夏 15 克。

上方水煎取汁 500 毫升，其中 300 毫升分上、下午兩次鼻飼灌入胃中，剩餘 200 毫升分上、下午兩次灌腸。

藥後當日夜半腹痛加劇，伴腹中鳴響，後矢氣得排，宿便得下，腑氣得通，腹痛緩解，嘔吐自除。住院觀察兩天后出院。

例2 趙某某，女，48 歲。忻州奇村人。1994 年 9 月 30 日初診。

【病史及檢查】患者在 10 年前因子宮肌瘤行子宮全切術，術後曾 3 次因飲食不節引發腸梗阻，先後經中醫藥保守治療痊癒。5 日前，勞累後復感寒涼，又出現腹脹、腹痛、嘔吐，排便、矢氣不暢，伴體質瘦弱，形寒怕冷。苔白滑，舌質暗，脈沉遲。行腹部 X 光線平片檢查顯示，有液平面。診斷：不全腸梗阻。

【辨證】陽虛寒結證。

【擬方】溫脾湯加減。

製附子 15 克 乾薑 15 克 人參 9 克 炙草 10 克 大黃 10 克（後下） 厚朴 15 克 枳實 15 克 萊菔子 20 克 金橘葉 15 克 檳榔 10 克 半夏 15 克 陳皮 9 克 茯苓 15 克 桃仁 10 克 元明粉 6 克（兌） 木香 9 克 枳殼 20 克 生薑 5 片 紅棗 5 枚。

上方水煎取汁 450 毫升，每日分早、午、晚 3 次服，

共服 5 劑。

【二診】1994 年 10 月 5 日。

藥後腹痛止，腹脹減，大便通，矢氣增，嘔吐止。上方減元明粉。1 劑分 4 次（兩天）服用，每週 1 劑，連服 2 月以善後。

【按】腸梗阻雖有急慢性之分，急性多實證，慢性多虛實夾雜。不論虛實，皆以腑氣不通為病機。故急性實證者以大承氣湯加味為主方，以急下通腑為治，但需有外科手術保障的前提。慢性虛實夾雜證，一般多見於有腹部手術後腸粘連病史者，復因飲食不節，外感寒涼誘發。

治療當以扶正溫中佐以通腑。並佐桃仁、金橘葉、枳殼，緩解腸粘連。然應當指出，其慢性不完全梗阻，在臨床治癒後，應堅持定期服藥，以防復發；二是必須節制飲食，防寒保暖；三是堅持每日按壓氣海穴、足三里穴 1 至 3 分鐘。

第四節　崩中（陰道出血）

例1　王某某，女，39 歲。山西省忻州市技校教師。2007 年 10 月 5 日初診。

【病史及檢查】生育一子。既往經產正常。近半年來，月經或去而不至，或至而不去。今出血 40 天，淋漓不斷，色黯，夾瘀塊，下腹微痛，腰微困，脈沉澀，面色少華。患者自訴：今年以來工作壓力大，家務繁忙，事不遂心。經超音波提示：子宮內膜增生 2.2 公分。血色素化

驗 10 克／升。

【自擬方】益母草 100 克　五靈脂 10 克（包）　炒蒲黃 10 克（包）　炒枳殼 12 克　丹參 15 克　當歸 10 克　白芍 10 克　炙草 5 克　炙黃蓍 20 克　淫羊藿 12 克　仙茅 6 克　煅花蕊石 10 克。

【用法】水煎服。每日 1 劑。連服 5 劑後血止。

【二診】2008 年 3 月 10 日。

服上藥治療血止後，月經正常運行 5 次。本月因精神因素復加勞累，月經半月未止，下腹無明顯不適，腰困，脈微弦。再以上方加柴胡 12 克、菟絲子 20 克、女貞子 15 克、焦杜仲 15 克、鹿銜草 12 克。服 5 劑而癒。

【按】崩漏為臨床婦科常見病、難治病。傳統思路多以歸脾、消遙或膠艾四物等方治之。臨床觀察，此類崩漏，較為多見，用常法治療往往難以奏效。

筆者認為，當今社會，女子每每參與社會競爭，工作緊張，心理壓力大，導致心神俱勞，肝腎早衰，衝任受損。西醫多診斷為子宮內膜增生、脫落不全的功能性子宮出血。對此，用此方治療每有較好療效。正如內蒙一醫所云：「功能出血無專方，多用當歸補血湯，不如四兩益母草，歸芍甘草佐木香。」

第五節　癃閉（麻疹合併脊髓炎）

例　杜某某，女，12 歲。忻州西張人。1976 年 3 月 25 日初診。

【病史及檢查】患麻疹 8 天，熱漸退，疹漸落，然出現尿閉，雙下肢不任地已 3 天。住忻州地區人民醫院傳染科治療，診斷為：麻疹合併脊髓炎。經 3 天治療，療效不顯，並以導尿管保留導尿。傳染科醫生建議，轉山西醫學院第一附屬醫院治療，並囑病情險重，不能遲疑。

患者家屬急來求余診治。經診察發現，患者平乳頭以下皮膚感覺消失，余認為此病初屬衛分入營，漸至表邪未盡除，循經傳入太陽膀胱，致腑不氣化，水蓄膀胱，故尿閉不出。確因邪熱壅肺，肺熱葉焦，故發為痿癖。急當透熱轉氣，恢復膀胱氣化。

【擬方】白朮 10 克　澤瀉 12 克　豬苓 9 克　茯苓 12 克　桂枝 5 克　烏藥 15 克　銀花 15 克　水牛角 12 克　川牛膝 12 克。

3 劑，水煎，每日 1 劑，分 3 次早、午、晚服。

【二診】1976 年 3 月 28 日。

藥後患者可自行排尿，並能以手扶床下地緩慢行走，自覺體弱，口渴，皮膚已稍有感覺。改服黃耆益氣湯加減，氣陰雙補，兼清除餘熱。

生黃耆 15 克　人參 5 克　麥冬 12 克　五味子 9 克　白朮 6 克　陳皮 6 克　升麻 6 克　柴胡 6 克　當歸 6 克　知母 10 克　黃柏 10 克　川牛膝 10 克　生薑 3 片　大棗 3 枚　紅花 6 克。

5 劑，水煎，每日 1 劑，分早、午、晚 3 次服。

【三診】1976 年 4 月 4 日。

患者可持杖行走，小便自利，皮膚知覺恢復正常，再

以上方加減 7 劑繼續調理。

【說明】患者痊癒出院，傳染科主任知其事情經過後，特來忻州市衛校找余詢問，並說明此病建國以來文獻報導僅有 3 例，且全部死亡。問曰：患者何以得治？余答曰：我對麻疹合併脊髓炎病例實係初見，對此病的病機、預後並不瞭解，只是從中醫辨證入手，分兩步治療：第一步是應用五苓散為主，解決膀胱氣化問題，達到排尿目的，佐以銀花、水牛角透熱轉氣，使熱邪有出路；第二步是在膀胱氣化恢復的基礎上，應用黃耆益氣湯加味，解決氣陰兩虛、餘熱未清的本質問題。

第六節　心性水腫（心功能衰竭）

水腫一症，有外感、內傷之別。本案例係久病內臟虧虛，正氣不足，復因外感，又加七情內傷而發病。

例　劉某某，女，80 歲。太原晉源魚種場家屬，2006 年 5 月 10 日初診。

【病史及檢查】患者高血壓 10 餘年。一月前因外感發熱、咳嗽、氣喘，在當地醫院輸抗生素 7 天，雖有好轉，但未痊癒。半月前復因家事不和，七情內傷而加病。在太原某醫院診斷為：高血壓、高心病、冠心病合併心衰。經內服、靜點抗炎、強心、利尿西藥，效不佳。特來我處求診。

【刻診】全身腫脹，尤以下肢為重，指壓沒指。喘息，動則加劇。心悸，不得平臥，胸悶，形寒畏冷，四肢

不溫，尿短少，不欲食，噁心，嘔吐，全身無力。測血壓：150／40毫米汞柱，脈沉弦細澀，不整。舌質淡暗，苔白滑。

【辨證】久病臟虛，復加外感，七情內傷誘發，氣滯血瘀，痰熱內阻，導致心腎陽虛，氣不化水，水氣內停，凌心射肺。本虛標實，以虛為主。

【治法】以溫陽利水，益氣活血為主，佐清熱化痰，理氣和中。

【方藥】人參 7 克　製附子 30 克（先煎半小時）　茯苓 30 克　澤瀉 15 克　車前子 15 克（包）　丹參 30 克　桃仁 10 克　紅藤 30 克　敗醬草 30 克　黃芩 12 克　半夏 12 克　瓜蔞 18 克　杏仁 12 克　厚朴 12 克　柴胡 12 克　絲瓜絡 20 克　苦參 9 克　炙草 10 克　麥冬 12 克　山楂 15 克　生薑 3 片　大棗 4 枚。

上藥 3 劑，水煎，每日 1 劑，1 劑煎 2 次合汁，分 4 次服。

3 日後，家屬電話告知，心悸、浮腫、咳喘明顯減輕，胸腹有鬆快感，食慾明顯增加。患者已能下地慢行，但大便乾燥不暢。囑原方加熟軍 12 克，再進 3 劑。

5 月 17 日，患者復診，諸症進一步減輕，四肢回溫，精神爽快，二便正常。原方加山藥 15 克、白朮 15 克，5 劑，1 劑分 2 天服。

5 月 28 日，患者再診，諸症消失，唯下肢輕度浮腫，已能外出活動。囑每日早晨口服濟生腎氣丸 1 丸，堅持 1 月，以善後。一年後隨訪，未見復發。

【按】我在臨證救治慢性心衰較多，或為肺心病，或為高心病，或為風心病，其病機特點多為本虛標實。治療或以健脾益氣，重用白朮 60 克、茯苓 30 克；或以溫腎助陽，重用附子 30～60 克。都要加用活血化瘀行氣利水之藥。寒多要溫化寒飲；熱者，要清化熱痰。辨證得當，屢啟沉疴。

第七節　便血（上消化道出血）

凡血自大便而下，或單純下血，或血便挾雜，或便前、便後下血，均稱為便血。中醫自古有遠血、近血之分，但界限不明，性質混淆。我認為，血便混融，便呈黑色，或如柏油樣，排出滑利為遠血；血便分離，或單純下血，血色或暗或鮮，皆為近血。本節所討論的遠血，當屬西醫學上消化道出血。上消化道出血以胃及十二指腸潰瘍出血為多見。至於腫瘤、炎症、黏膜病變，以及肝硬化引起靜脈曲張破裂出血和全身疾病引起的出血相對少見，不在本節討論範疇。

便血有急性、慢性之分，出血有少量、中量、大量之別。臨證少量出血一般症狀不明顯；中量出血往往出現一時性眩暈，心悸、口渴、少尿等症；大量出血則症狀很明顯，甚則可出現冷汗，四肢厥冷，神識恍惚等休克現象。此外，臨證還應結合脈搏、血壓、檢驗等手段來判斷出血之多少及病情之緩急、輕重，以便採取相應措施。

多數出血患者，常會出現的症狀有：出血前有上腹劇

痛，出血後消失或減輕；伴低熱（38℃上下），一般在三五天後消失；出血量較多、出血部位偏上者常伴吐血，嚴重者可休克。若處理不當會死亡。

中醫認為上消化道出血的病機可概括為三點：一是熱（熱傷胃絡）；二是虛（脾虛不攝）；三是瘀（瘀阻胃絡）。

治療上首先應分清輕重緩急，急則治其標，出血多者立即止血，有脫象者補氣固脫，必要時採取中西醫結合治療，可謂治療之上策。對病情較輕緩穩定者，在審因辨證的基礎上，靈活選方，巧妙施法，取止血、清熱、補虛、消瘀之法，此乃緩則治其本或標本兼顧的原則。

一、熱傷胃絡

例 高某某，男，38 歲。忻州市糖酒公司職工。2003 年 2 月 18 日初診。

【病史及檢查】患者胃病史 10 餘年。2003 年曾做胃鏡診斷為：糜爛性胃炎及十二指腸球部潰瘍。多年採取間斷口服西藥治療，終未能痊癒。今逢春節，親朋相聚，飲食不節，喝酒過量致胃脘劇痛，隨即口吐咖啡樣胃內容物，繼而疼痛減輕，次日晨排黑便 3 次。先在所屬市人民醫院治療 2 天。因患者治病心切，又與本人鄰居，其父前來邀余出診。刻診：胃脘隱痛，噁心。今日中午又吐血一次，但量較前少。日排黑便三四次，呈柏油樣便。面唇甲蒼白少華，精神不振，不思飲食，臥床呻吟。胃脘部壓痛明顯。口乾，口苦。舌苔黃燥，脈細澀數無力。

【辨證】胃火灼盛，損傷胃絡，血自內出，氣隨血脫。

【治法】清胃涼血，益氣攝血。

【處方】大黃炭 15 克　黃連 10 克　黃芩 10 克　生地 12 克　白頭翁 30 克　地榆炭 30 克　人參 10 克　麥冬 15 克　阿膠珠 10 克　生山藥 15 克　白及 15 克　炒白芍 18 克　炙草 9 克。

3 劑，每日 1 劑，水煎分 6 次服。3 小時 1 次。

【二診】胃痛止。仍有輕微噁心，但未吐，納不香，時有呃逆，大便日二三行，便呈咖啡色，口乾渴。上方加藕節 15 克、白茅根 15 克、陳皮 6 克、砂仁 5 克。5 劑，日 1 劑，分 3 次服，服 2 劑停 1 天。可少量多次進流食。

【三診】呃逆、噁心止，偶有噯氣，時有胃酸，胃脘壓痛減輕。大便色正常，主動求食。測大便潛血（－）。處方改為散劑善後。

黃蓍 60 克　熟軍 30 克　海螵蛸 120 克　浙貝 30 克　砂仁 15 克　黃連 15 克　沒藥 15 克　白及 30 克。

諸藥共研細末，分為 60 小包。每日早晚各服 1 小包，溫開水送下。

以後照此方共服 3 個月。症狀消失，飲食增加，工作正常。

【按】本案例，素胃火較盛，復因肥甘酒酪，助火傷絡，致胃出血。出血較多，有氣隨血脫之象。方中主以瀉心湯清胃火而止血；輔以生地、白頭翁、地榆炭，涼血、瀉熱而止血；白及護胃膜而止血；佐以人參、麥冬、山藥、黃蓍、阿膠珠，益氣養血以防脫；使以芍藥、甘草酸甘化陰，緩急止痛，調和諸藥。全方主、輔、佐、使貼

切，共奏清熱、涼血、益氣、養血、攝血之功。初病病情急劇以湯劑取效，當病情較輕改散劑以善其後，且散劑能均勻分佈於胃黏膜，更好地起到修復糜爛、潰瘍之作用。

二、氣虛不攝血

例 辛某某，男，40 歲。忻州北路梆子劇團職工。1969 年 5 月 10 日初診。

【病史及檢查】素體弱，納少，乏力，胃脘經常不適，噯氣頻，胃酸多，大便斷續呈黑色達 10 個月，身體逐漸消瘦，面白少華。曾住某醫院診治：測血色素 7.6 克／升，大便潛血（+++）。上消化道造影，未見腫瘤及潰瘍。先後服止血、抗酸、保護胃黏膜等西藥、中成藥，效不顯。特轉求余診治。刻診：面白少華，精神不振，頭暈懶言。納呆，腰酸，尿頻，四肢不溫，口乾不欲多飲，嘴淡，舌淡，苔白滑，脈虛細無力。

【辨證】脾腎陽虛，氣不攝血。

【治法】補脾溫腎，益氣攝血。

【處方】人參 10 克　黃蓍 20 克　山藥 30 克　伏龍肝（如拳頭大一塊）　焦朮 15 克　黃芩 9 克　生地 9 克炙草 6 克　鹿角膠（兌）6 克　熟附子 10 克　薑炭 6 克蒲黃炭（包）10 克　焦艾 10 克　白及粉（沖）6 克　煆龍骨 30 克　砂仁 6 克。

【方法】先將伏龍肝搗碎溶於適量水中攪混，等待泥土澄下時，把上面清水倒出，以此水煎藥兩次，取汁，分3 次服。共 10 劑，每日 1 劑。

【二診】藥後，食慾增，精神好，面色雖白，始有光澤。大便黑色轉為棕褐色。效不更方，再服 15 劑，改為隔日 1 劑。

【三診】一月後，精神更好，飲食倍加，面有紅色光澤，頭不暈。測大便潛血（±），血色素增為 9 克／升。上方減去炒蒲黃、白及粉，加黃精 15 克、陳皮 9 克，隔日 1 劑，水煎服。又服 15 劑後，精神、食慾一切正常。體重增加 2 公斤，大便轉為黃色成形。已恢復工作。以後隨訪多年，未犯病。

【按】此例慢性消化道出血，審證求因為素體虛弱，生活不規律，致脾腎陽虛，氣不攝血。是方以人參、黃蓍，益氣以攝血；白朮、山藥、伏龍肝，培土以攝血；鹿角膠、附子，溫腎陽以攝血；薑炭、焦艾、蒲黃炭，取紅見黑則止之意；白及護黏膜而止血；煆龍骨收斂而止血；黃芩、生地兩味涼藥，一清氣，一涼血，反佐熱藥之溫燥；砂仁醒脾、開胃，以增進食慾；炙草既溫中又調和諸藥。全方共奏補脾、溫腎、益氣、攝血之功。是方補而不滯，溫而不燥，實為治療慢性便血之良方。

三、瘀阻胃絡

例　秦某某，男，50 歲。寧縣汽車司機。2006 年 10 月 5 日初診。

【病史及檢查】患者體格粗壯，常晝夜開車而勞累，生活不規律，饑飽無常，上腹部疼痛，便血已 1 週。經當地醫院診治療效不明顯。來我處求診。

【刻診】上腹刺痛，部位固定，於臍右上方拒按。大便日三四行，呈柏油樣便。身低熱（38.2℃），頭暈，口乾而渴，噁心，欲吐，面色暗黑，脈沉澀而數。舌質暗，邊有瘀斑，苔黃乾。

【辨證】瘀熱阻胃絡，迫血妄行，血不歸經。

【治法】清胃涼血瀉熱，活血祛瘀通絡。

【處方】酒軍 12 克　黃連 9 克　地榆 15 克　元參 12 克　生地 12 克　柏葉炭 15 克　靈脂 12 克　炒蒲黃 12 克　丹參 15 克　赤芍 15 克　三七參（沖）2 克　沒藥 6 克　元胡 12 克　白及 15 克　甘草 6 克。

5 劑，水煎服，每日 1 劑，分 3 次服。

【二診】服藥後，疼痛減輕，黑便稍淺，身熱（37℃）。仍不思飲食，口乾，微噁心。上方加陳皮 6 克、砂仁 6 克、麥冬 10 克、黃精 12 克。10 劑，日 1 劑，服兩天停 1 天。

【三診】半月後，體溫正常，大便已轉為常色。精神好轉。舌質已紅潤，瘀斑變為瘀點，測大便潛血（±）。照上方 15 劑，隔日服 1 劑。

【四診】1 月後，精神爽，飲食增，大便潛血消失，已恢復開車。但要求日不能超過 8 小時工作。並囑，以後飲食有節，起居有常，不妄勞作。並改中藥為散劑，以鞏固療效。

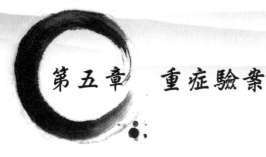

第五章　重症驗案

第一節　痿證（重症肌無力）

例1　趙某某，女，6歲。1984年10月10日初診。

【病史與檢查】患兒於3月前外出途中，因感風寒，當晚發燒，3天燒退後，遂發現雙眼瞼下垂。經省、地等人民醫院診為「重症瞼下垂」。口服維生素B，間斷注射新斯的明，僅有短暫之效，須臾復垂，且逐漸加劇。

【刻診】患兒發育一般。舌脈未見明顯異變，唯形氣較弱。只見患兒每有仰頭視物的姿態，偶或為了瞻視而以手指將眼皮扶起。

先以補中益氣湯加味治之，服3劑，毫無效果。細思之，眼瞼乃足太陽膀胱經脈所起之處。患兒初因受風，傷於太陽之脈，遂至太陽經輸不利，經氣不振，故使眼瞼下垂。遂以通陽疏絡、振奮太陽，調和營衛法治之。

【方藥】桂枝加葛根湯。

桂枝9克　炒白芍9克　炙甘草6克　葛根10克枳殼15克　防風5克　生薑3片　大棗3枚。

5 劑，水煎服，日 1 劑，分 3 次服。

藥後明顯好轉，已能平目視物。因形氣較弱，又以原方中加黃蓍 10 克以扶正氣，8 劑，隔日 1 劑。半月後，其父來告，眼瞼完好如前，隨訪至今未見復發。

【按】本病臨床多以脾虛氣陷治之，然本案乃風入太陽，經氣不利所致。其依據乃是眼瞼為足太陽經脈所起之處，此經脈辨證之典範也，採用桂枝加葛根湯取效，臨證值得深思。

例2 任某某，男，53 歲。原籍係忻州市人，現在廣州工作。2008 年 4 月 5 日初診。

【病史及檢查】既往患有骨質增生、高血脂、冠心病。一月前在廣州中醫學院第一附屬醫院住院，診斷為：重症肌無力症。廣州某專家認為，患者該病與長期服用降脂西藥損傷了肌纖維有關。在廣州經住院、門診、中西結合治療，療效不佳。特返家鄉求治。

【刻診】四肢萎軟無力，舌體發僵，語言不清，吞咽障礙，面色㿠白，眼瞼和下肢水腫，呼吸不暢，大便不暢。舌質暗淡，舌邊有瘀點瘀斑。手足不溫，倦軟乏力。

【辨證】脾腎陽虛，氣虛血瘀。

【治法】補腎健脾，益氣活血，升清降濁。

【方藥】人參 6 克　白朮 20 克　蓯蓉 12 克　附子 12 克　桂枝 12 克　黃蓍 30 克　當歸尾 15 克　川芎 8 克　赤芍 15 克　地龍 10 克　桃仁 9 克　紅花 9 克　丹參 20 克　雞血藤 40 克　枳殼 20 克　白芍 12 克　升麻 6 克　柴胡 6 克　葛根 20 克　陳皮 9 克　白蔻 5 克　大黃 6 克

（後下）　炙草 6 克。

15 劑，每日 1 劑，連服 3 天，停服 1 天。之後如法繼服。

【二診】2008 年 5 月 11 日。1 月後，患者自訴此病先後經 5 位名老中醫治療過，這次效果最好。故專程從廣州二次返回忻州，繼續求治。

【刻診】四肢萎軟無力、語言不清、吞咽障礙明顯減輕，面色始現榮華，浮腫較前減輕，但四肢仍不溫。

上方製附子改為 20 克（先煎 20 分鐘），再加茯苓 30 克，15 劑，隔日 1 劑。

【三診】1 月後，患者通過電話告知，上症進一步減輕。遂電話囑其原方製附子改為 15 克，隔日 1 劑。再服 15 劑。

1 月後，電話隨訪，患者已上班，停止治療。

第二節　臌脹（肝硬化腹水）

本病是一種常見的由不同病因引起的慢性進行性彌漫性肝病。病久可致肝、脾、腎功能失調，氣、血、水鬱結於腹內而為病。病機為虛實夾雜，本虛標實，後期併發症較多，屬於中醫難治病症。

例　李某某，男，34 歲。忻州人。2008 年 4 月 15 日初診。

【病史及檢查】患者曾在山西省第二人民醫院住院診斷為血栓閉塞性肝硬化，醫生建議手術治療，患者家境困

難，放棄手術，出院來我所尋求中醫藥治療。

【刻診】腹大如鼓，腹部青筋暴露，臍突，全身疼痛，下肢浮腫，按之凹陷。納呆，乏力，臥床不起，便秘，尿少。精神不振，情緒低落。舌質暗，苔淡黃而膩，舌中心有裂紋，脈沉弦。

【辨證】肝脾不調，脾虛水阻，氣滯血瘀。

【治法】健脾利水，行氣柔肝，活血通瘀。

【方藥】焦白朮 70 克　人參 5 克　山藥 15 克　大腹皮 50 克　茯苓 30 克　澤瀉 12 克　枳殼 30 克　檳榔 15 克　青皮 10 克　陳皮 10 克　三棱 15 克　莪朮 15 克　女貞子 20 克　枸杞子 15 克　赤芍 50 克　水蛭 4 克　大黃 10 克（後下）　元明粉 5 克（兌）。

5 劑，水煎服。1 日 1 劑，連服 2 劑，停 1 天後繼服。

【二診】2008 年 4 月 25 日。

藥後下肢浮腫、腹脹明顯減輕，食慾稍增，大便暢，尿量增，全身疼痛如前。上方加黃耆 15 克、白芍 15 克、柴胡 10 克，繼服 5 劑，服法同上。

【三診】2008 年 5 月 9 日。

腹水進一步減少，下肢已無浮腫。上方加山楂 15 克、桃仁 10 克、生薑 3 片、大棗 4 枚。隔日 1 劑，繼服 10 劑。

由於患者行動不便，其母代訴：患者共服 50 劑。

【四診】2008 年 8 月 20 日。

患者精神、食慾明顯好轉，可外出慢行散步，面色已見榮華，經超音波腹部探查，腹水只剩 10 毫升，患者及

其家屬信心增加，每週服藥 2 劑，堅持服用 3 月，以善其後。

【按】中醫認為，本病例為肝脾失調，脾虛濕困，日久正氣不足，正不勝邪而致氣滯血瘀，瘀血阻絡，凝於肝脅。脾虛濕困，重用白朮 70 克、茯苓 30 克、大腹皮 50 克，重在健脾利水；選枳殼、青皮、陳皮、檳榔，一派行氣之品，行氣以利水，使氣行則水行；重用三棱、莪朮、赤芍、水蛭、大黃，直達血府，祛瘀通絡。全方扶正與祛邪並用，共奏脾旺、氣暢、絡通，則水濕自行。

本病正虛為本，邪實為標，尤其是長期應用行氣破瘀之藥，易耗氣傷陰，故宗《內經》「衰其大半而止」的原則。後期宜少量、間服的方法，以達到既除邪實，又不傷正，並選用一些補脾養腎滋肝之品以培其本。然此病終難治癒，若能治之得法，尚可減輕痛苦，提高生活品質，延長壽命。

第三節 黃疸（急性 B 型肝炎）

B 型肝炎，有急慢性之分。慢性者較難治癒。急性者，雖病勢急迫，但治之及時、治之得法，一般在百日之內就能治癒。現將本人從醫生涯中治癒的 7 例急性 B 肝（急性 B 型肝炎）中其中的兩例予以介紹：

例1 張某某，女，14 歲。寧武縣沙梁村人。1993年 9 月 10 日初診。

【病史及檢查】因噁心，食慾減退，腹脹，厭油膩，

經忻州市人民醫院診斷為：急性 B 肝。住傳染科治療 4 天後，已花去僅有的 1500 元。患者家境貧寒，無力支付，故自行出院，來我處就診。除上述症狀外，仍伴有鞏膜黃染，尿赤如茶。舌尖紅，苔薄黃，脈弦數。在 5 天前曾化驗肝功能：血清谷丙轉氨酶 180 單位，TTT16 單位，黃疸指數 20 單位。表面抗原陽性，直接膽紅素 500 微摩爾／升。超音波診斷：彌漫性肝腫大。

【辨證】濕熱疫毒，壅滯肝經，肝鬱犯脾。

【治法】清熱利濕，舒肝健脾。

【方藥】柴胡 10 克　黃芩 10 克　半夏 10 克　甘草 6 克　茵陳 15 克　大黃 6 克　梔子 9 克　虎杖 20 克　厚朴 6 克　紫蘇 10 克　白蔻 6 克　生薏仁 15 克　通草 6 克　竹葉 6 克　赤芍 50 克　生薑 3 片　大棗 3 枚。

20 劑，每日 1 劑，連服 2 天，停 1 天。

【二診】上方治療 1 月後，黃疸退，尿黃。精神振，食慾增。嘔吐、厭食油膩、腹脹症狀皆除。苔黃已退。舌質偏紅。查肝功：表面抗原陽性，血清谷丙轉胺酶降至 48 單位，直接膽紅素降為 90 微摩爾／升。上方加太子參 15 克。40 劑，服法同上。

【三診】又過兩月後，患者面色榮華，體重增加 2 公斤。諸症若失。復查肝功：陽性指標均恢復正常，表面抗原轉陰。

例2　蘆某某，男，44 歲。忻州東樓鄉政府幹部。1996 年 3 月 15 日初診。

【病史及檢查】患者因在基層工作，飲酒嗜食肥甘較

多，而染 B 肝。曾在某醫院住院 20 天，未能治癒，來我處求診。現症：黃疸已退，倦怠乏力，食慾不振，噁心，脘腹痞脹，大便不暢，尿黃，厭食油膩。舌淡紅，苔白膩微黃。脈沉滑數。查肝功：表面抗原陽性，谷丙轉氨酶 68 單位，TTT16 單位。

【辨證】濕毒餘邪未清，壅滯中焦。

【治法】清利濕毒，宣通中焦。

【方藥】柴胡 15 克　黃芩 10 克　半夏 10 克　甘草 6 克　茵陳 10 克　白朮 12 克　厚朴 10 克　枳殼 15 克　茯苓 15 克　豬苓 8 克　澤瀉 10 克　車前子 6 克（包）　白蔻 6 克　滑石 6 克（包）　生薏仁 15 克　虎杖 20 克　生薑 3 片　大棗 3 枚　熟軍 10 克。

該患者先後門診治療 6 次，歷時 130 餘天，共以上方化裁 100 餘劑而癒。經化驗複查：表面抗原轉陰，肝功指標正常。

【按】急性 B 肝，內因多為素體虛弱，外因為感受濕熱疫毒，或因飲食不節，肥甘酒酪，濕熱壅結中焦，病邪出路不暢，鬱而為病。治療此病，「和」「清」「消」三法並用。初以祛邪為先，其一直接清除濕熱毒邪；其二由通大便，利小便，使邪毒排出有路。更分濕與熱，孰重孰輕，濕重者以利濕為主，清熱為輔；熱重者，以清熱為主，利濕為輔。後期，適當予以扶正健脾，根據辨證與辨病相結合的原則，膽紅素高者，重用赤芍 50～100 克，轉氨酶高者，重用虎杖、垂盆草、白花蛇舌草。臨床體會到：急性 B 肝只要治療及時，辨證準確，結合辨病用

藥，單純中醫門診治療，一般在 100 天以內痊癒。若治療不當，延誤病情，轉為慢性後，多難治癒。

第四節　天疱瘡

此病中西醫統稱天疱瘡。是一種由免疫功能紊亂引起的嚴重的大疱性皮膚病。全身症狀嚴重，甚者危及生命。

【例】王某某，男，63 歲。忻府區西張村人，2008 年 3 月 22 日初診。

【病史及檢查】胸、腹、背、腰、脅起較多水疱，小者如黃豆或蠶豆，大者如二分硬幣。疱壁薄而鬆弛，內含清液，部分破潰後有腥臭味，之後形成紅色濕潤糜爛面，個別形成黃褐色結痂，亦有部分結痂乾痂形成黑褐色色素沉著。患病半年，經山西醫科大學第一附屬醫院活檢，確診為：尋常型天疱瘡。經中西藥治療共花費 5000 元未效，來我所求診。

除上述症狀外，伴有厭食、乏力、消瘦，舌淡，苔白膩，脈虛弦。

【辨證】濕熱交阻，久病傷及氣陰。

【治法】利濕解毒，兼顧扶正。

【方藥】土茯苓 50 克　川芎 10 克　莪朮 10 克　甘草 6 克　女貞子 20 克　旱蓮草 20 克　黃連 6 克　益母草 30 克　丹皮 12 克　生地 12 克　白花蛇舌草 40 克　防風 15 克　荊芥 12 克　白蘚皮 15 克　公英 20 克。

6 劑，水煎服。1 日 1 劑，連服 2 日，停 1 天。

【二診】2008 年 4 月 1 日。

藥後疱內積液減少，破潰後的滲液臭味已輕，精神較前好轉。上方繼服 6 劑，服法同上。

【三診】2008 年 4 月 15 日。

水疱漸少，滲液漸止，結痂漸多。唯舌苔厚膩，口苦。上方加地丁 20 克、虎杖 20 克、赤芍 20 克。繼服 10 劑，服法同前。

【四診】2008 年 4 月 26 日。

全身僅剩左腹部一個水疱，其餘皆變為黑褐色色素沉著，個別結痂，無滲液。為扶助正氣，清除餘邪，在原方基礎上，加黃蓍 15 克、紅景天 15 克。7 劑，隔日 1 劑，水煎服。

【五診】2008 年 5 月 11 日。

水疱全部吸收，未見新生疱瘡，部分色 22 素沉著及結痂處有癢感。上方加生首烏 15 克。15 劑，隔日 1 劑，水煎服。

1 月後，患者告知，結痂已退，僅留色素沉著，未見新生病灶。

【按】天疱瘡乃皮膚頑疾，多由素體心火亢盛，脾胃濕熱蘊蒸，復因外感風熱、濕熱，內外合邪，搏結肌膚，內不得疏泄，外不得宣散而為病。

本病以火毒為主，濕熱、血熱、毒熱均較重，且日久耗氣竭陰，前醫多以苦燥寒涼之藥，多有耗氣傷陰之弊，終成邪未去，而正先傷，病必不癒。余在泄火解毒、清熱涼血、除濕祛風的基礎上，兼顧養陰益氣而冀全功。

第五節　解顱（小兒腦積水）

解顱，是指小兒顱縫逾期不合，反有加寬、開解，頭顱逐漸增大，目珠下垂，猶如落日狀為特徵的一種疾病。

例　趙某某，女，8 歲。1978 年 11 月 3 日初診。

【**病史及檢查**】患兒家境貧寒，雖經某醫院兒科診斷為腦積水，但未予系統治療，致病情漸重。

【**刻診**】頭大如斗，顱縫大開，叩之如破壺聲。眼珠下垂，白多黑少，頸細頭傾，頭皮光急，青筋暴露，身體消瘦，發育不佳，反應遲鈍，智力不足。舌淡，苔白滑，脈沉細而弦。

【**辨證**】先天不足，後天失養，腎虛不能主骨充腦，脾虛不能化氣運水。故顱解難合，顱水難運。

【**治法**】益腎扶脾以利水。

【**方藥**】熟地 12 克　山藥 12 克　山萸肉 12 克　白朮 20 克　人參 4 克　茯苓 15 克　何首烏 15 克　桑椹子 15 克　炙龜板 10 克（先煎）　炙鱉甲 10 克（先煎）　澤瀉 10 克　益母草 15 克　益智仁 10 克　黃耆 15 克　豬苓 6 克　桂枝 3 克　炙草 6 克　懷牛膝 10 克。

5 劑，水煎。1 劑分 4 次服，每日 2 次，2 日服 1 劑。

【**二診**】1978 年 11 月 15 日。

服藥 5 劑後，病情平穩，精神較前微增。唯感手足心熱，口乾，納呆。上方加石斛 10 克、烏梅 10 克、山楂 15 克、地骨皮 12 克。15 劑，水煎，服法同前。

【三診】1978 年 12 月 18 日。

藥後測量頭圍，較初診時縮小 2 公分。食慾增，體重增加 1.5 公斤。精神振，眼神反應較前靈活，家屬大有信心。宗上方加減治療 1 年，共服中藥 120 劑，患兒開始上學。29 年後（2007 年 3 月），患者已 39 歲，因婦科病到我所就診時，才知患者倖存至今，且體力、智力如常人，唯頭顱較正常人偏大。

【按】《證治準繩・幼科》云：「解顱者⋯⋯古人雖有良方，勞而無功也，也不可束手待斃，⋯⋯次第調理，或有可治。若投藥後如故，亦難治矣。」《小兒藥證直訣・解顱》亦云：「解顱者，生下囟門不合也，長必多愁少笑，目白睛多，面色㿠白，肢體消瘦⋯⋯」可見解顱一病是小兒危重證候之一。余宗知難而不辭、辨證論治的原則，進行較長時間的觀察治療，先後治療 3 例，其中兩例療效顯著，另一例因未能堅持來我處診治，失去聯繫。

第六節　癌症

中醫學中「癌」或「岩」通用，是據軀體內或體表發生腫塊，表面高低不平，質地堅硬，宛如岩石而言。早在《內經》就有「腸瘤」「筋溜」「溜」等記載，並認為「已有所結，氣收之，津液留之，邪氣中之，凝結日久易甚，連以聚居」。後世歷代醫籍中有關描述症狀，分析病情，探討病因，闡述病機，確立治則，遣方用藥等等，範疇非常廣泛，內容十分豐富。然而由於舊中國兩千多年封建制

度，閉關自守，不能引進西方先進的醫療設備和理念。因此，較長時間內對癌症的認識水準只限於粗淺的直觀認識和分析推理階段，尤其對內臟腫瘤的定位診斷更差。臨證多以癥瘕、積聚、噎膈、反胃、崩漏、帶下等言之。新中國成立以後，特別是改革開放的 30 年，中醫對癌症的研究有了較大、較快的提高。

目前，現代醫學對癌症尚無理想的治療手段，總以化療、放療、手術治之，但尚不盡如人意。因此求助於中醫中藥者不斷增多。臨證經常接診治療癌症患者，有肝、肺、胃、食道、腎、鼻咽、結腸、直腸、膀胱、子宮、卵巢、唇、皮膚、骨癌，以及白血病等。這些癌症中，有原位，也有轉移；有術前，也有術後；有早期，也有中晚期。

其治療，有初發現只求中醫中藥治療者，大多是已經西醫放、化療後，又要求中醫配合治療。不論何種情況，總是在辨病明確的基礎上，詳盡地辨證論治：

一要定位：辨臟腑、經絡、上下、內外。

二要定性：辨清是陰證還是陽證，在氣分還是在血分，屬虛證還是屬實證。

三要辨脈象，大凡脈呈弦大、滑數者，多屬實證，脈之細、遲、澀、弱者，多屬虛證。

四要辨預後：大凡體虛而脈盛者，多屬正不勝邪，腫瘤發展，預後不佳，反之體不虛而脈緩者，則屬腫瘤穩定，預後良好。

五要辨舌象：大凡舌淡體胖，有齒痕，苔薄者，多屬虛證；舌紅或紫黯，有瘀斑點者，多屬血瘀；舌紅絳、乾

燥，苔老焦者，為熱毒；白苔屬寒，黃苔屬熱，膩滑痰濕，無苔屬氣陰虛等。

在治療上，遵循「正氣存內，邪不可干，邪之所湊，其氣必虛」之醫理。始終本著既扶正，又驅邪的大則。癌症常常發展較快，病情複雜，故在具體的組方選藥上，扶正祛邪搭配之比重上，則既靈活又嚴謹。孰重孰輕，孰多孰少，遣兵點將，把握戰機，掌握分寸，則頗為艱難。只有用藥有時，攻補適當，分量適中，選藥中肯，方能取得較好療效。

根據多年經驗，一要使患者樹立必勝信念，堅持治療，持之以恆；

二要體諒病人，既要用藥，又不要因過多服藥使病人難以承受；

三要充分肯定中藥對改善症狀、減少痛苦、提高患者生活品質、延長患者生存年限確有價值；

四是使用中藥對減少拮抗、放化療毒副作用、提高機體免疫力、提升白血球作用是肯定的。

治癌大法：

一、扶正固本法

不論何種癌症，扶正當屬主法。不同點只在選哪種藥、用多大量以及扶正與驅邪誰先誰後、誰多誰少而已。

常用扶正藥：

1. 補氣：人參、太子參、黨參、黃蓍。

2. 補血：當歸、阿膠、龍眼肉、桑椹子、大棗。

3. 補陰：熟地、首烏、女貞子、龜板、鱉甲。

4. 補陽：附子、巴戟、淫羊藿、鹿茸、蓯蓉、菟絲子。

5. 健脾：山藥、薏仁、扁豆、蓮子、白朮、茯苓。

6. 增液：沙參、麥冬、天冬、石斛、玉竹、元參。

7. 溫胃：砂仁、白蔻、乾薑、草果、丁香、良薑。

二、清血解毒法

用於癌症，鬱熱化火，火毒灼盛，多見病盛發展或合併感染。臨證要辨清病在氣分還是在血分，是火熱還是火毒，只熱還是挾濕，且用量適中，勿使過之，傷其正氣。

常用清熱解毒藥：

1. 清熱瀉火：黃芩、黃連、黃柏、大黃、龍膽草、梔子、蚤休。

2. 清熱解毒：雙花、公英、地丁、野菊花、連翹、敗醬草、魚腥草、板藍根、山豆根、白花蛇舌草、半枝蓮、龍葵、蛇莓。

3. 清熱涼血：水牛角、丹皮、生地、紫草、赤芍、元參、竹葉、藕節、馬勃、大小薊。

4. 清利濕熱：澤瀉、豬苓、薏仁、滑石、通草、萆薢、赤小豆、蘆根、茅根。

三、化痰散結法

痰濁凝聚是形成腫瘤的主要病因之一。痰濁之凝聚原因頗多，上焦之肺，中焦之脾，下焦之腎以及總領氣化之

三焦都關切，以及因寒、因熱、因氣、因瘀、因虛皆有之。此不贅述。

常用化痰散結藥：天南星、膽南星、半夏、川貝、浙貝、土貝、瓜蔞、山慈菇、白芥子、皂刺、皂莢、海浮石、海蛤殼、生牡蠣、貓爪草、黃藥子、海藻、昆布、青礞石。

四、行氣通絡法

氣化是人體血液、水液、水穀等一切運化的總動力，氣行則諸行，氣滯則諸停。一旦氣化不暢，便是痰結、濕聚、血瘀、食積、熱鬱的根本。因此，治療癌症之行氣通絡法是必不可少的。

常用行氣通絡藥：香附、青皮、陳皮、鬱金、佛手、橘葉、柴胡、川楝子、橘核、荔核、橘絡、絲瓜絡、路路通、王不留行、沉香、降香、檀香、漏蘆、木香。

五、活血化瘀法

腫瘤之所以形成，血瘀是一主要病機，大凡結聚之有形，疼痛之固定，肌膚之甲錯，舌質之瘀黯皆是也。

常用活血化瘀藥：當歸、川芎、赤芍、丹參、桃仁、紅花、蒲黃、靈脂、三棱、莪朮、雞血藤、乳香、沒藥、水蛭、虻蟲、地鱉、甲珠、血竭、石見穿。蟲類抗癌藥有：守宮、全蠍、乾蟾皮、烏梢蛇、白花蛇等。

凡此種種治癌之大法不過如此。治癌之藥品僅屬舉例，臨證當辨證配方，對證選藥。既要注意病重輕藥，藥

不達病所之忌，又要注意過多過量用藥，損傷正氣。臨床體會，補藥過多、過量使用，既有扶正的正面作用，也有助邪的反面作用，從而使腫瘤發展、擴散；活血化瘀藥過多過量使用，既有化積消堅之正面作用，也有促進腫瘤轉移的反面作用。因此，一定要準確配伍，適量使用，把握分寸，合理用藥，揚利除弊，發揮較好的療效。

典型病例

例1 張某某，男，67 歲，忻州市搬運公司工人，家住匡村。1996 年 10 月 8 日初診。

2 個月前，患者經山西省腫瘤醫院診斷為右肺支氣管癌，因患者不願接受放療、化療，特求余治療。

【辨證】看 X 光片右肺中葉，靠近肺門有一腫塊為 4.8 公分×3.8 公分大小。不停咳嗽，咯白黏沫狀痰較多，痰中夾暗紅色血。右胸背痛困不適，杵狀指，雖體弱倦怠，尚可勉強騎自行車前來就診。伴納呆，嘴乾苦，舌暗紅，苔薄白而少，脈虛弱數。

【辨證】氣陰兩虛，痰瘀阻肺，毒熱不甚。

【治法】氣陰雙補，清熱解毒，止咳化痰。

【處方】人參 4 克　白朮 10 克　黃蓍 10 克　麥冬 10 克　沙參 12 克　天冬 6 克　土貝母 15 克　半夏 12 克　蚤休 12 克　三七參（沖）1 克　瓜蔞 15 克　茯苓 10 克　守宮 4 克　白花蛇舌草 30 克　半枝蓮 20 克　生薏仁 30 克　冬瓜仁 10 克　阿膠珠 10 克　桔梗 15 克　僵蠶 10 克　杷葉 15 克　炙草 5 克。

水煎服，1 日 1 劑，分早、午、晚三服。以後在此方基礎上，隨症加減。先後每日 1 劑、隔日 1 劑、1 週 2 劑、1 週 1 劑。在兩年內共服 300 餘劑。曾在治療 1 年後，拍 X 光胸片，右肺腫瘤已縮小為 2.0 公分×1.3 公分大小，經查未發現轉移病灶。後服藥至兩年半，自行停藥。5 年後隨訪，患者已於 2002 年因腫瘤腦轉移而死亡。

例2　張某某，男，41 歲。忻州大南宋村人。1997 年 6 月 10 日初診。患者已經山西省腫瘤醫院診斷為肺癌，並腦轉移 1 年，曾經放療、化療，病情較穩定。因其舅父與我同鄉故引薦接診治療。

【刻診】精神、營養一般，看 CT 片、X 光片：右肺腫瘤 4.6 公分× 3.8 公分大小。頭顱 CT 右側腦室前方腫瘤 3.6 公分× 2.9 公分大小。患者無明顯肺部症狀，唯間有頭痛，微噁心，精神不振，健忘，有一過性意識障礙。舌質暗，有小瘀點，舌苔白膩，中心有小剝脫點片，脈沉弱澀。

【辨證】氣陰不足，痰瘀阻絡。

【治法】扶正消瘤，化痰祛瘀（因患者不願服湯藥，故改為丸劑）。

【處方】西洋參 20 克　首烏 50 克　桑椹子 50 克　天麻 50 克　酒芎 50 克　僵蠶 50 克　守宮 10 克　全蠍 10 克　白蒺藜 50 克　海浮石 50 克　半夏 50 克　山慈姑 50 克　膽南星 30 克　天竹黃 25 克　蜈蚣 10 條　地龍 30 克　海藻（另）50 克　土茯苓（另）50 克　夏枯草（另）300 克　夜明砂 50 克。

【製法】方中三味另包藥，共水煎 3 次，每次 30 分鐘，去渣，合汁再入鍋濃縮至稠糊狀。其餘 17 味藥，共研為細末，最後將藥糊倒入藥粉中攪拌均勻，曬乾，煉蜜為 10 克丸，每日早晚各服 1 丸。

照此方法先後共診 5 次，製作 5 料丸藥，堅持服藥兩年。兩年後隨訪，患者精神、食慾好，頭痛、噁心消失，唯記憶還差，偶有外出較遠迷失方向現象，但稍稍調息，可以自作調整。以後 8 年多間，家屬前來配過兩次藥，後停藥不治。10 年後隨訪，患者健在，仍可堅持修理汽車工作。

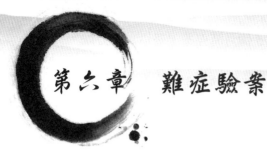

第六章　難症驗案

第一節　滑胎（習慣性流產）

一、肝腎虧虛，衝任不調

治宜補虛為主。最多見的是習慣性流產。

【自擬方】

當歸 10 克　川芎 6 克　白芍 12 克　熟地 12 克　菟絲子 15 克　桑寄生 15 克　川斷 15 克　焦杜仲 12 克　阿膠 10 克　鹿角膠 6 克　苧麻根 15 克　黃蓍 15 克　焦艾 10 克　白朮 10 克　黃芩 10 克　炙草 6 克。

【用法】水煎服。出血時每日 1 劑；止血後兩日 1 劑。服藥時間超過上次流產時限半月以上。

例　張某某，女，29 歲。山西省奇村幹部療養院職工。1996 年 4 月 1 日初診。

【病史及檢查】患者連續流產 5 胎，分別在妊娠 2 個月至 4 個月。今屬第 6 次妊娠，40 餘天。見陰道少量出血兩天，腰困，腹不痛。要求服藥保胎。

照上方服藥 5 劑後，止血。

【二診】上方加減兩日 1 劑，並囑慎勞，臥床靜養，禁房事，直至妊娠 5 個月時停藥。終以足月分娩一男嬰。

二、衝任鬱火，火熱傷胎

治宜育陰清熱為主。此類流產多屬過期流產（胎死腹中）。

【自擬方】

黃芩 15 克　白朮 10 克　阿膠 10 克（兌）　龜膠 6 克（兌）　黃連 5 克　烏梅 10 克　女貞子 15 克　旱蓮草 15 克　白芍 12 克　生地 12 克　焦杜仲 10 克　甘草 5 克　苧麻根 15 克　雞子黃 1 枚（沖）。

【用法】水煎服。開始每日 1 劑；待陰虛火旺症狀緩解後，兩日 1 劑；最後階段，服 1 劑，間歇 1 天。直到上次死胎後 1 月以上。並囑忌辛熱食物，靜心安養。

例　賀某某，女，30 歲。2004 年 10 月 5 日初診。忻州市中醫院職工。

【病史及檢查】結婚 5 年，曾妊娠 2 胎，一胎為妊娠 4 月、一胎為妊娠 3 月，皆為胎死腹中過期流產。1 年半後，妊娠第 3 胎兩月時，要求服藥保胎。症狀有心煩，失眠，口苦，咽乾，身內熱，手足心發燒。脈細數，舌質紅，少苔。

按上方先投每日 1 劑，連服 7 劑。後隔日 1 劑，服至妊娠 5 月。後每週服上方 2 劑，持續 1 月，上症皆消。足月生一女嬰。

三、胞脈瘀阻，新血不能養胎

治宜祛瘀生新安胎。多見於先兆流產或個別難免流產。遵王清任少腹逐瘀湯——「種子安胎第一方」之意。

【處方】當歸 12 克　川芎 6 克　赤芍 12 克　五靈脂 10 克（包）　蒲黃 10 克（包）　沒藥 9 克　白芍 15 克　杜仲 15 克　川斷 15 克　阿膠珠 10 克　炙草 6 克。

【用法】每日 1 劑。血止後，每日半劑。直至服藥到症狀消失。

【說明】此法臨床應用需嚴格辨證，謹慎投方，確屬瘀阻胞宮者方可使用。

例　付某某，女，35 歲。1984 年 6 月 8 日初診。忻州紡織廠職工。

【病史及檢查】患者已妊育一男孩 8 歲，第 2 胎妊娠 2 個半月，見腹痛，腰困墜，下血，色暗夾瘀塊。脈澀。患者要求中藥治療。

【辨證】屬於瘀血阻胞，新血不能養胎。

【治法】用上方，3 劑後出血減少，腹痛減輕。二診又以此方加減，再服 3 劑後，出血止，其他症狀均消失，超聲檢查：胎兒發育正常，胎心搏動良好。之後再以此方加減 3 劑，每日半劑，停藥。後足月生一健康女嬰。

第二節　女子不孕

女子不孕一般來說為難治病。但有時亦有浮鼓相應之

效。臨床以虛實兩型多見，虛者腎虛，實者血瘀。

例1 劉某某，女，38 歲。52941 部隊家屬。1974 年 10 月 15 日初診。

【病史及檢查】患者於 13 年前順產一胎。女嬰。近 10 餘年月經後期，伴有痛經，經行不暢，夾有瘀塊，色暗，舌暗，脈沉澀。一直欲孕 2 胎，經中西醫多方醫治不效。

【辨證】胞宮寒瘀，阻滯衝任，不能受孕。

【方藥】自擬方：當歸 12 克　川芎 6 克　赤芍 12 克　熟地 12 克　香附 12 克　烏藥 10 克　紅花 9 克　沒藥 8 克　元胡 10 克　靈脂 10 克（包）　蒲黃 10 克（包）　川椒 6 克　炮薑 6 克　炙草 6 克。

【用法】水煎服。經前 7 天內，隔日 1 劑，經期每日 1 劑，共計 6 劑。連服兩個月經週期後，經檢查已懷孕。

【按】本案例為血瘀寒凝繼發不孕。他醫多以補益為主，選五子衍宗丸、定坤丹治療未效。察此例證候有痛經、瘀塊、色暗黑、脈沉澀等由瘀血、寒凝阻礙胞絡而致，用此方意欲溫通胞宮，除瘀通絡。一月痛經止，二月宮暖絡通，故而受孕。

例2 張某某，女，28 歲。山西省原平市閆莊村人。2003 年 5 月 10 日初診。

【病史及檢查】素體虛弱，月經 20 歲初潮。食少，體瘦，形寒怕冷，月事或 3 月一至，或半年一行，色淡量少。婚後 6 年未孕（已排除丈夫因素），欲調經求嗣。經超音波提示：子宮偏小，4 公分×3 公分。查抗子宮內膜

抗體、抗精子抗體均為陽性。此乃肝腎虧虛，氣血不足，衝任虛寒不能受孕。

【自擬方】當歸 12 克　川芎 6 克　白芍 10 克　熟地 12 克　黃蓍 15 克　人參 5 克　菟絲子 12 克　韭子 10 克　覆盆子 10 克　枸杞子 10 克　五味子 10 克　女貞子 10 克　車前子 10 克（包）　沙苑子 10 克　川斷 12 克　焦杜仲 12 克　益母草 20 克　紫河車（膠囊）6 克（另吞）　炙草 10 克。

【用法】水煎服。每月經前半月隔日 1 劑，連服 7 劑。上方連續治療 3 個月後，月經的期、量、色、質皆有改善。患者食慾增，體重加，面色紅潤。超音波復查：子宮增大為 5 公分×4 公分。化驗復查：抗子宮內膜抗體、抗精子抗體，皆轉為陰性。後將上方改製蜜丸，每丸 10 克，每日 2 次，早晚服。連服 3 個月時經查已孕。

【按】本案例為腎虛不孕。由於患者先天不足，後天失養所致。對於此類患者，在辨證準確的情況下，需要堅持治療，持久服藥。在全身陰陽氣血漸盛，子宮內環境改變，方能緩慢奏效。即所謂「補不求速效」之意。

第三節　漏下（陰道出血）

婦人崩漏為婦科常見病，有易治者，有難醫者。急則塞其流，緩則澄其源，止後復其舊，此乃治療原則。從病機論之，熱者宜清，虛者宜補，瘀者宜消，此乃治療之常法。

例 李某，女，26 歲。未婚。山西省忻州陶瓷廠工人。2006 年 7 月 3 日初診。

【病史及檢查】淋漓漏下持續 3 年，經中西醫多方醫治不效。下血暗淡，腰腹無苦，面色黃白，形體瘦弱，四肢不溫，形寒怕冷。舌淡，苔薄白，脈沉細遲弱。

【辨證】脾胃虛寒，血海不固。

【方藥】先以歸脾、膠艾四物合方治療無效，改用黃土湯加味。

炙草 10 克　製附子 10 克　焦白朮 15 克　鹿角膠 10 克人參 6 克　阿膠珠 10 克　白及 15 克　赤石脂 10 克破故紙 10 克　黃芩 10 克　生地 10 克　伏龍肝（如拳頭大 1 塊）。

【用法】先將伏龍肝 1 塊，以水沖開，攪混，待泥土沉下，將上面清水倒出，煎煮中藥。每日 1 劑，分 3 次服，服藥 5 劑。出血明顯減少，只是在排便時可見少量點滴出血。再以上方服 5 劑，隔日 1 劑，出血盡止。且面有紅色，食慾增加。三診再投此方 5 劑，兩日 1 劑，間隔 1 天服，以善其後。

血止 1 年後，上症復發，淋漓漏下已半月，仍服此方 5 劑後痊癒。至今未發。

【按】黃土湯按傳統思路多用於脾胃虛寒之便血，用此方治療崩漏者較少報導。筆者總結他人和自己用常規方藥治療無效的情況下，經辨證，雖出血部位不同，但病機、病因相似，故以此方治療取效。體現了中醫學異病同治的特色優勢。

第四節　經閉

一、子宮發育不良繼發經閉

例　趙某某，女，19 歲。保德縣橋頭鎮人。2007 年 5 月 3 日初診。

【病史與檢查】體質瘦弱，月經 16 歲初潮，經量偏少，2 至 3 月一行。近 7 個月經水未潮（末次月經時間 2006 年 9 月 30 日）。舌淡紅，苔薄白，脈沉弱。查體：外陰發育一般。超音波：子宮發育偏小（4.5 公分× 2.8 公分）。

【辨證】先天腎氣不足。

【治則】補益腎氣，調理衝任。

【方藥】四物湯加減。

當歸 12 克　白芍 12 克　熟地 12 克　枸杞子 12 克 五味子 12 克　女貞子 12 克　菟絲子 15 克　山萸肉 15 克 何首烏 15 克　覆盆子 12 克　肉蓯蓉 12 克　紫河車粉 3 克（裝入膠囊吞服）淫羊藿 12 克　白朮 10 克　山藥 12 克　黃蓍 15 克　鹿角片 10 克　炙草 5 克。

隔日 1 劑，水煎服。

【二診】2007 年 7 月 26 日。間服上方 20 劑後，月經來潮，但經期短，經量偏少。上方加川芎 6 克、川牛膝 10 克、益母草 15 克、桃仁 6 克。服藥至 40 劑後，月經按月而至，經期 4 天，經量尚可。

【按】該患者年僅 19 歲，初潮年齡偏晚，子宮小於

常人，月經近 7 月不行，足以說明該女子腎氣不足。在囑其加強營養的前提下，服用上方 40 餘劑，月經按時而至，且經期、經量亦恢復正常。超音波復查子宮大小為 5 公分×3.5 公分。

方中先後天同補，取後天養先天之意，從而使腎陰得充，腎陽萌生。故使任脈通，衝脈盛，月事以時下。又加川芎、川牛膝、桃仁、益母草以引通經脈。這種先補後通的原則，是余治療此類閉經的特色。

二、卵巢早衰閉經

例　潘某某，女，40 歲。有一子。太原市自創信託投資公司職工。2006 年 3 月 10 日初診。

【病史與檢查】40 歲前月經正常，從 40 歲開始，月經逐漸後延，經量減少，今已 8 個月不行。伴有烘熱，汗出，五心煩熱，陰中乾澀，面部色暗，兩顴黃褐斑明顯，咽乾舌燥。舌質紅，苔少，脈細數。超音波提示：子宮附件未見異常。

【辨證】肝腎陰虛。

【治則】滋補肝腎。

【方藥】滋更湯（自創方）。

熟地 15 克　生地 10 克　天冬 9 克　麥冬 12 克　太子參 15 克　當歸 10 克　白芍 15 克　生龍骨 30 克　煆牡蠣 20 克　女貞子 20 克　旱蓮草 20 克　菟絲子 20 克　淫羊藿 15 克　枸杞子 15 克　龜膠 5 克　鹿角膠 5 克　炙草 5 克。

10 劑，水煎服，1 日 1 劑。連服 2 劑，隔 1 天繼服。

【二診】2006 年 3 月 28 日。服上藥 10 劑，月經未至，但烘熱汗出、五心煩熱減輕，陰中乾澀、咽乾舌燥仍存。上方加元參 10 克、玉竹 15 克、澤蘭葉 20 克、川牛膝 15 克，繼服 10 劑。服法同前。

【三診】2006 年 4 月 30 日。服上藥後，月經已至，伴有症狀皆減。囑其按上診方隔日服 1 劑，再服 10 劑後，患者電話告知月經按時而至，但經量稍少，經期 3 天。囑其每月經後服上方 5 劑，連服 3 月，以鞏固療效。

【按】本案例為卵巢早衰閉經。從臨床伴隨兼症分析，陰血虧虛，虛火內生，加之身居要職，終日忙碌，身心俱疲，日久耗傷陰血，肝腎受損，血海空虛，月經不行。故治療以滋陰養血為主。陰血得充，衝任得養，經血自通。

辨治體會

1. 治療原則

(1) 補腎以治本。腎虛是閉經的基本病機，不論是原發還是繼發，多以腎虛為本。故補腎為基本大法。然腎虛又有腎陰虛、腎陽虛之分，故臨床治療上，一定要掌握以陰虛為主還是以陽虛為主，陰虛兼否火旺、兼否血燥。陰虛者補腎陰，陽虛者助腎陽；陰虛火旺者滋陰降火，陰虛血燥者滋陰潤燥。

(2) 活血以引經。閉經之證，不論原發還是繼發、屬虛屬實，其治療目的是引經來潮，故引經治療是一要素。

然經閉之治，虛者補之，實者瀉之，燥者潤之，寒者溫之，瘀者化之，皆治本之法。諸法之中，活血引經最為主要。

故不論辨證為何種證型，凡閉經之證，方中必加引經藥。如當歸、川芎、赤芍、桃紅、紅花、益母草、川牛膝、雞血藤、澤蘭葉等。

2. 選方特色

閉經一證，不論是中醫婦科的教科書，還是中醫專科專病叢書，諸多醫家辨證分型不統一，用方靈活性太大。我的選方特點是：

(1) 初潮年齡偏晚的閉經者，偏於補益腎氣，多選四物湯合二仙湯、五子衍宗丸加減。

(2) 卵巢功能早衰的閉經者，偏於滋肝腎。陰虛者多見 30 歲左右的婦女，多選左歸飲加減。

(3) 陰虛火旺者，多見於 40 歲左右的婦女，多選知柏地黃湯加減；偏於腎陰腎陽兩虛者，多見絕經前後年齡的婦女，多選自擬滋更湯加減。

(4) 肝鬱型閉經，多有較大的精神創傷或長期的情緒抑鬱引發。多選逍遙、四逆加味。

(5)肥胖型閉經，多係痰濕阻滯，多選蒼附導痰湯加減。

(6)人流術後閉經，多有產時出血或人流診刮過度，子宮內膜基底受損所致。多選二仙、五子衍宗湯丸加紫河車、肉蓯蓉、鹿角片等。

第五節　胃結石

例　鄭某某，男，36 歲。山西省忻州市氣象局職工。2006 年 6 月 15 日初診。

【病史及檢查】10 天前，食用大柿子兩個後又吃紅薯 1 塊，飯後又飲用開水 1 杯。漸覺胃痞脹不適，用手摸之，上腹部可觸一塊狀物。經西醫行上消化道造影檢查，確診為：胃內結石（9 公分×8 公分），建議手術治療。患者不願手術，前來我處求助中醫治療。

在本所超音波定位下，先行皮膚常規消毒，並以手固定其結石，用長針灸針（12 公分）刺入，從上下左右方向對結石進行多方位穿刺，每日 1 次，連續 5 天。同時配合中西藥治療。中藥方為：

萊菔子 30 克　雞內金 20 克　炒二芽各 30 克　枳實 20 克　厚朴 15 克　莪朮 10 克　大黃 10 克（後下）　元明粉 8 克（兌）。

水煎服，每日 1 劑，分上下午兩次飯前服，連服 3 劑。

西藥為：蘇打片（碳酸氫鈉）10 片，每日 3 次，連服 3 天。

【二診】2006 年 6 月 20 日。

患者按上法連續治療 3 天後，自覺胃中已舒適，行超音波復查，胃中結石已消失。

【按】柿子內含大量鞣酸，並與紅薯、胃酸融合，復

飲熱水，極易凝成結石。因結石較大，單用西藥或單用中藥難以奏效，故先以針穿孔刺碎，繼服中藥消食導滯之劑，以消其積。又用蘇打以鹼制酸，化其積。可謂中、西、針、藥並用，共奏其效。經檢索，此法在治療本病的文獻中尚屬首例。該法安全、廉價、收效迅速，因治療案例局限，僅供同道參考。

第六節　肺癰（肺膿瘍）

例　薛某，女，54 歲。靜樂康家會人。

【病史及檢查】患者因肺膿瘍（左）住市、省醫院治療 40 天效不明顯。住院期間求餘治療。刻診：T39℃，寒戰，左胸脅疼痛，咯膿臭痰，伴心煩、噁心、舌紅苔黃膩，脈滑數。

【辨證】邪鬱少陽，肺熱壅盛，毒熱成癰。

【治則】疏解少陽，清肺解毒，扶正排膿。

【方藥】

柴胡 18 克　黃芩 4 克　太子參 15 克　甘草 10 克葦莖 50 克　瓜蔞 15 克　浙貝 15 克　生薏仁 30 克　冬瓜仁 20 克　桃仁 5 克　紅藤 30 克　敗醬草 30 克　雙花 15克　連翹 15 克　葶藶子 10 克。

七劑，水煎服，日 1 劑，分 3 次服。

【二診】藥後熱煩輕，體溫降至 3 8. 2℃，餘症同上。左脅叩診似為濁者。上方加甲珠 10 克，皂刺 15 克，以圖穿膿透濁，引邪外出。

【三診】服上方 5 劑後，從左第五、六肋間自潰一口，其膿如注，當晚脈靜身涼，諸症漸失。

【四診】上方減去甲珠、皂刺、葶藶子，加黃蓍 30克、桔梗 15 克、枳殼 15 克，沙參 20 克，15 劑，水煎兩日一劑，分四次服。後潰口自癒，超音波復查，胸腔膿液消失，隨即出院返鄉。

【按】本案例遵扶正驅邪，給邪出路的辨治思路，獲胸外科專家驚歎。

第七節　紫癜（過敏性紫癜）

例　趙某某，女，16 歲，2003 年 4 月 15 日初診。

【病史與檢查】因倦怠乏力、厭食，到某三級乙等醫院內科就診時，被該醫院門診醫生發現患者雙下肢伸側有瘀斑，經化驗血小板計數、出血時間、凝血時間未見異常，確診為過敏性紫癜。經服苯海拉明、靜注 10%葡萄糖酸鈣治療 10 天未效，轉求中醫治療。

【症見】神志清楚，精神抑鬱。

【自訴】心煩易怒，發病前有感冒病史。

【問診】知其無腹痛、無血尿和血便，且口乾口苦，大便乾。

【查體】雙下肢伸側可見對稱性丘疹樣紫癜，尚未成片。舌質紅而乾，苔薄黃，脈沉數。

【辨證】血熱妄行。

【治則】清營透熱，祛風涼血。

【方藥】黃芩清營湯加味（自創方）。

黃芩 15 克　犀角（可用水牛角 9 克代替）2 克　生地黃 12 克　赤芍藥 12 克　丹皮 10 克　黃連 9 克　銀花 15 克　連翹 15 克　元參 15 克　竹葉 10 克　麥冬 10 克　柴胡 10 克　太子參 12 克　甘草 6 克。

水煎服，1 日 1 劑，連服兩天，停 1 天。

【二診】2003 年 4 月 25 日。服上藥 7 劑後，煩躁減，大便通，失眠輕，紫癜似有退之跡象。上方加蟬蛻 6 克、紫草 10 克。繼服藥 8 劑後三診，雙下肢出血點明顯減少，且精神佳，飲食增。加減服藥至 20 劑後，於 5 月 8 日復診，雙下肢皮下出血點全部消失。半年後電話隨訪，未見復發。1 年後，因其他病就診時順訪，未復發。

辨治體會

本病多發於青少年，尤以少年最多。由於年少氣（陽氣）盛，正氣未傷，臨床最多見熱傷血絡型。

臨床上，中醫治療該病，多按溫病的衛氣營血辨證，以熱傷血絡論治，用清營湯治療。取葉天士「入營尤可透熱轉氣」之意。此乃治療常法。然經透熱轉氣治療，病邪從營分到氣分後，仍需給病邪以出路。因此，透熱轉氣不僅僅是透營分之熱轉入氣分而解，還應包括透在裏之邪從表而解。基於以上認識，在清營湯中加入黃芩，意使半裏之邪在氣分而清，加入柴胡，意使半表之邪從外而宣。加入太子參，益氣扶正，使邪去正安。以上三味中藥與清營湯組方，既有透營分之熱轉入氣分的作用，又具透氣分之

熱從表而解的作用。這種組方的整體性、治療的連貫性、辨證的融合性，是本方的一大特點。

從本方的首選藥物看，重用黃芩，取其抗過敏、抗菌作用；重用柴胡及其他清熱解毒藥，取其抗炎、抗病毒作用；加蟬蛻、紫草取其抗過敏和減少血管通透性的作用。因為細菌病毒感染是引起過敏性紫癜的主要過敏源，所以清除感染病灶，仍是治療過敏性紫癜的關鍵所在。

從臨床療效分析，皮膚型治療效果好，而關節型次之，腹型和腎型治療較難。從臨床分佈看，皮膚型最多，腎型較少。從服藥療程看，服藥至 3 個療程，效果最好。從中西藥並用上看，停用西藥，單服中藥亦可治癒本病。經 20 年臨床觀察，用黃芩清營湯加減治療本病 300 餘例，有遠期療效好、副作用小的優勢。論文已在《中醫藥導報》發表。

第八節　白疕（銀屑病）

本病為皮膚病中的難治病，臨床較為多見。給患者帶來心身上極大的痛苦。該病急性期和早期者治癒的機率較高，慢性和年久者較難治。尋常型有一定的療效，特殊型療效較差。此選兩例介紹如下，僅供參考：

例 1　邢某某，男，27 歲。山西省忻州市雙堡村人。1970 年 3 月 5 日初診。

【病史及檢查】患者勞動中汗出當風，次日全身泛發大小不等的紅斑，上附皮屑，瘙癢難甚，夜不成眠。搔後

脫屑，基底有篩狀出血點。伴口乾渴，便秘，尿黃。舌質紅絳，苔薄白，脈浮數。

【辨證】風熱鬱表，邪熱入營。

【治則】疏風清熱，活血涼營。

【處方】金銀花 30 克　連翹 15 克　荊芥 15 克　防風 15 克　生槐花 30 克　白茅根 30 克　生地 15 克　水牛角 15 克　元參 15 克　麥冬 12 克　黃芩 15 克　當歸 10 克　川芎 9 克　赤芍 12 克　甘草 6 克。

水煎服。每日 1 劑，連服 5 劑。

【二診】1970 年 3 月 11 日。

服上藥 5 劑後，全身銀屑盡退，囑患者繼服 5 劑。兩日 1 劑，鞏固療效，至今 38 年未犯。

【按】患者勞累汗出，衛氣不固，風熱乘虛直中營分，發為此病。治療在疏散風熱的同時，清營涼血，透熱轉氣。因患者年輕體壯，故一診而癒，38 年未犯。然在余一生行醫過程中，徹底治癒的銀屑病患者，僅此一例，不足以論，僅供參考。

例2　鄭某某，女，45 歲。山西省忻州市交通局家屬。2005 年 4 月 13 日初診。

【病史及檢查】患者素體健康，患銀屑病 3 年。雖經多方醫療，終難痊癒。近兩月因食螃蟹後誘發加重。視其頭部，白屑結痂，周邊皮膚發紅，四肢軀幹點片大小不等的白色鱗屑、皮膚周邊發紅，搔去結痂，呈基底篩狀出血點。瘙癢甚，心煩，尿赤，便秘。舌紅，苔薄黃膩，脈滑數。

【辨證】濕熱壅結，日久傷正，血虛生燥。

【治法】涼血解毒，扶正潤燥，除濕通絡。

【方藥】自擬方。

青黛 10 克　人工牛黃 5 克　元參 20 克　水牛角 15 克　赤芍 20 克　土茯苓 30 克　苦參 15 克　白蘚皮 25 克　甲珠 20 克　水蛭 5 克　烏梢蛇 20 克　蛇蛻 6 克　全蠍 15 克　蜈蚣 7 條　白朮 15 克　何首烏 20 克　太子參 15 克　威靈仙 15 克　露蜂房 6 克　甘草 6 克　藏紅花 4 克。

諸藥共研細末，煉蜜作丸 60 粒，每日早晚各服 1 丸。

【二診】服藥 1 月後，全身銀屑消退 80% 以上，瘙癢輕微。患者對療效很滿意，要求再服。遵上方再服 1 月，全身銀屑退盡。並囑其忌食辛辣、海味、發物，減輕工作壓力，調節情緒。並囑每年春季再用同樣方法服用上方，至今 3 年未犯。

辨治體會

用藥特色，要圍繞毒、血、風、燥四方面辨治。

1. **解毒**。本病可因病毒和細菌因素引發，故解毒就是祛邪，包括清解熱毒、驅除濕毒兩個方面。熱毒在氣分，濕毒在臟腑。清熱毒可選黃連、水牛角、生槐花等；解濕毒可選土茯苓、白花蛇舌草、薏苡仁、黃柏類。

2. **涼血**。涼血即清血中之毒，如生地、赤芍、紫草、丹皮，此乃針對血熱所致。

3. **活血**。活血即針對慢性病程而言。此類病人，皮損紫暗，鱗屑較厚，肌膚甲錯，透過活血化瘀，可提高血

管通透性，改善微循環，有利於表皮組織恢復。如桃紅四物湯。

4. **潤燥**。中醫認為，因為有癢，所以有風，因為皮損角化，所以有燥。故養血祛風潤燥多選首烏四物湯、沙參麥冬湯等方。

5. **搜風**。本病頑固難癒，日久邪毒深入肌膚腠理，難散難除。臨床應用蟲類藥，可利用善行走竄之力，入絡剔毒搜風。如全蠍、烏梢蛇、露蜂房等。

6. **補氣養血**。此病日久多虛，在潤燥的基礎上，要注意補氣養血。可選黃耆、太子參、何首烏、烏梅等藥。

第九節　膈證（胃食管返流病）

胃食管返流病，是一種常見的慢性病，臨證較為多見，治療較為棘手。目前最理想的治療，還是由中醫辨證施治來改善胃和食管的動力。

臨床大致可分肝胃不和，選用四逆散合小半夏湯；肝胃鬱熱者，選用丹梔逍遙散加減；痰氣交阻者，選用啟膈散加味；脾胃虛寒者，選香砂六君子湯加味；氣虛血瘀者，選四君子合丹參飲加減。

然臨證最常見的證型是肝胃失調，虛實並見，寒熱互結，升降失司。

例1　王某某，女，39 歲。定襄縣宏道人。2002 年 3 月 6 日初診。

【病史與檢查】患者胃疼 10 餘年，形體瘦弱，雖經

中西醫多方醫治，時輕時重，終未痊癒。近一月，因家事不和，復感寒涼而加重。現症：胃脘痞滿，食後劍突下有燒灼疼痛感，伴泛酸，噯氣，甚者上逆至咽喉，納少。局部喜溫、喜按。舌質暗淡，舌苔白黃滑膩。二便正常。脈虛中兼滯，左關為弦，右關無力。胃鏡診斷：胃食管返流病。HP(+)。

【辨證】肝胃不和，虛實夾雜，寒熱互見，升降失司。

【治則】補脾舒肝，升清降濁，寒熱並用，辛開苦降。

【方藥】自擬方。

黨參 10 克　白朮 15 克　茯苓 10 克　炙甘草 6 克柴胡 15 克　白芍 15 克　香附 10 克　枳殼 15 克　陳皮 10 克　鬱金 15 克　厚朴 12 克　黃連 6 克　半夏 10 克黃芩 10 克　吳萸 6 克　佛手 15 克　甘松 12 克　荷葉 15克　白花蛇舌草 30 克。

10 劑，水煎服。每日 1 劑，分早晚服，連服兩劑，停 1 天。

【二診】2002 年 3 月 22 日。

服上藥後，食慾增，灼痛輕，泛酸、噯氣少，痞滿減。白黃滑膩苔較前淺淡。守上方 15 劑，隔日 1 劑。

【三診】2002 年 4 月 25 日。

服上藥後，食慾增，體重增加 1 公斤。灼痛止，滑膩苔已退。偶爾在飽食和受冷後仍見痞滿、泛酸諸症。囑其按上方 5 倍量，水泛為丸，每日 3 次，每次 10 克，以善其後。

辨治體會

我認為：返流者上逆也，脾虛，肝鬱，積滯，升降失調，寒熱互結，腑氣不通，凡此種種皆令胃氣不和，不和則上逆。

1. 逆者必虛，無虛不逆。

臨證不論虛、實、寒、熱，凡見氣逆沖上者，必有不同程度之正虛。故在辨證選方時適當選加參、朮、蓍類藥。以達「正旺則逆自平」之意。

2. 胃氣上逆者，木不疏土也。

舒肝意在解鬱開膈。故在選法立方時擇加柴胡、白芍、川楝、防風類藥。以達「木疏土自和」之意。

3. 逆者多積。「消積胃自和」。

故在治逆方中，擇選平胃、二芽、神麴、山楂、內金之品，以消積導滯。

4. 升降並用為治逆之原則。

我認為：左右者出入之道路也（肝左升出，肺右降入），中焦者，升降之樞機也（脾主升清，胃主降濁）。凡治逆者必升降相伍，如枳殼配桔梗、牛膝配柴胡、赭石配黃蓍、半夏配葛根、柿蒂配荷葉等比比皆是。體現了《內經》「升降相因，高下相召」之哲理。

5. 寒熱並用，辛開苦降。

是治逆治痞之常法。諸如黃連配乾薑、附子配大黃、黃連配吳萸等，皆可開痞降逆。

6. 通腑降逆亦係常法。

經曰：「六腑者傳化物而不藏」。後人云：「六腑以通為用」「治腑病以通為補」。故臨證常選大黃、元明粉、萊菔子等以達通腑降逆之功。

第十節　腹脹（腸脹氣）

例　馮某某，女，36 歲。忻州市奇村人。2006 年 5 月 12 日初診。

【病史與檢查】腹脹多年，間斷發作。曾服中藥治療好轉。近 1 週又復發。檢查：腹部膨脹，俯仰困難，叩之如鼓，壓之左下腹微痛。聽診：腸鳴漉漉有聲。自訴矢氣較少，便後腹脹不減，伴胸脘部脹悶，少食。舌淡暗，苔白滑，脈虛弦。

【辨證】脾虛氣滯。

【治則】健脾行氣。

【方藥】助氣丸加減《醫宗金鑒》。

白朮 60 克　烏藥 10 克　木香 6 克　陳皮 10 克　厚朴 10 克　枳殼 10 克　檳榔 10 克　大腹皮 30 克　三棱 10 克　莪朮 10 克　青皮 10 克　烏梅 6 克　玫瑰花 5 克炙草 5 克。

【二診】2006 年 5 月 16 日。服上方 5 劑，矢氣增，大便日行 2 次，腹脹消，脘部脹悶減，納食同前。效不更方，緩治為宜，囑其按原方 1 週 2 劑，連服 2 週。

【三診】2006 年 6 月 10 日。腹脹全消，脘脹止，飲食增。選溫補調中湯治本：

人參 4 克　白朮 15 克　木香 6 克　藿香 10 克　茯苓 12 克　砂仁（後下）8 克　乾薑 8 克　炙草 6 克　陳皮 10 克。

間服上方 6 劑後，上症皆除。

【按】本案例為胃腸道內積氣。方中重用土炒白朮健脾促運以治本，輔以三棱、莪朮、枳殼、厚朴、檳榔、青皮、陳皮、大腹皮，行氣消脹以治標，佐以烏梅護陰防燥，玫瑰花辛香入血，醒脾和胃，炙草調和諸藥。全方在補脾促運為主的主題下，集調氣、理氣、行氣、活血諸法為一方，脾氣健，升降復，腸道暢，積氣除，腹脹即消。

三診改用治本之方，溫補調中而善後。

辨治體會

1. 臨床辨證，有虛有實，多為本虛標實。

胃腸道積氣，臨床多見。症狀以腹脹為甚，治療以補為本，以通為要。然本病看似實證，但又有虛證，實為本虛標實。標實者，積氣則脹，不通則痛。或為氣脹，或為血脹，或為寒脹，或為熱脹，臨床以氣滯寒脹多見。本虛者，有脾虛氣滯者，有脾陽失運者，有氣虛瘀滯者。故因虛而滯，因虛而失運，因虛而瘀滯，因虛而升降失常，因虛而氣機失暢。

2. 臨床治療，急則理氣開鬱，緩則健脾促運。

根據六腑以通為用的原則，在發作期，即腹脹期以理氣開鬱為主。常用《醫宗金鑒》的助氣丸加味，並重用白朮。臨床體會，凡脾虛之脹，不論是氣脹還是水脹，皆重

用土炒白朮 30 至 70 克取效，且復發機率較小。緩解期，則要治病求本，不論是脾虛運化失權，升降失調之氣滯，還是脾臟失溫、臟寒生滿病之氣滯，常用《醫宗金鑒》溫補調中湯加減。

第十一節　頑痹（類風濕關節炎）

例　王某某，女，59 歲。山西省忻州市秦城村人。2007 年 8 月 4 日初診。

【**病史與檢查**】雙手指、指掌、腕關節腫痛、灼熱、晨僵 3 年，逐漸加重，先從掌指關節痛起，後發展至指關節、雙肘關節、雙踝關節。晨僵長達 1 小時以上，活動受限，生活難以自理。伴面色黑，溲赤，大便乾。舌質紅，苔黃，脈沉數。痛甚難忍，曾間服激素和其他抗風濕藥治療，療效不理想。西醫診斷為：類風濕性關節炎。血沉：66 毫米／小時。類風濕因數：陽性。

【**辨證**】濕熱阻絡，肝腎陰虛。

【**治法**】清熱除濕，補腎通痹。

【**方藥**】黃柏 20 克　生薏仁 30 克　土茯苓 30 克松節 15 克　當歸尾 20 克　元參 30 克　雙花 20 克　甘草 15 克　生川烏 10 克（先煎 20 分鐘）　鹿銜草 15 克　萆薢 10 克　赤芍 20 克　烏梢蛇 10 克　防己 10 克。

10 劑，水煎服。1 日 1 劑，連服兩天，間隔 1 天再服。

【**二診**】2007 年 8 月 20 日。服上方 10 劑，腫脹減，病痛微輕，活動時疼痛加劇。上方加忍冬藤 15 克、細辛

10 克（先煎 15 分鐘）、太子參 12 克。間日 1 劑，繼服 10 劑。

【三診】2007 年 9 月 12 日。疼痛腫脹進一步減輕，已能從事輕微的家務，但面色仍發黑，膚絡紫暗。上方加雞血藤 50 克、青風藤 10 克、絡石藤 10 克、海風藤 30 克。隔日 1 劑，飯後服。

【四診】2007 年 10 月 2 日。疼痛腫脹雖輕，但晨僵較突出。上方再加伸筋草 15 克、僵蠶 12 克。繼服 10 劑，隔日 1 劑。

【五診】2007 年 10 月 25 日。疼痛腫脹基本消失，皮色漸見光華，血沉降至 29 毫米／小時，類風濕因數（±）。前方加枸杞子 15 克、何首烏 15 克、螞蟻 5 克、補骨脂 12 克、焦杜仲 12 克、全蠍 3 克、蜈蚣 1 條。用上方 3 倍量共研細末，煉蜜為丸，每丸 10 克，每日 3 次，每次 1 丸，連服 80 天。

【六診】2008 年 2 月 5 日。患者健步走來喜形於面，晨僵消失，疼痛控制。唯有指關節較常人腫大。再配丸藥一料，鞏固療效。

【按】本案例為本虛標實之證。本虛為肝腎不足，故選杜仲、補骨脂、枸杞子、何首烏、鹿銜草，平補肝腎。標實為濕熱阻絡，選四妙勇安湯加土茯苓、生薏仁、松節、防己、萆薢，以清熱解毒、除濕。選四藤、四蟲取通利關節之效。加生川烏、細辛、乳沒，以加強祛邪、止痛，引藥直達病所。全方補中有通，清中有利，共奏清熱除濕、補腎通絡止痛之效。

辨治體會

1. **急性發作期，以疼痛為主症，治療應以祛邪止痛為要。**

本病的特徵是疼痛，教科書中雖有寒痛、熱痛、濕痛之分，但臨床上大致可分濕熱痛、風寒濕痛、痰瘀痛三型。急性發作期尤以前兩型多見。

濕熱痛的特點是紅腫脹痛，風寒濕痛的特點是漫腫而痛。故治療的重點應是祛邪止痛。祛邪之藥，當辨證選藥。止痛之藥，可重用川烏、草烏，必要時取其生用效果更好。

余長期使用生川烏、生草烏各 10 至 20 克，只要先煎20 分鐘，未見毒副反應發生。

2. **慢性緩解期，以肝腎不足為主。治療應以扶正固本兼祛餘邪為要。**

緩解期，關節腫痛減輕，本虛證候突出。故此期當以調整體內的陰陽氣血，清瀉餘邪，以延長穩定期，減少病情的反覆發作為要。通常選一種扶正治本之劑，再佐一些祛風濕藥。

3. **用藥方法，要守法守方，堅持 3 至 6 個月用藥。**

本病病程長，治癒的機率很小，而致殘的機率較大。因此，一定要告誡患者及其家屬堅持服藥治療，甚至終身服藥。

作為一名中醫，不要急於求成，而要在辨證論治的基礎及原則下，守法守方堅持治療。

第十二節 躁動
（兒童多發性抽動症）

兒童多發性抽動症又稱抽動──穢語綜合徵。是一種以運動抽動和發聲抽動為特點的行為障礙。常見的運動抽動有眨眼、動頸、聳肩及擠眉弄眼、搐鼻、做怪臉；常見的發聲抽動有清喉、犬叫聲、鼻囔聲和噓噓聲。伴有注意力不集中。

例 趙某某，男，14 歲。山西省忻州市東大街人。2006 年 5 月 10 日初診。

【病史及檢查】患兒係獨生子，曾在學校學業成績名列前茅。老師、家長發現其上課注意力不集中，學習成績逐漸下降，常伴有口、眼、鼻、肩不自主搐動，並不時口中發出噓噓聲。曾先後赴北京兒童醫院、省兒童醫院多次就診，均診斷為：兒童抽動──穢語綜合徵。經多方西藥治療效不佳，來我處求診。

【刻診】患兒發育營養中等，注意力不集中，小動作較多。就診時不到 3 分鐘，發現其口、眼、右肩搐動 15 次，同時口中發出噓噓聲數次。面色發暗。舌淡紅，苔薄黃，脈右關偏弱，左關略弦。

【辨證】脾氣虛弱，肝陰不足。陰不足，陽偏亢，致虛風內動。

【治法】補脾氣，養肝陰，調陰陽，熄內風。

【方藥】當歸 9 克　白芍 10 克　白朮 6 克　生山藥

15 克　烏梅 10 克　柴胡 9 克　薄荷 3 克　茯苓 9 克　鉤藤 12 克　黑木耳 12 克　僵蠶 9 克　全蠍 3 克　明天麻 9 克　生龍齒 10 克　炙龜板 10 克　生薑 2 片　大棗 2 枚。

7 劑，水煎服。每日 1 劑，連服 2 劑，間隔 1 天，再服。囑其避免接觸鉛類物品，適當增加含蛋白質、鐵、鋅等豐富的食物，並注意心理疏導。

【二診】藥後患兒不自主抽動減少 1／2，注意力較前改善，食慾、睡眠欠佳。上方加炒棗仁 10 克、合歡花 10 克、山楂 12 克、神麴 10 克。隔日 1 劑。

6 月 8 日，家長前來告知，患兒抽動症狀進一步好轉，學習的主動性、自覺性明顯增強，近期學校考試成績進步。

【擬方】前方加何首烏 12 克、山萸肉 12 克、桑椹子 12 克，15 劑，隔日 1 劑。鞏固療效。

1 月後，患兒家長告知，患兒抽動控制，恢復正常。期終考試進步 8 名次。

此類患兒臨床不乏少見。除先天和其他因素外，多與家長管教、學習壓力、接觸鉛類物品等因素有關。除肝脾失調證型外，常見的還有心脾兩虛、肝腎陰虛等證型。治療上，除用逍遙外，還常選用歸脾、知柏地黃等方化裁。一般都可取得較滿意的效果。

第十三節　臁瘡（小腿慢性潰瘍）

例　白某，女，46 歲。山西省原平市子幹村人。

2004 年 3 月 9 日初診。

【病史及檢查】左下肢靜脈曲張多年，內踝上 10 公分處有一 30 公釐×30 公釐潰瘍創口，3 年未癒，上覆結痂，間斷破潰，潰後滲液，帶有臭味。周邊腫脹，色暗紅。暗紅區周邊色微紅腫脹，微癢痛，多方醫治未效。經檢查血糖，排除糖尿病。

【辨證】瘀血阻絡，鬱久化熱。

【治法】活血化瘀，清熱涼血，佐以補氣托裏。

【處方】雞血藤 80 克　歸尾 20 克　玄參 20 克　甘草 20 克　生黃蓍 30 克　川牛膝 10 克　懷牛膝 10 克　生地 15 克。

水煎服，每日 1 劑，連服 10 劑。同時外用濕潤燒傷膏。1 日外敷 3 次。

【二診】2004 年 3 月 24 日。

潰瘍縮小 2／3，已無滲液，無臭味。周邊色素沉著變淺變淡。患者平時全身皮膚瘙癢多年，上方加何首烏18 克、防風 15 克，水煎服。

隔日 1 劑，再服 20 劑。一月後，患者電話告知，潰瘍癒合，皮膚瘙癢已除。

【三診】2008 年 5 月 5 日。

潰瘍癒合後，4 年來一直堅持正常勞動。1 月前，因不慎局部外傷，復於原位破潰，周圍有暗黑色素沉著。原方加桃仁 6 克、紅花 6 克，兩天服 1 劑，先後服 30 劑後，隨訪潰瘍癒合。

【按】此病為絡脈不暢，經脈遲緩，鬱久化熱，熱盛

肉腐。由於濕瘀熱邪相互交織，且日久，故虛實夾雜，病情纏綿難癒。治療上，除局部傷口處理外，更要注意全身治療。在活血化瘀貫徹始終的基礎上，辨證施治，或清熱解毒，利濕涼血；或補益氣血，托毒外出。

第十四節　哮喘

哮喘是以反覆發作、呼吸喘促、喉間哮鳴為特點的疾病。本病常因感受外邪、飲食不當而誘發。《醫宗金鑒·雜病心法要訣》云：「喘則呼吸氣急促，哮則喉中有響聲，實熱氣粗胸滿硬，虛寒氣乏飲痰清。」

例　蓋某某，女，56 歲。忻州市軍分區家屬。1986年 8 月 10 日初診。

【病史及檢查】患者係軍人家屬，曾隨軍轉戰南北。15 年前在雲南不明原因初發哮喘，經當地治療好轉。以後每年春季易發。調忻州軍分區 3 年，每年雖有發作，但較輕。近 1 週加重。每天下午、晚上較重。並愈發愈劇。發作時張口抬肩，息不能接續，喘促痰鳴，不能平臥。時欲大小便，但入廁難下，頭汗如雨，已經西醫抗菌消炎止喘對症治療 1 週，雖可一時緩解，但發作時仍為劇烈，邀余出診。

【刻診】除上證外，痰多呈白沫，面色蒼白，舌暗淡，苔白滑膩，脈弦細數滑。

【辨證】宿痰內伏，鬱而化熱，外寒引發。病屬本虛標實。

【治法】急則治標──宣肺清熱，平喘化飲。

【方藥】經驗方（1號方）。

麻黃 10 克　杏仁 12 克　炙草 10 克　白果 6 克　蘇子 10 克　黃芩 10 克　冬花 12 克　蟬衣 10 克　鉤藤（後下）15 克　葶藶子 15 克　川貝母 10 克　紫菀 10 克　石葦 10 克　烏梅 6 克　地龍 15 克　大棗 5 枚。

7 劑，水煎服。每日 1 劑，分早晚兩次服。

【二診】1986 年 8 月 19 日。

7 劑後，哮喘基本緩解，有時雖有發作，但自噴氣喘噴霧劑即可緩解。活動後亦喘，自汗多，食慾不振，即使發作，程度較輕，時間較短。

【治法】緩則治其本──補氣益肺，補腎納氣，化痰平喘。

【方藥】經驗方（2號方）。

黃耆 20 克　熟地 15 克　沙參 15 克　烏梅 10 克　菟絲子 15 克　淫羊藿 15 克　五味子 9 克　冬蟲夏草（另）3 克　胎盤膠囊（吞）3 粒　陳皮 10 克　半夏 12 克　茯苓 15 克　川貝母 10 克　人參 5 克　沉香（另）3 克　故紙 10 克　黃精 12 克　蘇子 12 克　仙茅 10 克　肉桂（沖）3 克　地龍 10 克。

10 劑，隔日 1 劑，分早、午、晚 3 次服。

【三診】1986 年 9 月 15 日。

藥後哮喘基本控制，咳少量痰，雖有喉間痰鳴音，但一直未大發作，可從事一般家務。上方 7 劑量共研細末，煉蜜為 10 克丸，每日早、午、晚各服 1 丸。以後每至春

秋，做丸藥一料，堅持服用 3 月。每年伏天，堅持貼背療法。隨訪 3 年，哮喘未大發作。

【按】哮喘一證，多年不癒，反覆發作，雖有外感風寒誘發為標，但肺、脾、腎三臟虧虛為本。本著急則治標原則，發作時，先以 1 號方，重在宣肺平喘、化痰降逆、解痙定哮。

全方集宣肺、降肺、化痰、解痙四法為一方，共奏驅邪、平喘之效，乃為治哮平喘的權宜之計。發作緩解，則以腎不納氣，肺虛失宣為本。故以 2 號方補腎納氣，化痰平喘，並佐以解痙之地龍，引氣納腎之沉香、肉桂，合而為劑，實為治哮平喘的根本之法。

辨治體會

1. 用藥特色

臨床體會，消除氣管炎症、解除支氣管平滑肌痙攣和清除痰濁水液等氣道分泌物，是平喘治療的三個重要環節，故用藥要顧及此三個方面。

(1) 辛溫解表藥。多選麻黃、細辛、紫蘇、桂枝、生薑，這些藥可以透過辛溫、發散、袪邪、解表，達到宣利肺氣、消除氣道炎症，以利氣道上皮細胞修復的目的。

(2) 袪痰止咳藥。多選杏仁、冬花、前胡、百部、炙枇杷葉等，透過其化痰蠲濁的作用，消除氣道中堵塞的分泌物，達到氣道暢通之目的。

(3) 解痙平喘。多選鉤藤、蟬衣、地龍、僵蠶，對支氣管平滑肌有明顯的解痙、舒張作用。

(4)補虛藥。補氣多選黨參、黃耆；補血多選當歸、熟地；補陰多選黃精、枸杞子；補陽多選仙靈脾、仙茅、補骨脂。這類補虛藥，相似於西藥的免疫促進劑，而補虛又相似於免疫調節劑。

2. 預防復發，綜合調理。

哮喘的病因複雜，患者的體質不同。既有外源性哮喘，又有內源性和混合性哮喘，故在預防上要從消除病源上下功夫。

(1) 消除病源。對容易引起過敏的有關食品要停止食用；對於容易引起過敏的氣味、花粉、粉末、毛屑等，要避免接觸。

(2) 控制感染。中藥控制病毒感染有一定優勢，表現為風寒、風熱時要及時服用辛溫解表和辛涼解表藥，把病毒消滅在萌芽狀態。病毒感染後，若治療不及時、不徹底，多會引起細菌感染，選用黃芩、蒲公英、魚腥草、敗醬草等，對革蘭氏陽性菌有較好療效。

(3) 預防感冒。以免外寒引動內飲。

(4) 勞逸適度。尤應遠房帷，以顧護本元。

(5) 節制飲食。以清淡為佳。

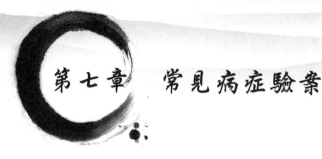

第七章　常見病症驗案

第一節　痛經

痛經指婦女在經期及前後，小腹和腰部疼痛，甚至痛及腰骶，嚴重者可伴噁心嘔吐，手足厥冷，冷汗淋漓，甚至暈厥。臨床以青春期女性較為多見。

一、寒凝血瘀型

例　趙某某，女，18 歲。忻州秀榮中學學生。2004年 3 月 6 日初診。今日為行經第一天。

【病史及檢查】月經 14 歲初潮，經前或經期小腹冷、脹、痛 3 年，拒按，得熱則減，伴月經後期，行經不暢，色黑挾瘀，痛甚時面色蒼白，四肢厥冷，冷汗出，舌質暗，苔白，脈沉緊。

【辨證】寒凝血瘀。

【治法】溫經散寒，化瘀止痛。

【方藥】少腹逐瘀湯加減。

當歸 10 克　川芎 10 克　赤芍 12 克　乾薑 10 克　肉

桂 5 克　小茴香 10 克　香附 10 克　烏藥 12 克　紅花 6 克　桃仁 6 克　靈脂（包）12 克　元胡 12 克　蒲黃（包）12 克　沒藥 6 克　炙草 10 克。

8 劑，水煎服。本次經期每日 1 劑，連服 3 劑；剩餘 5 劑在下次經前 2 至 3 天服 2 劑，經期服 3 劑。

【二診】2004 年 4 月 10 日。藥後月經週期恢復正常。今日經至，經前疼痛消失，經期脹痛減輕，伴有形寒怕冷，納少，夜間咽乾。擬《金匱》大溫經湯加減：

當歸 10 克　川芎 9 克　赤芍 12 克　肉桂 5 克　吳萸 10 克　半夏 10 克　麥冬 12 克　黨參 12 克　丹皮 6 克　炙草 6 克　阿膠珠 9 克　砂仁 6 克　焦山楂 12 克　玫瑰花 5 克　生薑 3 片。

8 劑，經前隔日 1 劑，經後隔 4 日 1 劑。

【三診】2004 年 8 月 10 日。病人告知，停藥後觀察 3 個月，月經期、量、色、質皆已正常，伴隨症狀皆除。可不服藥，注意經期及前後避免形寒飲冷。

二、血瘀氣滯型

例　張某某，女，31 歲。忻州西張村人。2004 年 4 月 18 日初診。

【病史及檢查】患者已生育兩子。第三胎於 2001 年人工流產。近 3 年有痛經史，加重 1 年。每至經前一天和行經 1 至 3 天，小腹絞痛，伴隨腰　痛墜畏冷，須服止痛藥，直至陰道排下瘀塊後，方可緩解。並有行經不暢，色暗，量少。今日為經淨 15 天。舌質暗，有瘀斑，苔白

滑，脈沉緊。超音波提示：子宮內膜異位症。

【辨證】瘀凝胞宮，阻遏陽氣。

【治法】逐瘀暖宮。

【方藥】琥珀散加減。

三棱 12 克　莪朮 12 克　劉寄奴 20 克　元胡 12 克 烏藥 12 克　當歸 12 克　赤芍 15 克　肉桂 5 克　炙乳香 6 克　炙沒藥 6 克　益母草 30 克　水蛭 4 克　小茴香 12 克　熟地 6 克　炙草 6 克。

8 劑，經前隔日 1 劑，服 5 劑；經期 3 劑，每日 1 劑。

【二診】2004 年 5 月 5 日。

上診後 4 月 29 日至 5 月 4 日行經，瘀塊排出較多，腹脹痛明顯減輕，唯腰困畏冷。上方加淫羊藿 15 克、巴戟天 10 克、鹿角膠 5 克。

8 劑。服法同上。

【三診】2004 年 6 月 8 日。

按上方上法治療 3 個月經週期，腹痛進一步減輕。

【四診】2004 年 9 月 16 日。

超音波復查：子宮內膜病灶較前明顯縮小。且腹痛基本消失，月經大致正常。按上方 5 倍藥量共研細末，煉蜜為 180 粒丸藥，每日早晚各服 1 粒，連服 3 個月鞏固療效。

三、肝經鬱熱型

例　梁某某，女，20 歲。忻州第一中學學生。2006 年 3 月 3 日初診。

【病史及檢查】月經 13 歲初潮。今日為經前第一天。經前 1 至 3 天下腹痛半年。伴有心煩。週期趕前 1 週，經期 5 至 7 天，經量偏多，色偏黑質稠。舌邊紅，苔薄黃膩，脈弦滑數。

【辨證】肝經鬱熱。

【治法】宣鬱通經。

【方藥】解鬱清肝湯加減。

柴胡 12 克　香附 10 克　鬱金 15 克　丹皮 15 克　黃芩 9 克　梔子 10 克　白芥子 6 克　當歸 12 克　赤芍 15 克　炒白芍 15 克　炙草 6 克　澤蘭葉 15 克。

6 劑。經前 3 劑，隔日 1 劑。經期 3 劑，隔日 1 劑。

【二診】2006 年 6 月 10 日。

服上藥後，近 3 月痛經未發。復因高考，學習緊張，上症又發。但症狀較前輕緩。囑上方繼服 5 劑，服法同上。3 月後隨訪，上症未發。

辨治體會

1. 突出辨證，不能單選一方一藥包治所有痛經。

如寒凝血瘀痛經選少腹逐瘀湯加減；虛寒痛經，選大溫經湯加減；瘀血痛經，選琥珀散加減；氣滯痛經，選加味烏藥湯；肝經鬱熱痛經，選解鬱清肝湯加減；濕熱痛經，選清經湯加減。

2. 辨證要點：

腹痛在經前者，包括行經前期，多為氣滯血瘀，當以理氣活血為主法，然脹勝於痛者，以氣滯為主，血瘀為

輔，常選香附、烏藥、砂仁、元胡、檳榔等理氣藥；痛勝於脹者，以血瘀為主，氣滯為輔，選蒲黃、五靈脂、赤芍、丹參、桃仁、紅花、三棱、莪朮等活血化瘀藥。腹痛在經後者，包括行經後期，以氣虛血少為主，當選八珍益母丸或當歸建中湯。

3. 用藥特點：

不論何種痛經，均應在經前加理氣藥，經期加活血藥，經後加養血藥。經期不宜過用寒涼滋膩之品。不論經前、經期，還是經後痛經，均應在經前預防用藥 5 至 7 天。治療痛經一般主張堅持治療 3 個月經週期。

第二節　婦人腹痛
（盆腔炎、附件炎）

在我的門診病例中，女子占病人總數的 75%，而附件炎（包括盆腔炎）又占婦科病的 40%左右。此病有急慢性之分，以慢性者居多。西醫多以抗生素治療，雖有一定效果，但總難痊癒。中醫內服治療，也有一定療效，但亦不盡人意。經長期的臨床實踐及千餘例療效觀察，篩選藥物，總結經驗，自擬成方，由內服、灌腸同步治療。經統計，一般急性者治療 1 月可癒；亞急性者需治療 2 月；慢性者需治療 3 月。

急性期，婦炎方（自擬方）。

【組方】柴胡 12 克　白芍 15 克　赤芍 15 克　枳實 12 克　甘草 6 克　紅藤 30 克　敗醬草 30 克　土茯苓 30

克　白花蛇舌草 30 克　生薏仁 30 克　魚腥草 15 克　蒲公英 15 克。

慢性期，在上方的基礎上加減。有瘀血者加丹參 15 克、桃仁 9 克；氣虛者加黃耆 15 克、黨參 10 克；陽虛者加淫羊藿 15 克、桂枝 6 克；濕熱者加黃芩 12 克、黃連 6 克；疼痛明顯者加元胡 12 克、川楝子 10 克；腰痛明顯者加杜仲 12 克、川斷 15 克；帶下黃濁者加蒼朮 15 克、黃柏 12 克；帶下清稀者加茯苓 15 克、白朮 15 克；炎性包塊加莪朮 9 克、三棱 9 克。

【用法】水煎，兩次合汁，每日 1 劑，分 3 次，2 次分上、下午內服，1 次睡前保留灌腸。其藥渣裝入布袋中，加熱熱敷腹部。在治療期間，囑患者慎勞累，忌房事，少食發物。

辨治體會

盆腔炎有急、慢性之分。急性者，臨證以實證為主，表現為濕、熱、毒邪熾盛，故治以袪邪為要，取迅速控制感染之意。方中紅藤、敗醬草、土茯苓、白花蛇舌草、生薏仁、魚腥草、蒲公英，即為此意。慢性者，臨證以虛實夾雜，餘毒未清為主，表現為證型複雜多變，纏綿難癒，故以辨證加減為要。不論是急性還是慢性，其主症皆為少腹痛，少腹為肝經所過，故皆選四逆散舒肝解鬱，行氣活血，緩急止痛。尤其是慢性者，久病多瘀，久病多虛，久病多餘毒未清，故活血化瘀、補氣助陽、清除餘毒、通絡止痛、消積散結等，皆為治療常法。臨證體會，慢性者必

須堅持治療，更須配合中藥保留灌腸、中藥外敷、生活指導等綜合療法，方可取得較好療效。

第三節　經斷前後諸症
（圍絕經期綜合徵）

例　趙某某，女，49 歲。2006 年 5 月 13 日初診。

【**病史與檢查**】月經後期稀少 1 年，2 至 3 月一至。烘熱汗出，夜間尤甚半年。伴有頭暈目眩，口咽乾燥，手足心熱，心煩易怒，腰膝酸軟，夜眠不安。查體：面頰發紅。BP:146／96 毫米汞柱。心肺未見異常。舌質紅，苔少，脈細數。某三甲醫院診斷為更年期綜合徵。

【**辨證**】肝腎不足，陰虛火旺。

【**治則**】滋養肝腎，降火潛陽。

【**方藥**】二地二冬龍牡湯（自擬方）加減。

熟地 12 克　生地 12 克　麥冬 12 克　天冬 9 克　生龍骨 30 克（先煎）　煆牡蠣 20 克（先煎）　太子參 15 克　女貞子 20 克　旱蓮草 20 克　黃連 6 克　阿膠 10 克（兌）甘草 10 克　小麥 30 克　大棗 7 枚。

【**用法**】水煎服。1 日 1 劑，分早晚兩次。連服 2 劑，停 1 天。共服 6 劑。

【**二診**】2006 年 5 月 22 日。服上藥 6 劑，上症均減。效不更法，守上方，再服 6 劑。

【**三診**】2006 年 6 月 10 日。共服上方 12 劑後，烘熱汗出、頭暈目眩、心煩易怒症狀消除。多次測血壓，均在

正常範圍。且情緒穩，已能安睡。手足心熱，腰膝酸軟症減。善後服知柏地黃丸，早晚各 1 次（30 粒水丸），連服 1 月。1 月後，患者電話告知，上症皆癒。半年後，電話隨訪，上症未再復發。

【按】《內經》所謂：「任脈虛，太衝脈衰，天癸竭。」表現在月經方面，主要是經期紊亂，經行或前或後；表現在血管縮舒功能失調方面，主要是烘熱汗出，頭暈目眩；表現在精神神經症狀方面，主要是情志異常，如心煩易怒，睡眠不安，多夢；表現在骨與關節方面，主要是腰膝酸軟。上症一派陰虛陽亢之症，故以補陰為主，兼平肝潛陽，使陰氣漸復，虛陽得以潛藏，肝腎得滋，虛火自能下降。《內經》謂：「陰平陽秘，精神乃治。」

辨治體會

補腎，即調補腎陰為主，兼顧腎陽，使之相互平衡為其基本思路。臨床觀察，陰虛者為多，一般多選自擬方：二地二冬龍牡湯加減。

圍絕經期綜合證屬心身疾病範疇，發病與精神因素、心理因素密切相關。臨床上在腎虛的基礎上，多兼肝鬱、肝火、心火。肝鬱多加舒肝解鬱之白芍 15 克、柴胡 12 克等；肝火旺者多加平肝瀉火之龍膽草 12 克、炒梔子 10 克等；心火旺時，多加黃連 9 克、合歡花 15 克等；心陰不足時，多加百合 30 克、阿膠 10 克；腎陽不足時，加淫羊藿 15 克、仙茅 10 克；自汗多者，加浮小麥 30 克、山萸 20 克。

同時要給予精神調理、生活調理、飲食調理等指導。

第四節　缺乳（產後乳汁不足）

產後乳汁甚少，或逐漸減少，或全無，不能滿足哺乳需要，稱為產後缺乳。其主要病機有二：其一是源不足，其二是流不暢。臨證當辨清虛實而治。

一、乳源不足

例　王某，女，27 歲。1993 年 3 月 4 日初診。

【病史及檢查】該患者係第二胎剖腹產，產後 35 天，其飲食調養仍遵循舊社會習慣，故乳汁不足，量少質稀，嬰兒鬧饑，時常啼哭，乳房柔軟，而無脹感。伴面色萎黃，頭暈目眩，精神疲乏。舌質淡，苔薄白，脈細弱。

【辨證】營養不良，氣血虛弱。

【治法】益氣養血，佐以通乳。

【方藥】自擬補源生乳湯加減。

黃蓍 20 克　黨參 15 克　當歸 15 克　麥冬 15 克　熟地 6 克　黑芝麻 20 克　阿膠 10 克　何首烏 15 克　花粉 15 克　僵蠶 10 克　桔梗 6 克　路路通 10 克　王不留行 15 克　通草 3 克　炙草 6 克。

水煎服，每日 1 劑，分早、午、晚 3 次服。並囑，調整飲食習慣，適當增加營養。

【二診】服藥 6 劑後，乳汁漸增，頭暈目眩好轉，但納食仍偏少，形氣仍虛弱。此乃氣血尚未充，乳源仍不

足。上方加白朮 10 克、山藥 20 克、砂仁 6 克、升麻 6 克、柴胡 6 克、通草 6 克、七星豬蹄 1 隻（另燉服），健脾升陽通乳以培補生化之源。

【三診】上方 10 劑，隔日 1 劑，盡服。家屬特意告知，乳汁充足，面色紅潤，嬰兒飽食，再無哭鬧。

【按】產後多虛，氣血本虧，加之剖腹產失血較多，且因思想保守，飲食調養循舊，故乳源虛空，乳汁不足。本案重在益氣養血，黨參、黃蓍以補氣；當歸、熟地、首烏、阿膠、黑芝麻以養血；麥冬、花粉以增液生津；王不留行、路路通、通草、僵蠶以通經下乳，服藥療效頗著。二診、三診更加強了健脾培土升陽之品以助後天氣血生化之源。化源生，氣血充，乳汁自增。

二、乳流不暢

例 孫某某，女，26 歲。忻州市佐城人。2003 年 3 月 4 日初診。

【病史及檢查】順產後 7 天，惡漏未淨，乳汁不行。見雙乳脹、痛，摸之有塊，情緒壓抑，伴胸脅脹滿，善太息，舌邊尖暗紅，苔滑，大便不暢。

【辨證】肝鬱氣滯，乳絡不通。

【治法】舒肝理氣，通絡下乳。

【方藥】自擬通流生乳湯加減。

當歸 15 克　川芎 9 克　桃仁 9 克　炙草 3 克　柴胡 12 克　青皮 10 克　枳殼 12 克　桔梗 10 克　甲珠 10 克　皂刺 9 克　赤芍 12 克　王不留行 15 克　漏蘆 10 克　天

花粉 10 克　僵蠶 10 克　通草 6 克　瓜蔞 12 克　路路通 12 克。

3 劑，每日 1 劑。每劑水煎兩次合汁，分 2 次飯後服。藥後家屬告知，乳汁明顯增多，可滿足嬰兒需求。乳房已柔軟。

辨治體會

婦人產後，其生理特點有二：一者多虛，二者多瘀。所以補虛化瘀是產後治療大則。舊社會，乳汁不足者，多源於氣血不足，因其過度強調飲食控制，尤其在坐月子期間，每日所進營養連母體自身需求都遠遠不夠，更談不上產生乳汁。現在雖然許多陳俗已經破除，但落後封閉的觀念仍有殘留。

當今產後調養觀念和方式已發生改變，在一些人中，盲目滋補（從一個極端走向另一個極端），雞、鴨、蛋、奶、魚等一起上陣，壅滯胃腸。因此，在當今產後乳汁不足病例中，胃腸壅滯導致乳絡不暢者更多見。

然不暢之因還有種種，氣鬱不暢者，宜加舒肝理氣之品，如柴胡、青皮、枳殼；血瘀阻滯者，宜加活血祛瘀藥，如益母草、澤蘭葉、桃仁、玫瑰花；痰濁阻滯者，宜化痰祛濕以通絡，加瓜蔞、半夏、菖蒲、桔梗、茯苓。臨床當根據不同阻滯辨證施治。

此外，還應配合心理療法、按摩、推拿等多種治療手段，方可取得更滿意療效。

第五節 帶下病

帶下病是指生理帶下在味、量、色、質等諸方面發生改變並伴有全身症狀者，稱為帶下病。是中醫婦科四大病之一。

一般中醫是從顏色上分，有青、黃、赤、白、黑五帶之分；從病因上辨，有脾虛、腎陽虛、寒濕、濕熱、濕毒之異。然臨床上最常見的是白帶和黃帶。

一、白帶

例 趙某某，女，46歲。忻州東曲村人。2007年6月10日初診。

【病史及檢查】白帶量多，質稀薄，無異味，不痛癢。伴有神疲倦怠，眼瞼微腫，納呆食少，大便溏，日二三行，腰膝酸軟，夜尿頻多。舌淡，苔白滑，舌邊有齒痕。脈沉弱緩。超音波提示：子宮附件（-）。帶下常規化驗：未見異常。尿常規化驗：未見異常。

【辨證】脾虛濕盛，帶脈不固。

【治法】健脾利濕為主，舒肝理氣為輔。

【方藥】傅氏完帶湯化裁。

焦术30克　炒山藥30克　車前子（包）9克　蒼术9克　炒白芍12克　黨參8克　炙草6克　陳皮3克　柴胡3克　黑芥穗3克　菟絲子15克　金櫻子15克　炒芡實15克。

10 劑，水煎服。每日 1 劑，分早、午、晚 3 次服。連服 2 天間隔 1 天。

【二診】2007 年 6 月 28 日。

藥盡服，白帶量少，大便已成形，眼瞼腫脹已除，飲食雖增，但仍食少。精神雖好，但不耐疲勞。上方加白蔻 5 克、茯苓 10 克、炒薏仁 15 克，10 劑，隔日 1 劑。

2007 年 7 月 25 日。患者電話告知，諸症悉癒。

二、黃帶

例　陳某某，女，36 歲。山西軸承廠工人。2005 年 10 月 3 日初診。

【病史及檢查】帶下量多，色黃，質稠 2 月，近 20 餘天加重。伴氣味穢臭，陰部瘙癢灼痛。某三乙醫院婦科診斷為：滴蟲性陰道炎。先後中西藥合用、內外治並舉而未能痊癒。

【刻診】舌質紅，苔黃膩，脈滑數。

【辨證】濕熱下注。

【治法】清利濕熱，殺蟲除帶。

【方藥】龍膽瀉肝湯合八味帶下湯加減。

龍膽草 15 克　生地 10 克　黃芩 10 克　梔子 10 克 柴胡 10 克　當歸 6 克　車前子（包）12 克　澤瀉 12 克 木通 6 克　甘草 5 克　酒軍 9 克　陳皮 6 克　金銀花 20 克　茯苓 10 克　土茯苓 30 克　苦參 10 克　蛇床子 10 克 百部 10 克　川椒 5 克　馬齒莧 30 克。

10 劑。每日 1 劑，水煎兩次合汁分上、下午兩次

服。並囑其在第二次服藥時，將藥汁少許（適量）倒入碗中，加 1 倍開水稀釋，用消毒帶線棉球蘸藥液納入陰道，次日起床時拉出。上法連用 2 天隔 1 天。經期停用。

【二診】2005 年 10 月 25 日。

經內服外用治療，黃帶逐漸轉白，數量減少一半，陰部瘙癢明顯減輕，黃膩苔已退。此濕熱衰減。囑其守上方再服 10 劑，隔日 1 劑，並配合陰道納藥治療。20 天後，諸症皆除。為鞏固療效，囑其按上方隔日 1 劑，堅持治療 1 月，以防復發。

辨治體會

1. 治帶常法。

健脾化濕為主，疏肝理氣為輔。

2. 治帶變法。

臨證濕熱帶下多見，多數歸屬西醫婦科所講的宮頸炎、陰道炎、子宮內膜炎範疇。其陰道炎亦有細菌性、黴菌性、淋黴性、支原體性、衣原體性等。多見於年輕體壯、邪實較盛的患者。按中醫辨證，陰器為厥陰肝經所屬，故多選龍膽瀉肝湯或八味帶下湯或清白散等方。

諸方均針對濕、熱、蟲三邪而立。除清熱解毒化濕諸藥外，常選苦參、蛇床子、百部、川椒、墓頭回、檳榔、鶴虱等殺蟲止癢藥。

另外，此類藥物苦寒，易傷中，故不必過久使用。因此，在症狀控制後，多改為隔日服、飯後服或內服加局部用藥。以圖緩治取效，以防傷正。

第六節　乳癖（乳腺增生）

一、腎虛型

本型多見於中年婦女，病程較長，乳房腫塊較硬，疼痛較輕。疼痛、腫塊與情緒、月經變化關係不明顯。伴有月經紊亂，經量少，或閉經，經期短暫或淋漓不絕，腰膝酸軟，面灰暗或黃褐斑，脈沉細。此型增生多見囊腫型乳腺上皮增生病。

【治法】補腎溫陽，舒肝消癖。

【基本方藥】自擬補腎消癖湯。

熟地 12 克　何首烏 15 克　枸杞子 15 克　仙茅 10 克　仙靈脾 15 克　菟絲子 15 克　鹿膠（兌）5 克　夏枯草 20 克　生牡蠣（先）20 克　王不留行 20 克　莪朮 10 克　丹參 15 克　益母草 20 克　山慈姑 10 克。

水煎服，每日 1 劑，分兩次服。服兩天停 1 天。經前半月內服，共服 10 劑。

二、肝鬱型

本型多見於中青年婦女，病程較短。乳房疼痛突出，以脹痛為主。腫塊疼痛與情緒變化、月經週期關係密切。多伴有胸脅脹痛、煩躁、易怒，舌質偏紅，舌苔薄黃，脈弦。此型多見於單純性乳腺上皮增生。

【治法】舒肝理氣，散結消癖。

【基本方】自擬舒肝消癖湯。

柴胡 12 克　青皮 10 克　香附 10 克　鬱金 12 克　白芍 12 克　枳殼 12 克　夏枯草 20 克　元參 20 克　土貝母 15 克　生牡蠣（先）20 克　三棱 10 克　莪朮 10 克　海藻 15 克　元胡 10 克　益母草 15 克　金橘葉 15 克　山楂 15 克　麥芽 20 克。

水煎服，每日 1 劑，分兩次服。服兩天停 1 天。經前半月內服。

辨治體會

1. 中年婦女多從腎論治

中年婦女尤其是接近更年期操勞過甚，復因產、乳、房勞所傷，以致腎水虧損，水不涵木，肝木不舒，木鬱侮土，而致乳內生癖，故治以補腎為主。

2. 青年婦女多從肝論治

青年婦女閱歷較淺，復因社會競爭、工作壓力，容易肝鬱氣滯，肝木失疏，致乳生癖，故多從舒肝論治。

3. 病延日久，必血瘀痰凝

故在舒肝、補腎以治本的基礎上，挾瘀的宜化，挾痰的宜開。

4. 經前治標以止痛

經前半月為黃體期，激素水準逐漸升高、充盈。臨床特徵以疼痛為主。在辨證的基礎上加鬱金、山楂、麥芽，可降低泌乳素，調理黃體生成素，達到緩解疼痛的目的。

5. 經後治本調衝任

經後為卵泡生成期，女性處於疏泄階段，此時宜滋養

肝腎，調整衝任為本。可加何首烏、菟絲子、山萸等。

6. 散結消癖貫穿全程

不論是腎虛補腎為主，還是肝鬱疏散為主，不論是經前還是經後，散結消癖貫穿全程。如王不留行、海藻、山慈姑、夏枯草、白花蛇舌草等。

本病的病因病機為本虛標實。標實即肝氣鬱結、痰凝、血瘀；本虛即衝任失調，根在肝、脾、腎。從乳腺增生的部位而言，乳頭屬厥陰肝經，乳房屬陽明胃經。腎虛則水不涵木，則肝失疏泄，則木鬱侮土；土不舒，表現在乳房鬱滯而為癖，故其標在陽明，其本在肝腎。遵治病必求其本的原則，治療本病，一在補腎，二在舒肝。

第七節　黧黑斑（黃褐斑）

一、肝鬱化火型

例　趙某某，女，33 歲。太原市尖草坪人。2007 年 5 月 10 日初診。

【病史及檢查】半年前離異。現症：性情急躁，心煩易怒，胸脅脹痛，情緒低落，善太息，面華不足。面頰大片黃褐斑塊，呈對稱性，邊界清。伴月經不調，經前乳房脹痛。檢查：舌質紅，苔薄黃，脈弦數。

【治法】清肝解鬱，活血消斑。

【方藥】丹梔逍遙散加減。

丹皮 12 克　梔子 10 克　當歸 12 克　白芍 12 克　柴胡 12 克　茯苓 10 克　白朮 6 克　薄荷 6 克　炙草 6 克

女貞子 20 克　旱蓮草 20 克　丹參 15 克　益母草 20 克　玫瑰花 5 克　紅花 3 克　生薑 3 片。

15 劑，水煎服，隔日 1 劑。

【二診】2007 年 6 月 11 日。

藥後情緒平穩，面色漸華，黑斑色淺，較前鬆解。經前乳脹痛減輕。患者喜形於色，要求繼續治療。後照此方加減化裁，先後共服 40 餘劑，黃褐斑盡退，身心康復。

二、心脾兩虛型

例　李某某，女，45 歲。原平軒崗人。2006 年 7 月 8 日初診。

【病史及檢查】面部散發淡褐色斑或灰褐色斑。如塵土，邊界不清，分佈於前額、口周。伴身疲、倦乏、食少、納呆、心悸、失眠。檢查：舌質淡，苔白滑，脈沉細弱。

【辨證】心脾兩虛，氣血不足。

【治法】補益心脾。

【處方】歸脾湯加減。

人參 5 克　白朮 15 克　黃蓍 18 克　當歸 8 克　茯神 12 克　遠志 10 克　炒棗仁 15 克　龍眼肉 10 克　木香 8 克　炒山藥 15 克　何首烏 15 克　丹參 15 克　益母草 20 克　玫瑰花 5 克　炙甘草 5 克　生薑 3 片　大棗 4 枚。

15 劑，水煎服，1 日 1 劑，連服兩天，停 1 天。

【二診】2006 年 8 月 15 日。

藥後睡眠好，食慾增，面部較前有光澤，色斑漸淺，

精神已振。脈有力。照上方繼服 15 劑，隔日 1 劑。

1 月後，患者色斑消退大半，面部神色俱增。囑其每日早晚口服歸脾丸 1 粒，堅持服用 1 月，以善其後。

辨治體會

1. 除上述兩個證型外，臨床還常見腎虛型。偏於腎陽虛者，常伴身寒怕冷，手足不溫，多加淫羊藿、製附子、仙茅；偏於腎陰虛者，常伴骨蒸，盜汗，月經量少，多加炙鱉甲、地骨皮、山萸；兼有血瘀者，常伴腹痛、舌暗有瘀點，多加澤蘭葉、雞血藤、赤芍。

2. 根據五行分佈部位選藥：額頭部屬心火，應加黃連、麥冬、丹參；下頜部屬腎水，加知母、黃柏、澤瀉；左頰屬肝木，加丹皮、柴胡、白蒺藜；右頰部屬肺金，加桑葉、黃芩、杷葉；鼻部屬脾土，加蒼朮、茯苓、陳皮。

3. 婦人黃褐斑主要責之於肝、脾、腎失調，因此，調整肝、脾、腎是治療黃褐斑之關鍵。因其病機是陰陽失調，故調整陰陽，又是治療此病的主要手段。臨床上多以補陰為主。除此之外，不論肝、脾、腎何臟有病，辨證為何型，在調整臟腑的基礎上，養血、活血、化瘀法貫穿始終。

4. 舒情志，節房室，禁發物及辛辣，防日曬。配合治療，以防復發。

第八節　頭痛

一、頭痛（血管神經性頭痛）

[例]　李某某，男，40 歲。忻州市匡村人，1993 年 10 月 20 日初診。

【病史及檢查】患者素有慢性間斷發作性頭痛史 3 年，但程度較輕。一般服止痛藥可止。近因工作繁忙，連續兩夜未能正常休息，突然發熱、惡寒、頭痛。頭痛劇烈，輾轉不寧。要求他人以手抱頭乃減。此時，已在市醫院就診，排除了由他疾引起的器質性頭痛，給予西藥輸液等對症治療。這樣已持續兩天一夜。

余辨證為本有宿疾，痰瘀互阻，復因勞累，血脈拘急，再感風寒，合而為病。急投疏風、解痙、活血、清熱之劑一料。

【處方】荊芥穗 10 克　防風 10 克　酒川芎 15 克白芷 15 克　薄荷 6 克　羌活 8 克　細辛 5 克　生石膏 15 克　黃連 6 克　全蠍 6 克　半夏 10 克　鉤藤 10 克。

諸藥共研細末，分為 10 包，當即急服 1 包，並以清茶水送下。藥後半小時，頭痛頓減，囑每日 3 次，每次半包，清茶水送下，服完為度。隨訪 3 年，頭痛未發。

另有寧武縣劇團張某某，女。類似上證一例，頭痛 10 年，也以此方治癒。

臨床屢遇此證，屢用此方，每有療效，為方便患者，製成膠囊，名曰：頭痛膠囊。

二、頭痛（血管性頭痛）

例 彭某某，女，33 歲。原平市東社人。2006 年 6 月 11 日初診。

【病史及檢查】左側偏頭痛已近 6 年，有家族史。初發時，每年發作三四次，本人並沒在意。近 1 年內，發作頻繁，每月二三次。發作時左側太陽穴脹痛、跳痛，呈搏動性，每次發作 1 至 10 分鐘。伴有噁心、嘔吐，白天輕，晚上重，常在熟睡時突然發作。頭顱 CT 掃描（－）。曾按偏頭痛服用麥角胺治療，初期可緩解，逐漸無效。舌質暗，舌邊有瘀點，舌下脈絡略粗，脈弦細。

【辨證】瘀血阻絡，脈絡絀急。

【治法】活血化瘀，通絡止痛。

【方藥】桃紅四物湯加減。

桃仁 10 克　紅花 10 克　當歸 6 克　酒川芎 20 克赤芍 12 克　生地 15 克　白芍 30 克　全蠍 5 克　柴胡 12 克　白酒 3 盅。

水煎服，日 1 劑，分早、晚飯後服。

【二診】2006 年 7 月 16 日

服上藥 6 劑，停藥並觀察 2 月，頭痛發作次數僅有 1 次，且疼痛程度減輕，疼痛時間縮短。考慮到病久血虛，擬上方加雞血藤 20 克、黃耆 20 克，8 劑，以益氣養血止痛。

【三診】2006 年 9 月 20 日。

藥後觀察 2 月，頭痛未再發作。按上方每月服 3 劑，

連服 3 月後停藥。半年後隨訪，頭痛未發。

【按】本案例按血瘀頭痛辨治。其一，病程長；其二，舌質暗，舌邊有瘀斑，舌下脈絡略粗；其三，疼痛夜甚；其四，疼痛部位相對固定。疼痛性質雖未呈針刺樣疼痛，但有以上四項依據，即可辨為血瘀頭痛。

本案例首選桃紅四物湯加減治療，與教科書中所選血府逐瘀湯意義相同。但不同之處，是本方重用酒川芎 20 克和白芍 30 克，重用川芎活血通絡，以酒引經，直達病位，以通克痛（酒製川芎可減緩川芎的毒副作用）；重用白芍以柔解痙，以柔緩急，達到以柔克痛之效。二藥配伍，對腦血管和腦血流速度起到雙向調節作用，即川芎之擴張，白芍之收縮，川芎之增加腦血流量，白芍之減緩其腦血流量。這種對顱腦血管舒縮功能的雙向調節作用，是本方的組方特點。與現代醫學研究表明的血管性頭痛的基本病理變化是顱腦血管舒縮功能障礙理論相吻合。

臨床觀察，外感者易治，內傷者難癒。內傷頭痛之中，血瘀型頭痛既多見又難癒。難癒之因為病程長、病位深，病入血分。多見之因，是因風、寒、濕、痰、火、虛等病邪，日久不癒，最易轉瘀。故治頭痛，從瘀論治，既為常法，又為大法。此乃「治風先治血，血行風自滅」之意。

三、頭痛（神經性頭痛）

例　張某某，女，81 歲。忻州上寺村人。2006 年 12 月 15 日初診。

【病史與檢查】雙側太陽穴、頭維穴、頭枕部脹痛1年，或鈍痛，或頭部有緊束感。每次發作二三天，痛不可忍。伴有心煩、頭昏、煩躁。既往有失眠、焦慮史。血壓：130／80毫米汞柱。舌紅，少苔，脈弦細。

【辨證】肝陰不足，肝陽上亢。

【治法】平肝潛陽，柔痙止痛。

【方藥】自擬芍藥鉤藤木瓜湯加味。

炒白芍30克　鉤藤30克　木瓜15克　葛根20克天麻12克　全蠍5克　僵蠶10克　甘草6克　酒川芎20克　黃芩12克。

【二診】2007年3月1日。

服上方5劑，頭痛止，但失眠、心煩尚存。舌質紅。上方加生地10克、玉竹15克、炒棗仁15克，繼服5劑。

【三診】2007年3月8日。

服上方5劑後，頭痛未發作，心煩、失眠症狀改善。後1年間發1至2次，均以此方加減取效。

【按】本病例為肝腎之陰不足，肝陽上亢型頭痛。其特點是脹痛，伴有心煩、頭昏、煩躁，舌紅、脈弦細。既有陰虛之本，又有陽亢之標，按常規選方多選杞菊地黃湯合羚羊鉤藤湯加減。

本文首選自擬方芍藥鉤藤木瓜湯，取其標本同治之意。方中重用白芍30克，以滋肝腎之陰，與性味甘平和甘酸的木瓜、生地、玉竹，以增強滋肝柔痙之力，以緩絡脈攣急。方中重用鉤藤30克，與天麻、僵蠶、全蠍伍用，取熄風止痙之效；選天麻，以平肝潛陽；選川芎以活

血止痛。

本方的配伍特點是圍繞絡脈攣急，或舒痙，或柔痙，或解痙，或滋陰以舒，或熄風以通，或酸甘以柔。絡脈得柔、得滋、得舒、得通，頭痛自止。這可能與本方藥物具有鎮痛、鎮靜、解痙，改善頭部肌肉緊張度，進而改善頭部的血液供應有關。凡外傷性頭痛、緊張型頭痛、神經性頭痛、三叉神經痛，多選此方，每有較好療效。此乃治痛先柔痙，痙柔痛自止。

辨治體會

頭痛一證，按中醫辨證，有外感與內傷之分；按西醫分類，有血管性、神經性、緊張性、叢集性、外傷性、代謝性、顱內壓性等不同；亦有面部、頸部結構疾病所致的頭痛或面痛。因此，在實際工作中，首先要警惕和排除顱內占位性病變即所謂「警惕性頭痛」，後者包括腦疝、蛛網膜下腔出血、顱內血腫及感染等，以免延誤病情，造成嚴重後果。

在排除顱內占位性病變引發頭痛的因素外，再按中醫辨證分型，結合西醫的辨病用藥。如為血管性頭痛，可選桃紅四物湯加減；如為神經性頭痛，可選芍藥鉤藤木瓜湯加減；如為頭悶痛、頭暈痛，兼有體胖、高血脂等症，可選自創方活腦湯治療。

在辨證用方中，要特別注重配伍，治頭痛必用酒川芎。風寒頭痛多配白芷、防風；風熱頭痛多配石膏、菊花；風濕頭痛多配羌活、藁本；痰濁頭痛多配膽星、半

夏；血瘀頭痛多配桃仁、紅花；肝鬱頭痛多配柴胡、薄荷；氣虛頭痛多配黨參、黃耆、升麻；血虛頭痛多配當歸、熟地、白芍；腎虛頭痛多配何首烏、桑椹子。

辨病配伍，亦是余治療頭痛的一大特色。頑固性頭痛，酒川芎伍全蠍；血管性頭痛，多用酒川芎伍白芍、鉤藤；外傷後或腦手術後頭痛，多用川芎伍紅花；頸源性頭痛，多選羌活配葛根；耳源性頭痛，多選梔子配龍膽草；眼源性頭痛，多選木賊配菊花；鼻源性頭痛，多選蒼耳子配白芷；三叉神經痛，多選川芎配蜈蚣；心因性頭痛，多配合心理疏導。總結自己治頭痛的經驗是，注重活血化瘀，重用酒川芎，取「治風先治血，血行風自滅」之意；重用白芍，取「治痛先解痙，痙解痛自止」之意。川芎與白芍並用，白芍與鉤藤並用，活血之中兼顧柔痙，柔痙之中兼顧標本，痛久兼顧通絡，病暫兼顧祛邪。

第九節　眩暈

一、眩暈（內耳眩暈症）

例　張某某，男，54 歲。山西省體委幹部。1993 年 6 月 5 日初診。

【病史與檢查】間斷發作性眩暈已 6 年，近來病情加劇，發作次數由 1 月數次增至 1 週三四次。每次發作前，周圍景物旋轉，頭不可動，目不可睜，喜暗畏光、動則噁心、嘔吐，口苦黏膩，大便黏滯，小便混黃。查體形肥胖，苔黃厚膩，脈濡滑。

【辨證】脾虛濕盛，痰熱上擾，蒙蔽清陽。

【治法】清化熱痰，理氣和中。

【方藥】自擬方。

竹茹 15 克　白朮 30 克　茯苓 30 克　半夏 30 克　枳實 15 克　生薏仁 20 克　膽南星 12 克　天麻 12 克　黃連 10 克　龍膽草 15 克　滑石 10 克（包）　甘草 5 克　菖蒲 15 克　鮮竹瀝液 10 毫升。

水煎服，每日 1 劑，分兩次服。

【二診】1993 年 6 月 11 日。

服 5 劑後，眩暈消失。取上方 5 劑（隔日 1 劑），以鞏固療效。

【按】本例患者為痰熱上擾型眩暈，發作時噁心、嘔吐，且形體肥胖，腹脹便秘，苔黃膩，脈滑，尿黃，一派脾虛濕熱徵象，此乃無痰不眩、無虛不眩、無熱不眩的典型病例。痰濕者，健脾化痰，重用半夏、白朮、茯苓；痰熱者，清化痰熱，黃連、膽南星、竹瀝。方中所選藥物，痰熱並治，標本兼顧。故而取效。

二、眩暈（椎——基底動脈供血不足）

例　張某某，男，56 歲。偏關人，司機。2006 年 3 月 28 日初診。

【病史與檢查】患者身體肥胖，數月來，工作勞累。開始頭暈時，自服「眩暈停」，效果不佳。近兩天頭暈眼花，視物旋轉，耳鳴，暈甚欲倒，伴有記憶力下降，四肢不溫。舌質暗，苔白，脈沉細。腦多普勒（TCD)檢查，

提示為：椎一基底動脈供血不足。血壓：130／86 毫米汞柱。

【辨證】肝腎兩虛，痰瘀互結，腦失所養。

【治法】滋補肝腎，活血通絡。

【方藥】活腦湯加味（自創方）。

何首烏 30 克　枸杞子 15 克　女貞子 20 克　旱蓮草 20 克　淫羊藿 15 克　肉蓯蓉 12 克　白朮 20 克　菖蒲 10 克　鬱金 10 克　膽南星 10 克　丹參 30 克　水蛭 4 克　茯苓 20 克　天麻 10 克　地龍 10 克　葛根 20 克　川芎 6 克。

5 劑，水煎服，1 日 1 劑，服 2 劑，停 1 天。

【二診】2006 年 4 月 5 日。

服上方 5 劑，眩暈未發，繼服 7 劑，隔日 1 劑。

【三診】2006 年 4 月 20 日。

服上方 7 劑後，眩暈未發。囑其取上方 5 劑量，製成蜜丸，每丸重 10 克，早晚各服 1 丸。1 年後，患者就診其他病時，自述頭暈再未復發。

【按】本案例為肝腎不足，痰瘀互結所致眩暈。既有脈沉細、四肢不溫、記憶力下降、眼花等肝腎不足之症狀，又有頭暈耳鳴、舌暗、體胖等痰瘀互結之徵。方中選首烏、旱蓮草、女貞子、枸杞子，以填補腎精；以淫羊藿、肉蓯蓉溫腎助陽，取陽中求陰之意；選菖蒲、鬱金、膽南星，滌痰開竅以祛痰；選丹參、水蛭、地龍、葛根，活血通絡以治瘀；選白朮、茯苓取健脾化痰，後天養先天之意。此方痰瘀並治，標本兼顧，陰陽互補，使髓海得

充，痰瘀得除，腦脈得養，眩暈自平。

辨治體會

1. 輔助檢查，有助診斷。

眩暈是臨床上的常見症狀，多見於中老年人。是椎動脈硬化、高血壓病、頸椎病、高血脂症、高黏血症、貧血、冠心病、低血壓、神經官能症、內耳迷路病、腦部腫瘤等疾病的一種症候。選擇適當的輔助檢查或無創性檢查，必要時行頭顱 CT 或 MRI 有助於鑒別診斷。

2. 證型診斷，綱目兩辨。

證型診斷，重在辨虛實夾雜。故辨證應以虛實為綱，以風火痰瘀為目。虛者，主要有氣血虛，腎之陰陽虛；實者，多為風、火、痰、瘀。

臨證要辨清是虛證還是實證，還是虛實夾雜證；在虛實夾雜證中，更要辨清是以虛證為主還是以實證為主，用藥才可根據主次緩急而有所選擇。

眩暈辨虛實，首先要注意舌象和脈象。如氣血虛者多見舌質淡嫩紅少苔，脈弦細數；偏陽虛者，多見舌質胖嫩淡暗，脈沉細、尺弱；痰濕重者，多見舌苔厚滑或濁膩，脈滑；內有瘀血者，可見舌質紫黯或舌有瘀斑、瘀點，唇黯，脈澀。如能掌握以上舌、脈特點，再將患者症狀表現結合起來進行分析，則其病機之虛實不難判斷。

3. 補虛瀉實，注重緩急。

眩暈證實則應瀉，虛則宜補，急則治標，緩則治本。眩暈多屬本虛標實之證，肝腎陰虧，氣血不足，為病之

本；痰、瘀、風、火，為病之標。痰、瘀、風、火各具特點，如風性主動，火性炎上，痰性黏滯，瘀性阻絡等等，都須加以辨識。其中尤以肝風、肝火為病最急，風升火動，兩陽相搏，上擾清空，症見眩暈、面赤、煩躁、口苦，重者甚至昏仆，亟應注意。

4. 扶正祛邪，痰瘀同治。

余自創活腦湯，具有扶正祛邪、先後天並重，痰瘀同治之效。眩暈是發作性疾病，患者常處於緩解期，此時其病主要以「本虛」為主，兼以標實。

所謂「本虛」即元氣耗損，氣血不足，肝腎陰精虧虛則腦脈失養，髓海空虛，肢體功能活動障礙。所謂「標實」即痰濁、瘀血阻滯腦竅脈絡，而痰濁瘀血又為正氣虧虛所致，「氣行則血行」，氣虛則運血無力，血流不暢而成瘀，水液不化而成痰。因此，根據「急則治標，緩則治本」的治療原則，本著治病求本，從先後天之本入手，擬補氣補腎以益腦髓，達到扶正以祛邪，「寄補為通，寓補為消」之目的。

眩暈日久，必有痰瘀阻絡之變。痰瘀均為津液代謝失常的產物，且易互相轉化、互為因果，所以，常需祛痰活血通絡，臨床常獲良效。

5. 活腦湯應用範疇

(1) 眩暈緩解期治療與預防。

(2) 高血脂症的治療與預防。

(3) 高黏血症的治療與預防。

(4) 腦動脈硬化的治療與預防。

(5) 缺血性腦血管病的緩解期的治療與預防。

(6) 肥胖等亞健康人群的保健用藥。

(7) 50 歲以上人群心腦血管保健用藥。

第十節　胃脘痛

胃脘痛是指以胃脘部疼痛為主，並伴有痞滿、泛酸、噯氣、燒灼、消化不良、嘈雜、納差等症狀。常見於西醫所指的急慢性胃炎、慢性萎縮性胃炎、胃十二指腸潰瘍、胃痙攣、上腹疼痛綜合徵等病。本病臨床極為多見。

本病病在胃，關乎於肝、脾，在消化系統疾病中居首位。臨證應注意排除膽囊、肝臟、胰腺的病變。本書所舉胃脘痛病例僅限於十二指腸球部潰瘍、慢性萎縮性胃炎。

一、脾胃虛寒型

例　華某某，男，38 歲。偏關縣政府幹部。2004 年 1 月 10 日初診。

【病史及檢查】其人體瘦弱，面白黃。胃脘疼痛已 10 餘年，時作時止，每年冬春發作頻繁，近 1 個月加重，饑餓時發作，入少量食物緩解。其痛喜溫喜按，納呆，便溏。舌淡，苔白，脈虛弱。

胃鏡檢查：十二指腸球部潰瘍。查體：腹部柔軟，於臍右 3 公分向上 6 公分處壓痛明顯。

【辨證】脾胃虛弱，中氣不足。

【治法】溫中健脾，緩急止痛。

【方藥】黃蓍建中湯加味。

炙黃蓍 18 克　炒白芍 18 克　炙草 15 克　桂枝 9 克　飴糖（兌）18 克　炒黨參 12 克　焦白朮 15 克　半夏 6 克　陳皮 6 克　茯苓 10 克　生薑 3 片　大棗 4 枚。

6 劑，水煎服，每日 1 劑，連服 3 劑。隔 1 天再服 3 劑。

【二診】2004 年 1 月 18 日。

藥後脘痛止，納呆、便溏同前，泛酸多。選《醫宗金鑒·雜病心法要訣》開胃進食湯加減。

黨參 12 克　白朮 15 克　茯苓 12 克　炙草 6 克　半夏 10 克　陳皮 10 克　丁香 6 克　木香 6 克　藿香 10 克　蓮肉 15 克　厚朴 10 克　砂仁 10 克　炒麥芽 15 克　神麴 12 克　海螵蛸 20 克　炒薏仁 15 克　白及粉（沖）5 克。

10 劑，水煎服，隔日 1 劑。

【三診】2004 年 2 月 10 日。

藥後疼痛未發，食增，大便已成形，泛酸止。囑選香砂養胃丸，每日 2 袋。堅持服用 1 月以善後。

【按】本例胃脘痛反覆發作多年，屬虛勞腹痛。故先取黃蓍建中湯合六君溫建中陽。方中芍藥配飴糖，酸甘化陰；桂枝配飴糖，辛甘化陽。中氣得健，陰陽平衡，疼痛速止。二診更方為開胃進食湯。方中六君坐陣中州，健脾理氣除濕，配合三香，化濕降逆；蓮肉、砂仁、神麴、白蔻，強化了健脾、固腸、斂潰、制酸之功。故服藥 10 劑後，即見體健、食增，諸症消失。為鞏固療效，選香砂養胃丸善後。

二、虛實夾雜型

例 班某某，男，69歲。忻州市工程公司退休職工。2005年12月11日初診。

【病史及檢查】上腹部痞悶，反覆疼痛4年。近半年加重。伴燒灼、口乾、口苦、大便不暢、食慾不振、噯氣、噁心。舌質偏紅，少苔，脈弦細。胃鏡檢查：胃黏膜皺襞平滑變薄。胃液分析提示：胃液分泌游離酸缺乏。西醫診斷：慢性萎縮性胃炎。

【辨證】氣陰兩虛，氣滯血瘀，內有鬱熱。

【治法】補氣養陰，理氣活血，清宣鬱熱。

【方藥】胃可舒（自擬方）

黃蓍15克　白朮15克　山藥15克　茯苓10克　枸杞子12克　當歸6克　生地10克　白芍15克　赤芍15克　丹參20克　丹皮12克　鬱金12克　莪朮12克　厚朴10克　龍葵20克　白花蛇舌草30克　烏梅10克　佛手15克　枳殼15克　蛇莓20克。

水煎取汁，分3次（兩天）服。本方隨症加減，連服3月共40劑後，疼痛基本消失，症狀穩定，食慾佳，體重增，大便暢。將上方10倍量共研細末，煉蜜為丸，每丸10克，每日3次，每次1丸，連服6月。

半年後，經山西省人民醫院胃鏡復查、胃液分析，診斷為：慢性淺表性胃炎。

【按】久病必虛。本例為慢性萎縮性胃炎，屬氣陰兩虛。氣虛宜補氣，陰虛宜濡潤。補氣者黃蓍、白朮、山

藥、茯苓，重在補脾氣；養陰者生地、烏梅、白芍、枸杞子，以養胃陰；久痛必滯，佛手、枳殼、厚朴，理氣開滯；久痛必瘀，選丹參、莪朮、赤芍、當歸、鬱金，以活血消瘀；選丹皮、白花蛇舌草、龍葵、蛇莓，涼血解毒，重在清熱防癌變。體現了辨證與辨病結合的思路。全方補氣養陰以扶正，行氣活血解毒以祛邪。體現了扶正驅邪的用藥法則。本病只要辨證準確，用藥合理，堅持治療，對萎縮性胃炎有預防、阻斷、逆轉之效。

辨治體會

1. 通腑法貫穿胃病始終

六腑以通為用。治腑病以通為補。因此，不論病程長短，在辨證選方的基礎上，加適量的通腑藥物，如通下之大黃、炒萊菔子、神麴、二芽、山楂；理氣之木香、枳殼、檳榔。取通則不痛之意。

2. 辨證加辨病用藥

辨證選主方，辨病加輔藥。是余選方組藥的一大法則，如消化性潰瘍，在辨證組方中必加制酸護膜藥。

制酸選烏賊骨、煅瓦楞子、浙貝母；護膜選白及、三七；如為幽門螺旋桿菌感染，多選黃連、黃芩、雙花；慢性胃炎中，屬於胃酸減少型，如萎縮性胃炎，胃液分析多有低酸缺酸特點，多選烏梅、五味子、木瓜、山楂，生發胃陰；如為消化性潰瘍或糜爛性胃炎，除加生肌藥外，還應加鬱金、佛手、元胡等行氣活血藥，改善病灶的血液循環，以利修復。

3. 擇時服藥，以防復發

脾胃虛弱是胃痛的內因，占胃痛疾病中很大的比例。不少患者在治癒之後，仍會因飲食不當而復發。該病復發時間多在冬春之交，因此，在冬春未病之前，給予健脾益氣之藥，如黨參、黃耆、白朮、茯苓。

4. 守方守法，靈活加減

臨證有一原則，即效不更方。即使是服藥不效，只要辨證正確，千萬不要更換方藥。

如消化性潰瘍、糜爛性胃炎、萎縮性胃炎，都有一定的見效時限，不能操之過急。只有堅持服藥，結合飲食、起居、精神進行適當調理，才可以徹底治癒。

第十一節　消渴（糖尿病）

消渴，歸屬西醫糖尿病範疇。其發病與遺傳、免疫、環境等因素有關。臨證最典型的症狀為「三多一少」，但臨床上非典型者更為多見。本病應以中西醫結合治療為宜，不論採取何種手段，總以控制血糖，改善症狀，預防併發症為目的。

本病中醫論治的基本原則是辨證論治，其主要病機是本虛（氣陰虛）、標實（熱、痰、瘀）。治療必須掌握早、中、晚三期。現概述如下：

一、早期：陰液虧損，燥熱偏盛階段

1. 症候特點：

口渴，多飲，心煩，手足心熱，尿黃，大便乾燥，多食。舌紅，苔黃，脈數等。

2. **選方**：甘露飲加減。

生地 12 克　熟地 12 克　天冬 6 克　麥冬 15 克　元參 15 克　黃芩 15 克　炙杷葉 15 克　石斛 12 克　枳殼 12 克　茵陳 10 克　花粉 15 克。

水煎服，每日 1 劑，服 2 天停 1 天。

3. **加減**：

大便乾燥加元明粉 5～10 克、大黃 6～10 克；消穀善饑加生石膏 10～30 克、黃連 5～10 克；兼氣虛者，加人參 3～5 克、黃蓍 10～15 克。

【**按**】此期病程較短，體質尚好，陰虧不甚，燥熱、濕熱突出，治以養陰增液與泄熱為主。一般堅持治療 1～3 個月。當症狀消失，血糖處於穩定時，中藥改為丸劑（水丸），堅持服用 3～6 個月，以鞏固療效。並注意長期定時檢查血糖、尿糖情況。

二、中期：氣陰兩傷，脈絡瘀阻階段

1. **症候特點**：

神疲困乏，肢端麻木、疼痛（灼痛或刺痛），膚燥，性慾淡，視物模糊。舌淡暗或瘀斑，脈虛細澀。

2. **選方**：

人參 6 克　山藥 20 克　元參 15 克　麥冬 15 克　黃蓍 30 克　五味子 15 克　熟地 12 克　生地 12 克　川芎 10 克　赤芍 20 克　澤蘭葉 20 克　水蛭 4 克　鬼箭羽 10

克　雞血藤 30 克　丹參 20 克　葛根 20 克　花粉 15 克
蒼朮 10 克　山萸肉 12 克　枳殼 12 克　鬱金 12 克。

水煎服，1 日 1 劑，連服 2 劑停 1 天，再服。

【按】此期病程較長，氣陰虧損明顯，瘀阻證候漸
現。故在補氣養陰的同時，逐漸加強活血化瘀和祛痰通絡
之品，以標本兼治。此期宜中西結合並治。既控制血糖，
又預防和延緩併發症的發生和進展。

三、晚期：陰損及陽，陰陽兩虛階段

1. 症候特點：

腰膝酸軟，行走漂浮，五心煩熱或四肢不溫，或視物
模糊，神識遲鈍。或表現為惡病質。舌淡暗，脈細數。

2. 選方：自擬固本湯。

熟地 12 克　山藥 15 克　山萸肉 15 克　人參 8 克
鹿角膠（兌）5 克　龜膠（兌）5 克　淫羊藿 15 克　紫何
車膠囊（吞）4 粒　黃精 15 克　何首烏 15 克　熟附子 10
～15 克。

3. 加減：

如併發周圍神經病變（手足麻木、肢端怕冷、局部疼
痛），加黃蓍、桂枝、白芍、雞血藤、當歸尾、木瓜、威
靈仙等；併發心腦血管病（胸痹、偏癱），加瓜蔞、薤
白、丹參、菖蒲、鬱金、地龍等；心律失常者合生脈飲；
併發高血壓（出現頭痛、肢端麻木），加川牛膝、明天
麻、代赭石、羚羊角、珍珠母等；併發腸道病，便秘加熟
軍、桑椹、紫菀、瓜蔞仁、菟絲子等；泄瀉者，當辨證選

藥；併發腎病（浮腫、蛋白尿），加黃耆、丹參、益母草、白朮、茯苓、芡實、炮蝟皮、金櫻子等；併發重症瞼下垂，加黃耆、桂枝、葛根、丹參、枳殼；併發糖尿病足，四妙勇安湯加甲珠、王不留行、漏蘆等。

【按】此期本虛突出，精、氣、神已衰，治以陰陽氣血俱補。臨證必須辨證與辨病相結合，辨明併發症的病位、輕重、病性，在基礎方「固本湯」的基礎上，謹守病機，隨證化裁。

此期應中西醫結合治療。平時要堅持體育鍛鍊，調節情志。對患者要進行糖尿病知識的宣傳教育，使其按照控制飲食、改變不良飲食習慣、節房事、限勞役、慎起居的要求調理。

第十二節　泄瀉

泄瀉是由多種原因引起的一個症狀。以大便次數增多，糞便不成形，呈稀、溏、水、濁改變，或挾有完穀、黏液、膿血。包括西醫學中消化道器質性或功能性病變。如急慢性結腸炎、腸易激綜合徵以及腫瘤、糖尿病、結核等引起的腹瀉症。

一、辨證要點

1. **辨急慢**：急性者為發病急，病程短（兩月以內），常以濕熱為主。慢性者，病程長，多以虛、寒、濕為主。

2. **辨輕重**：泄瀉能食者為有胃氣，主病輕，預後良

好；泄瀉不能食者，為胃氣傷，主病重，預後較差。即所謂「有胃氣者生，無胃氣者死」。

3. **辨寒熱**：應掌握五個關鍵字，即：渴（渴與不渴）、消（多喝或少喝）、喜（喜熱飲或喜冷飲）、煩（有無心煩）、便（大便是清澈還是穢濁，小便是白還是黃濁）。以此五字為切入點，辨別寒與熱。

4. **辨虛實**：也應掌握五個關鍵字，即：脹（時脹還是常脹）、痛（喜按還是拒按）、聲（宏亮還是怯弱）、時（久病還是新病）、稟（素體弱還是強壯）。以此五字為切入點，以辨虛實。

5. **辨兼症**：

挾風：表現為畏風，便呈噴射狀。

挾暑：發病在暑天，面垢、煩渴、自汗。

挾食：脘腹痞脹，噯腐酸臭。

二、常見證治法

1. **水瀉**——多水腸鳴腹不痛——胃苓湯加減。

2. **寒瀉**——鴉溏清澈痛雷鳴——附子理中湯加減。

3. **飧瀉**——完穀不化名飧瀉——升陽益胃湯加減。

4. **脾瀉**——脾虛腹滿食後瀉——參苓白朮散加減。

5. **腎瀉**——腎瀉寒虛晨數行——四神丸加減。

6. **胃瀉**——噫氣腹痛穢而黏——承氣或平胃湯或保和丸加減。

7. **痰瀉**——時瀉時止即屬痰——六君加大黃飲。

8. **飲瀉**——渴飲瀉復渴飲瀉——春澤湯合甘露飲加減。

9. **火瀉**——火瀉陣陣痛飲冷——芍藥葛根芩連湯。

10. **暑瀉**——暑瀉面垢汗渴煩——六一散加紅麴。

11. **滑瀉**——滑瀉日久不能禁——八柱合附子理中湯。

12. **久瀉**——寒熱錯雜便黏滯——烏梅丸加減。

13. **痛瀉**——腹痛即瀉木侮土——痛瀉要方加味。

三、病案選擇

例 1 寒熱互結型。

錢某某，男，46 歲。大同市人。1984 年 10 月 14 日
初診。

【病史及檢查】泄瀉遷延日久，日五六行。大便黏滯
或挾黏液，腹痛，肛門重墜。舌淡紅，苔黃膩，脈濡數。
寒熱錯雜，虛實並見。

【治法】扶正祛邪，寒熱並用。

【方藥】烏梅湯加減。

烏梅 15 克　黃連 10 克　黃柏 10 克　乾薑 3 克　製
附子 5 克　肉桂 5 克　川椒 3 克　細辛 3 克　當歸 6 克
人參 3 克。

7 劑，水煎服，1 日 1 劑，連服 2 天停 1 天。

【二診】1984 年 10 月 25 日。

藥後大便日一二行，無黏液，痛墜消失。黃膩苔變薄
白苔。但納少，身軟。上方黃連、黃柏各減半，加白朮
10 克、蒼朮 10 克、茯苓 10 克。

10 劑，隔日 1 劑。1 月後，患者告知，大便已正常，
精神振，飲食增。

例2 肝鬱濕阻型。

曲某某，女，48 歲。忻州師範學院教師。2006 年 6 月 5 日初診。

【病史及檢查】大便稀爛，日十數行，間發 1 年，挾有少量黏液，腹痛即瀉，瀉後痛緩。其瀉常因精神、情緒而誘發或加重。伴腸鳴、納呆、四肢困乏、胸脘滿悶。苔白膩，脈弦虛。

【治法】補土瀉木。

【方藥】痛瀉要方加減。

白朮 15 克　炒白芍 16 克　陳皮 10 克　防風 16 克
烏梅 6 克　炙草 5 克　藿香 10 克　澤瀉 10 克　木香 6 克
厚朴 6 克　生薏仁 15 克　柴胡 10 克　白蔻 5 克。

7 劑，水煎服，1 日 1 劑，連服 2 天停 1 天。

【二診】2006 年 6 月 18 日。

藥後大便日 2 行，黏液除，腹痛輕。唯素體脾虛，仍易疲倦，納少，食後胃中嘈雜吞酸。上方加黨參 15 克、茯苓 15 克、黃連 6 克、吳萸 5 克。

10 劑，隔日 1 劑，水煎服。

藥後瀉止，精神振，食慾增，胃中嘈雜吞酸已少。唯口乾、心煩及受冷後偶瀉。以烏梅丸早晚各 1 丸善後。

第十三節　痞滿（慢性胃炎）

例 翟某某，男，56 歲。原平同川人。2007 年 3 月 10 日初診。

【病史與檢查】胃脘部滿悶，噯氣頻頻，自覺脘腹悸動上沖咽喉，局部喜溫喜按，按壓下後悸動上沖減緩。伴有口乾口苦，小便黃，大便乾。舌質紅，苔微黃。胃鏡診斷：慢性淺表性胃炎。

【辨證】脾胃虛弱，寒熱錯雜。

【治法】和胃消痞，辛開苦降。

【方藥】半夏瀉心湯加味。

半夏 10 克　黃連 5 克　黃芩 10 克　乾薑 6 克　炙草 6 克　熟軍 10 克　人參 10 克　陳皮 10 克　枳殼 10 克。

【二診】2007 年 3 月 16 日。服藥 5 劑，大便通，滿悶輕，悸動緩，薄黃苔漸退。唯食慾不振，上方加神麴 15 克、炒二芽各 15 克，間服 6 劑而癒。

【按】本案例為痞滿證，屬於寒熱痞滿。是由脾胃中氣不足，寒熱互結於胃所致。方中選半夏瀉心湯，在於和胃降逆，開解痞滿。其特點是，寒熱並用，補瀉並施。在主方中加熟軍以緩瀉；加枳殼以辛散；加陳皮以和胃。共奏辛散苦瀉甘溫補脾之效。正如《醫方考》所言：「瀉心者，瀉心下之邪也，薑、夏之辛，所以散痞氣；芩、連之苦，所以瀉痞熱；痞之既成，脾氣必虛，人參、甘草、大棗所以補脾之虛也。」

辨治體會

1. 脾胃升降失司是其基本病機

痞滿以心下痞滿，滿悶不舒，既無硬痛，又無外形脹急為主要臨床表現。其證候有虛實之殊，病因有食、氣、

痰、虛之異。終因脾之清陽不升，胃之濁陰不降，中焦升降失常，不得轉樞所致。故脾胃的升降失司是痞滿證的基本病機。

2. 寒熱錯雜病證最為常見

痞滿一證，有實證，有虛證，有寒證，亦有熱證。臨證以寒熱錯雜證型多見。其病證特點是，胃脘痞滿，疲倦納呆，口苦口乾，舌質淡，舌苔微黃膩。如萎縮性胃炎之痞滿，多是病久鬱而化熱，多屬此型。

3. 溫、清並用，是其用藥特色

溫補可健脾，選黃耆、人參、白朮、升麻等升陽降濁之藥，也可選乾薑、吳萸等溫中散寒藥。辛開可運脾，可選砂仁、枳殼、陳皮、半夏等芳香辛散藥，也可選二芽、山楂等消食導滯藥。苦降清瀉可除鬱熱，可選黃芩、黃連；苦寒通腑可選大黃、枳實。亦溫亦清，亦補亦運，亦升亦降，脾胃升降功能自能恢復。

第十四節　便秘

便秘是指糞便乾結，排便困難或排便不盡、排便次數減少（每週少於 3 次）等。臨證當分辨虛實。實者易治，虛者難醫。今就虛者證治介紹如下：

虛秘，本病多見於年老、體弱、病後、產後、術後，常伴有神疲乏力，納少，失眠，腰膝酸軟，大便乾，手足心煩熱或四肢不溫，或頭暈耳鳴，或舌淡苔白，或舌紅少苔，脈虛弱無力，或沉弦細數。

【治法】謹守病機，補虛通便。

【方藥】補虛通便湯（自擬方）。

黃蓍 30 克　當歸 15 克　肉蓯蓉 15 克　桑椹子 20 克　紫菀 15 克　枳殼 15 克　熟軍 15 克　瓜蔞仁 15 克　火麻仁 15 克　厚朴 10 克　杏仁 10 克　何首烏 15 克。

【加減】氣虛加人參 5 克　或黨參 15 克、升麻 5 克、柴胡 5 克、生白朮 30 克；血虛加雞血藤 30 克、熟地 10 克、生地 10 克、白芍 15 克；腎陰虛加元參 15 克、生山藥 15 克、黑芝麻 15 克、山萸肉 20 克；腎陽虛加附子 10 克、菟絲子 15 克；津虧者加麥冬 15 克、生地 10 克、元參 15 克；大便乾硬者加元明粉 5～10 克、鬱李仁 12 克；氣滯者加木香 6 克、烏藥 10 克、檳榔 10 克。

另對於糞便乾結者，臨床可結合導法治療。

辨治體會

1. 通降腑氣以治標

便秘是有形之實滯積於腸道，不能按時排出。不論實秘虛秘，治則離不開通降腑氣。最常用的藥物是大黃。但大黃有生熟之分。余治療便秘的首診方中，尤其是實秘中，必用生大黃（後下），虛秘常用熟大黃，取「生者氣銳而先行，熟者氣鈍而和緩」之意。

2. 補益增液以治本

年少者多實秘，年老者多虛秘。虛秘之證，其本為虛，或氣虛，或陽虛，最多見的是陰虛，故補益與滋養津液是治療虛秘尤其是老年性便秘的一條途徑。常用生黃

蓍、太子參以補氣通便;肉蓯蓉、巴戟天以溫陽通便;選桑椹、當歸、熟地、白芍以養血通便;選枳殼、紫菀以降潤通便;選生首烏、麥冬、生地、火麻仁、生山藥、枸杞子、旱蓮草以增液通便。

3. 用藥特點:

脾虛便秘:生白朮用至 30 至 50 克。

氣虛便秘:黃蓍用至 30 至 50 克。

血虛便秘:雞血藤用至 50 至 100 克。

津虧便秘:麥冬用至 30 克。

陽虛便秘:菟絲子用至 20 至 30 克。

4. 便秘危害必提醒

便秘除對患者直腸、肛門及毗鄰臟器有一定的影響外,還可引起糞性潰瘍、直腸炎、直腸脫垂、內外痔、出血、肛門直腸感染、尿道機械性梗阻等併發症。此外,對全身疾病,特別是心腦血管病,如心絞痛、心肌梗塞、心律紊亂、高血壓病、腦動脈硬化、腦血管意外等都有很大的危害。務必提醒患者注意。

5. 預防調理必告知

包括飲食調理、情緒調理、運動調理等方面,以促進腸蠕動增強,排便通暢。

第十五節　膽脹（膽石症）

例　李某某,男,36 歲。2007 年 3 月 15 日初診。

【病史與檢查】右脅隱痛,反覆發作 2 月。疼痛放射

至右肩。每在晚上或食後加重。2 月前超音波檢查：膽囊多發結石，最大的有 0.6 公分×0.4 公分結石。口服消炎利膽片治療半年，再次超音波：多發性膽囊內結石同前。現症見右上腹隱痛，伴口苦、尿黃、大便乾、納差、苔黃膩、脈弦。

【辨證】肝脾不和，濕熱鬱結。

【治法】疏肝理氣，利膽排石。

【方藥】自擬利膽排石湯。

小葉金錢草 60 克　海金砂 30 克　鬱金 20 克　大黃（後下）10 克　茵陳 15 克　柴胡 12 克　枳殼 30 克　木香 10 克　茯苓 12 克　川芎 10 克　雞內金 15 克　甘草 6 克　黃芩 10 克　白芍 20 克　穿山甲 6 克。

【二診】2007 年 4 月 20 日。連服上方 15 劑後，疼痛緩，口苦、尿黃減，大便暢。超音波檢查：膽囊內未見結石。

【按】本案例為膽囊內多發性結石，結石為 0.6 公分×0.4 公分，屬小結石。臨床觀察，膽結石在 0.8 公分以上者，一般不易排除，在 0.8 公分以下或泥沙樣結石可選中藥排石。從症情分析，隱痛屬於排石反應期，即發作期。從兼症分析，口苦、尿黃、大便乾、舌苔黃膩，為肝膽濕熱盛。然而，肝膽濕熱，源於肝氣不疏，膽道不暢。故自創排石方，集疏肝、利膽、清熱利濕、排石諸法為一方，故而排石成功。臨床體會，選白芍之酸斂，可使膽囊收縮；選枳殼之辛擴，可使奧狄氏擴約肌鬆弛。二者配伍，一收一擴，可利膽石排除。

辨治體會

1. 適應證的選擇

結石有大小，病症有緩急，炎症有輕重。如何選擇適宜中醫藥治療的膽結石病例，是中醫排石的前提。我的體會是：借助現代醫學的診斷手段，對膽結石做出明確的定性、定位和定量，在明確結石的部位、大小、數量、形態，以及膽管、膽囊的解剖和功能，並瞭解其臟器和全身情況的前提下，在預測應用中藥可以取得療效的前提下，才選用中藥治療。一定要避免在選擇適應證時的盲目性。

具體地講：

(1) 單發或多發結石，但總數小於 10 個；或膽囊結石小於 0.8 公分。

(2) 病史不長者。

(3) 體質好，無心腦腎疾病者。

(4) 膽囊無明顯炎症，膽道無狹窄或畸形者，且收縮功能較好者。對那些膽道較長，且狹窄、迂曲者不宜選用中藥。

2. 排石時機的選擇

急性發作期，由於炎症反應致膽道內壓增高，膽蠕動明顯增強，此時因勢利導，予以通下排石治療，有利於結石排出。靜止期，一旦出現「排石反應」，如脅痛不適時，此時應投通下排石之藥，易獲良效。

3. 特殊情況的處理

排石無效，症狀加重的應急處理：服中藥排石，若掌

握好適應證，一般不會加重病情，一旦排石無效，極個別症狀加重或疼痛加劇，梗阻嚴重者，或中毒休克，或膽囊壞疽，或膽道穿孔，應立即手術治療。

4. 用藥特色

膽石症的主要病機為濕熱鬱結，膽汁淤積，久積成石是其病因所在，故在發作期選用以通降為主的方藥。如大柴胡湯加減，具有較好療效。

具體地講，一是通腑以降，用大黃、芒硝、檳榔；二是疏肝以通，用柴胡、白芍、枳殼；三是清熱以降，用金錢草、龍膽草、梔子；四是利濕以降，用茵陳、滑石；五是理氣行氣以降，用元胡、川楝子；六是活血化瘀以通，用三棱、莪朮；七是溶石以通，用海金砂、雞內金、白礬、火硝。諸法集於一方，共奏通降之效，既能促進膽囊收縮、膽汁分泌，又能鬆弛奧狄氏括約肌和溶石。實踐證明，治療膽石症，不能單用一法一方，而是要將以上諸法相互聯繫，相互協調，靈活運用，方能相得益彰。

第十六節　脅痛
（急性單純性膽囊炎）

例　張某某，女，54 歲。2006 年 5 月 4 日初診。

【病史與檢查】右上腹疼痛 7 天，時輕時重，疼時徹背（右側），間斷發作，每於餐後或生氣後加重。伴有口苦、咽乾、大便乾、納少、尿黃、苔微黃、脈弦。查體：體溫正常，鞏膜無黃染。經超音波、化驗檢查後確診為：

急性單純性膽囊炎。

【辨證】肝鬱氣滯，濕熱壅結。

【治法】疏肝利膽，行氣止痛。

【方藥】大柴胡湯加減。

柴胡 15 克　大黃（後下）10 克　枳實 15 克　厚朴 15 克　黃芩 15 克　茵陳 15 克　白芍 18 克　木香（後下）12 克　鬱金 15 克　茯苓 10 克　檳榔 15 克　甘草 6 克　元胡 10 克　川楝子 10 克　半夏 12 克　公英 20 克。

【二診】2006 年 5 月 7 日。服藥 3 劑，疼痛緩，大便暢，口苦、咽乾減。囑其上方再服 6 劑後（隔日 1 劑），諸症皆除。

【按】本案例為急性單純性膽囊炎，雖稱為急性，但體溫正常，無黃疸，疼痛亦緩，故用純中藥治療。方中首選柴胡、白芍、川楝子、元胡、木香、鬱金以疏肝利膽、理氣止痛；次選大黃、枳實、厚朴、黃芩、檳榔、公英、茵陳以通腑瀉熱、行氣止痛。全方集疏肝以通、利膽以通、通腑以通、瀉熱以通、行氣理氣以通、降逆以通為大法而收效。

辨治體會

1. 診斷——辨證與辨病結合

中醫重在辨證，無膽囊炎病名；西醫重在辨病，又有急慢性之分，且急性者易產生變症。臨證在診斷此病時，當利用超音波、實驗室等檢查手段，以明確病位、病性。在此篩選的基礎上，進行辨證分型，以選擇最適合中醫治

療的方案。其特點是，較少誤診，療效較好。

2. 治療——當分急性與慢性

急則治標，多用中西醫結合治療；緩則治本，多用中藥治療。即急性期，以清熱利濕、通裏攻下為主；緩解期，當辨清標本虛實，實則清熱利膽，疏肝行氣泄腑；虛則健脾和胃，養陰柔肝，理氣通腑。

3. 治則——以「通降」為法

不論是急性膽囊炎，還是慢性膽囊炎，中醫認為病機是膽氣不暢；西醫認為病因是膽道不通。故治療本病以「通降」為大法。通降之法，一是通瀉胃腑，使大便通暢，腑氣得通，膽氣得暢，故必選大黃等通便藥；二是疏肝以通，疏肝可以利膽，可以和胃，可以行氣，故多選疏肝理氣之藥，如柴胡、青皮、香附等；亦須選利膽之藥，如茵陳、金錢草之類。

諸種通法皆可應用於本病的治療。包括疏肝理氣，通腑瀉熱，消導積滯，行氣導滯，疏肝利膽，活血祛瘀等。

4. 預防——緩解期間服中藥

慢性膽囊炎的特點是，遷延難癒。故總結自己治療慢性膽囊炎的一大特點是：緩解期間服中藥，每週一二劑，許多患者病情穩定較少復發。

第十七節　痰證（血脂異常）

例　張某某，男，56 歲。某飯店職工。2006 年 10 月 30 日初診。

【病史與檢查】形體肥胖 5 年，近 3 日頭昏悶，逐漸加重。職業：廚師。在某三級醫院檢查：血黏度：高黏（++++）；血脂：總膽固醇：8.6 毫摩爾／升，甘油三酯：6.5 毫摩爾／升；血壓：142 ／ 90 毫米汞柱。兼有大便乾，舌暗苔白，脈沉滑。

【辨證】脾腎兩虛，痰瘀內阻。

【治法】補脾益腎，化痰祛瘀。

【方藥】消脂湯（自創方）。

生白朮 15 克　生薏仁 30 克　何首烏 20 克　靈芝 12 克　膽南星 10 克　鬱金 12 克　菖蒲 10 克　丹參 30 克　生山楂 20 克　苦丁茶 10 克　澤瀉 15 克　生大黃 6 克　決明子 10 克　川牛膝 12 克　地龍 10 克。

【二診】2006 年 12 月 15 日。服上藥 30 劑後，頭暈漸減，精神亦增，唯口乾如前。加天花粉 15 克，繼服 15 劑，隔日 1 劑。

【三診】2007 年 1 月 16 日。藥後頭清目爽，腹圍縮小，體重下降 4 公斤。化驗：總膽固醇 6.6 毫摩爾／升，甘油三酯 1.7 毫摩爾／升，血黏度（+）。囑患者隔日服藥 1 劑，再服 1 月以鞏固療效。

【按】此例為脾腎不足，痰瘀內阻型病例。方中首選何首烏、靈芝，以益腎；白朮、薏仁以健脾；選膽星、鬱金、石菖蒲以化痰濕；選丹參、地龍活血祛瘀通脈絡；選澤瀉、苦丁茶、決明子、生山楂以降血脂；選大黃通腑瀉濁。全方標本兼顧，既能補腎脾以降脂，又能化痰祛瘀降濁。適用於脾腎不足，痰瘀互結之高血脂症。

辨治體會

1. 未病先防，及早干預。

防治高血脂症和動脈硬化是當今醫學研究的難點和熱點。難在中期病人和中年病人沒有症狀，不予重視上。臨證上余多根據患者年齡、體質類型，結合舌苔、脈象，以自擬消脂方為主方加減，分型擬方，予以干預。

組方中兼顧了濕盛、痰濁、瘀血、虛弱、體形等。從不同病因論治調節。總的思路是：年輕體胖者，多從祛痰論治；年老體弱者，多從標本兼顧論治。這是本人防治高血脂症的一種思路。

2. 飲食指導，貫穿防治始終。

高血脂症除了藥物治療外，飲食、起居調節也非常重要。診療此病，辨證必辨體形，治療不忘除痰，指導不忘飲食、起居。同時特別強調，一是體胖者，一定要減肥，腰圍減，血脂降；二是飽食者，一定要節食，尤其是晚餐一定要少食，食量減，血脂亦降；三是主食要少，蔬菜、水果要多。在蔬菜水果中，多食紅薯、木耳、蔥頭；四是囑其保持大便通暢，利於脂質代謝；五是飲茶要以山楂、萊菔子為佳；六是多飲水，尤其是早晨多飲水，利於稀釋血液，以改善血黏度。還應根據個人體質差異，堅持體育鍛鍊。

3. 治療主張從「一本三標」著手

高血脂症和動脈硬化，與其他退行性病變一樣，有其漫長的發展過程。因此，日久必損脾腎，而成本虛。其標

為水濕不運，飲食不當，嗜食肥甘，日久化濕成痰，痰濁注入血脈，阻於脈絡，而成痰瘀。故治療此病不能固守成方，而是從濕、痰、瘀三方面著手，緊緊抓住虛實夾雜、一本三標的特點，根據其相互之間的關係，分別從化濕、祛痰、活血、祛瘀、補虛等治法入手，靈活化裁，主次分明，結合辨病，選用既能治療「一本三標」（脾腎虛為本，痰、瘀、濕為標）的藥物，又能降脂的藥物，多有較好的遠期療效。

4. 辨證與辨病結合用藥

我認為，該病單純辨證或單純辨病，效果均不會很理想。因此，先辨證，選主方；再辨病，加降脂和預防動脈硬化類中藥，療效明顯增強。

其特點是：化濕降脂，必選澤瀉、生薏仁；消食降脂，必用山楂、炒萊菔子；通便降脂，必用大黃、決明子；健脾降脂，必用茯苓、白朮；補氣降脂，必用黨參、黃蓍；舒肝降脂，必用柴胡、鬱金；祛濕熱降脂，必用茵陳、澤瀉；活血降脂，必用地龍、丹參；理氣降脂，必用枳殼、木香；溫陽降脂，必用薤白、淫羊藿。

第十八節　失眠

失眠也稱不寐。是由於各種原因引起的入睡困難，睡眠不實或醒後難眠，睡中易醒、易驚等睡眠障礙。

其病有虛實之分。虛者多見於陰不足，火自旺，呈虛火擾神；實者多見於痰、熱、瘀，火熱上擾神明。神明被

擾，失眠自生。

一、陰虛火旺型

例 常某某，女，42 歲。朔州市第二熱電廠職工。
1981 年 5 月 6 日初診。

【病史及檢查】心煩不寐，心悸不安，每天睡眠時間
不足 3 小時。伴有頭暈、耳鳴、健忘、盜汗、手足煩熱、
口舌咽乾。舌尖紅赤糜爛，苔少，脈細數。患病 3 年，反
覆發作，近 1 月因家事不和而加重。

【治法】滋陰養腦，清心安神。

【處方】黃連阿膠龍骨牡蠣湯（自擬方）。

黃連 9 克　阿膠（兌）12 克　生龍骨（先）30 克
生牡蠣（先）20 克　炒白芍 15 克　黃精 15 克　何首烏
12 克　炒棗仁 20 克　遠志 10 克　夜交藤 15 克　合歡花
15 克　麥冬 15 克　百合 15 克　陳皮 9 克　枳殼 10 克
雞子黃（沖）1 枚。

6 劑，水煎服，每日 1 劑，連服 2 天停 1 天後繼服。

【二診】1981 年 5 月 16 日。

藥後每晚可入睡五六小時。心神較前安穩。舌尖尚
紅，糜爛已除。夜間身內熱，盜汗。

上方加龜板膠（兌）10 克、地骨皮 12 克、磁石（先）
15 克，以滋陰潛陽。

7 劑，水煎服，隔日 1 劑。

【三診】1981 年 6 月 2 日。

藥後患者每晚已可入睡 6 小時以上，且睡眠品質較

好，偶伴心慌，口舌咽乾減輕。

擬補心丹，早晚各服 1 丸，連服 30 日以善後。

二、心膽兩虛型

例　陳某某，女，30 歲。忻州紡織廠工人。2006 年 7 月 17 日初診。

【病史與檢查】失眠 3 年，自感恐慌，不能獨自睡眠，寐而易醒。易驚，易心悸。甚至有時徹夜難眠。伴頭暈、耳鳴、腰膝酸軟、手足心熱。舌質淡，脈弦細，每晚靠服「舒樂安定」2 片維持睡眠。

【辨證】膽虛氣怯，心腎不交。

【治法】補氣安神，交通心腎。

【方藥】仁熟散合交泰丸。

柏子仁 15 克　熟地 15 克　枸杞 15 克　山萸 20 克五味子 10 克　肉桂 3 克　茯神 15 克　菊花 10 克　枳殼 10 克　黃連 5 克　生龍骨 30 克　白芍 16 克　人參 3 克。

【二診】2006 年 8 月 1 日復診。

服上藥 5 劑，夜可入眠，連續 5 天均能入睡，且驚、悸減少，精神好。治療初效。囑其減西藥 1／2 量，中藥仍按原方加炒山梔 6 克，服 8 劑。

【三診】2006 年 8 月 10 日。

以上中藥共服 18 劑，每夜均能睡眠 6 小時以上。頭暈、頭重、心煩、心悸兼症消失。自服中藥後，西藥已停用。囑其將上方做成丸藥，每丸 9 克，早晚各服 1 丸。兩月後，患者告知睡眠已好，其他兼症也已消失。

三、五臟不和型

例 趙某某，男，54 歲。忻州師範學院職工。2005 年 3 月 2 日初診。

【病史及檢查】身體素弱，終日勞心勞力，常年睡眠不佳，總以西藥安神鎮靜藥維持睡眠。終日倦怠乏力，飲食無味，動則氣短，腰膝酸軟，心煩易怒，面色少華。舌淡瘦，苔薄白，脈細弱。

【治法】安養五臟。

【方藥】五臟安和湯（自擬方）。

人參 5 克　五味子 12 克　何首烏 15 克　百合 30 克柏子仁 15 克　靈芝 15 克　桑椹子 20 克　山萸 30 克　山藥 20 克　山楂 15 克　麥芽 15 克　丹參 15 克　炙草 5 克蓮子 10 克　龍眼肉 10 克　炒棗仁 15 克。

水煎服，隔日 1 劑，連服 15 劑。並囑其調整心態，勞逸適度，起居有常。

【二診】2005 年 4 月 5 日。

服上方 15 劑後，身心狀況較前有所改善。西藥鎮靜藥已減半，每晚可睡 4 至 6 小時。遇事仍心煩易怒，大便偏乾不暢。上方加炒白芍 12 克、鬱李仁 12 克、枳殼 12 克、柴胡 12 克。再服 15 劑，隔日服 1 劑。

1 月後，患者精神振，睡眠佳，飲食增，心情舒暢。偶因工作緊張，情緒不佳時還有失眠。囑其上方加倍，再加冬蟲夏草 30 克，共研細末，煉蜜成 120 丸，每日 2 丸，連服 2 月，以善後。

四、膽胃不和型

例 陳某某，男，28 歲。內蒙包頭市人。2007 年 3 月 15 日初診。

【病史及檢查】身胖。職業為廚師。3 個月來睡眠不佳。頭悶，頭重，心煩，胸悶，口苦，噁心，納減。尿黃，大便乾，苔黃膩，脈弦數。

【治法】清膽泄熱，化痰安神。

【方藥】溫膽湯合半夏秫米湯加減。

竹茹 15 克　枳實 15 克　半夏 30 克　橘紅 10 克　黃連 10 克　黃芩 9 克　生薏仁（代秫米）20 克　龍膽草 10 克　柴胡 9 克　白芍 12 克　茯神 15 克　甘草 6 克　菖蒲 12 克　炒棗仁 15 克　膽南星 10 克　瓜蔞仁 5 克　合歡花 15 克　夜交藤 15 克。

水煎服，7 劑。隔日 1 劑。

【二診】2007 年 4 月 6 日。

患者從包頭電話告知，藥後心神爽，每晚可睡 7 小時。諸症皆減。囑其忌酒，少食肥甘，控制食量，增加活動。並告知每日服鮮竹瀝液兩支，服半月以善後。

辨治體會

1. 抓兼症辨證型

不寐主症相同，兼症有別。因而，臨床必須從兼症上加以鑒別。不寐而急躁易怒者，多為肝火內擾；入睡而易醒者，多為心膽虛怯；不寐而脘悶苔膩者，多為脾胃宿

食，痰濁內盛；不寐而心煩心悸，頭暈健忘，腰困脛酸者，多為陰虛火旺，心腎不交；不寐而面色少華，肢倦神疲者，多為脾虛不運；心神失常，心煩不眠，不易入睡，醒後不易再睡者，多為心脾兩虛等等。

2. 安神定志，為其治療總法

不寐的基本治法為安神定志。在辨證論治的基礎上，平調臟腑陰陽氣血，如養血安神之仁熟散、安神定志丸；補腦安神之交泰丸；養心安神之酸棗仁湯；清腦安神之涼膈散、龍膽瀉肝湯；醒腦安神之滌痰湯；和胃安神之半夏秫米湯；通竅安神之血府逐瘀湯等。

3. 重用個別安神藥

治療陰虛火旺型不寐，本人在使用黃連阿膠湯方時必加山萸肉以滋陰治本，用量每在 20 至 50 克之間；在選用安神藥時，炒棗仁、夜交藤、磁石、龍齒、生龍骨、生牡蠣，用量多在 20 至 30 克之間。

4. 達到一定療效後，要逐步撤減西藥

臨床上有不少藥物依賴性患者，常常需要服用西藥才能入睡。有的是單純性的神經衰弱患者，有的是有抑鬱傾向或焦慮傾向，在服中藥治療初期，不減西藥用量，達到一定療效後，再逐步撤減西藥。撤減方法是階梯式的，既能保持療效，又能糾正對西藥的依賴。

5. 頑固性失眠要中西藥結合治療

頑固性失眠多病程長，常輾轉多家醫院治療，多兼有抑鬱症或焦慮症。此類患者採取少量西藥和中藥辨證施治，療效比較滿意。

6. 非藥物治療

臨證必須重視非藥物治療失眠證，或心理疏導，或指導患者進行放鬆訓練，或指導患者進行飲食調理，或幫助患者建立良好的睡眠習慣。這種心身並治的方法，不僅用於失眠症的輔助治療，而且也用於諸多心身疾病的治療。

第十九節　心悸（心律失常）

心悸是由多種原因使心臟氣機紊亂，心動失常，常見陣發心悸、怔忡，胸悶氣短，或脈律不調為主要表現的疾病。屬西醫學的心律失常。

例　張某某，男，52歲。山西省人事廳幹部。1990年10月5日初診。

【病史及檢查】患心律失常已半年餘，曾在省級多家醫院就診，療效不佳。因來忻州參加某單位開業活動，經人介紹求余診治。刻診：自覺心中急劇跳動，有怵惕不安感。伴胸悶、氣短、乏力、易疲勞、頭微暈、易出汗等症，脈促，舌體大，舌質暗、齒痕，苔白滑膩厚，舌下絡瘀多結。其人素體胖盛。

【辨證】心氣心陰不足，痰濁瘀血阻絡。

【治法】補氣養陰寧心，化痰活血通絡。

【處方】自擬穩心湯。

人參8克　麥冬12克　五味子12克　炒棗仁15克生地12克　遠志12克　桃仁10克　丹參30克　菖蒲12克　茯神15克　當歸10克　赤芍15克　鬱金15克

膽星 10 克　苦參 12 克　炙甘草 12 克　夜交藤 15 克　白酒 3 盅為引。

【二診】1990 年 10 月 15 日。藥盡服，專程從省城太原來忻州復診，訴諸症基本控制，心身均較舒適，唯胸脘有憋脹感，診脈 1 分鐘內有 1 次間歇。原方去生地，加陳皮 10 克、桔梗 10 克。再服 10 劑，日服 1 劑，服 2 劑停 1 天。

半月後來電話告知，諸症悉除。脈無間歇。余遂電話囑，照原方去棗仁、夜交藤，再配 15 劑，隔日服 1 劑，以善其後，並囑：飲食有節，起居有常，勞逸適度。3 個月後隨訪，身心快然，體重減 3 公斤，原病症未犯。

【按】心悸一症臨證有虛有實，虛者有氣陰兩虛，當益氣養陰為法，多選生脈飲合炙甘草湯治之；有陰虛火旺者，當以補心陰，降心火，安心神為法，多選用天王補心丹治之；有心膽虛怯者，當以補腎養心，安神定志為法，多選仁熟散加減治之；有心腎陽虛者，當以溫補心腎為法，多選真武湯合麻附細辛湯治之。實者有痰濁阻絡證，當以健脾祛痰通絡為法，多選六君子湯合導痰湯治之；有氣滯血瘀證，當以理氣活血通絡為法，多選血府逐瘀湯合失笑散治之；有肝鬱氣滯證，當以疏肝理氣為法，多選逍遙散加減治之；有痰火擾心證，當以清熱化痰寧心為法，常選用黃連溫膽湯治之。

然臨證純虛、純實證並不多見。每以虛實夾雜證多見。正如本節所舉案例，故方中以生脈、地黃、甘草補氣、養陰以寧心；棗仁、夜交藤、茯神養心安神以定志；

菖蒲、鬱金、膽星等化痰除濕以通絡；當歸、丹參、桃仁、赤芍活血化瘀以通絡；苦參藥理分析對快心率之心律不整具有較好的抑制作用；白酒善行善通可引藥直達病所。諸藥合而為劑共奏益氣、養陰、祛痰、化瘀、通絡、安神、寧心之功，達穩心之效。

第二十節　積聚（脂肪肝）

例　田某某，男，39 歲。2006 年 4 月 3 日初診。

【病史與檢查】單位組織體檢，肝臟超音波診斷為：中度脂肪肝。肝臟觸診：無壓痛。化驗肝功：轉氨酶輕度升高，甘油三酯 362 毫摩爾／升，膽固醇 90 毫摩爾／升。自覺肝區不適，頭暈頭重，肢體沉重，血壓正常。患者形體肥胖，腹圍大，有長期飲酒、嗜食肥甘、煎烤史。舌苔滑膩，脈弦滑。

【辨證】痰濕積聚。

【治法】化痰祛濕，理氣消積。

【方藥】消積護肝湯(自創方)。

半夏 12 克　陳皮 10 克　茯苓 12 克　白朮 10 克　蒼朮 10 克　澤瀉 10 克　三棱 10 克　莪朮 10 克　枳殼 15 克　炙鱉甲（先煎）30 克　何首烏 15 克　薑黃 10 克　生山楂 15 克　厚朴 10 克　柴胡 10 克　丹參 18 克　赤芍 20 克。

上方 20 劑，隔日 1 劑。並囑其節制飲食。

【二診】2 月後，患者就診時喜形於色，自覺症狀減

輕，體重減，腹圍縮，自己堅持運動鍛鍊。化驗：甘油三酯降至 2.8 毫摩爾／升，膽固醇降至 8.0 毫摩爾／升，轉氨酶也接近正常。

上方加鬱金 15 克、熟軍 10 克，每週服 2 劑，連服 3 月。

【三診】2006 年 12 月 12 日。服上藥近 50 劑後，患者來診，肝區憋脹感、頭暈、身重乏力等症狀全部消除。化驗膽固醇、轉氨酶、甘油三酯皆接近正常。病已基本治癒。囑其間服上方每週 1 劑，連服 3 月停藥。

【按】《內經》曰：「肝之積，曰肥氣」，歸屬中醫積證範疇。積之因，或痰積，或濕積，或氣積，或血積。一般而論，先見痰、濕、氣積，後發展為血積。故上方首選二陳、二朮湯以消痰濕之積，枳殼、厚朴以消氣積；加入生首烏、薑黃、澤瀉、熟軍以消脂積；丹參、赤芍消血積；柴胡引藥入肝。全方標本兼顧，氣血皆治，並配合節食、運動而取效。

辨治體會

1. 預防──把方法告知患者

(1) 少食：是指飲食有節，以清淡為主。忌辛辣、肥甘、酒酪食物，尤其是控制高脂食物，多食低脂、低糖、高蛋白、高纖維食物。具體講，兒童時期，要控制熱量攝入；女性孕育時期，避免大量進補；中年以後，要少食多動；疾病恢復期，要科學進補。

(2) 多動：是指適量運動，不貪睡，不貪坐。

(3) 調養心神：負性情緒壓力，會導致人體免疫功能低下和內分泌功能失調，也易致體內激素水準紊亂，脂肪等物質代謝失常，而致大量脂肪積聚。故平衡心態、調養心神，亦是預防之關鍵。

2. 治則──以消為法，貫穿始終

消脂是其治療大則。總的思路是：消痰積二陳、二朮湯類為主；消濕積二朮、五苓湯為主；消氣積助氣丸為主；消鬱積開鬱正元散為主；消瘀積桃紅四物湯為主；消癥積鱉甲煎丸為主。

3. 用藥──辨證與辨病結合

在辨證用藥的基礎上，可辨病加減。如為病毒性肝炎引起的脂肪肝，加抗病毒及調節免疫的藥物，如白花蛇舌草、半枝蓮、仙靈脾等；如為飲食、酗酒所致的酒精性脂肪肝，在戒酒、飲食調節的同時，加入葛花、黃芩等解酒護肝藥物；對藥物、毒物損害引起的脂肪肝，應停用有損肝臟的藥物，並加入解毒藥物梔子、金銀花、生甘草等；肥胖並高血脂症者，加入緩瀉之大黃、火麻仁、生首烏等加強降脂；對於重度脂肪肝或病程較長的患者，可適當加入抗肝纖維化的藥物，如丹參、桃仁、當歸等；對有癥瘕的患者，可加入軟堅消積的藥物，如鱉甲、海藻、昆布等藥。

第二十一節　胸痹（心絞痛）

胸痹多指西醫學中冠心病所致的心絞痛。近年來，隨著人們的生活習慣和飲食結構的改變，其發病率呈逐年上

升趨勢。

例 侯某某，男，68歲。忻州西張鄉政府退休幹部。2003年2月30日初診。

【**病史及檢查**】患者已經山西省人民醫院確診為冠心病8年，斷續有心絞痛發作。從去冬以來，心前區疼痛每日發作。春節期間，住忻州市人民醫院心腎科1月，未能緩解，來我處求診。刻下：心痛徹背，痛時向左臂放射，勞累或情緒不佳時尤甚。伴胸悶氣憋，動則自汗，口咽乾燥，左後背不適，納差，脘脹，大便乾燥。舌體大，質暗紅，苔花剝白膩，舌下絡脈青紫怒張，脈沉澀。

【**辨證**】心脈瘀阻，氣陰兩虛，胸陽不振。

【**治法**】活血通脈，補氣升陽，宣痹止痛。

【**方藥**】自擬扶正通脈湯。

丹參30克　降香15克　黃蓍15克　葛根20克　瓜蔞15克　薤白15克　黃精15克　麥冬15克　靈芝15克　蒲黃（包）15克　炙草5克　菖蒲10克　鬱金10克　熟軍10克　紅花6克。

15劑，水煎服，每日1劑，分2次服。

【**二診**】2003年3月20日。

藥後心痛次數、程度明顯減輕，大便通暢，又能騎自行車上街遊覽，唯在上坡或快行時胸前憋悶，並有燥熱感。休息一會兒自行緩解。守上方加莪朮12克、山楂15克。再服20劑。可服2天，停1天。

【**三診**】1月來，心絞痛再未發作。胸脘憋悶煩熱感消失。唯在夜間散步快時，胸憋，心慌。原方再加人參6

克、柏子仁 12 克，以補益心之氣陰。15 劑，隔日 1 劑。

【四診】1 月後，患者精神、氣色明顯改善，體重較前減少 2 公斤，褲帶縮短兩眼。有時在上三四層樓或拖地時，還會出現胸憋，休息片刻可消失。舌象脈象均有好轉。

【囑】堅持節食；堅持每日步行 5 公里；口服自擬冠心通膠囊（人參、山藥、桃仁、薤白、山楂、丹參、水蛭），每日 3 次，每次 3 粒。

至 2008 年 3 月堅持服用 5 年，並停服消心痛片。患者已 73 歲，身心爽快，每天早晨打太極拳，晚上散步，尚未發作心絞痛。

辨治體會

近年本病發病率逐年增高，青年人已有發病趨向，臨床有 28 歲而患心肌梗塞者。本病為本虛標實，本虛者除先天所生外與社會競爭加劇、工作壓力加大、生活規律打破關係密切；標實者與生活習慣、飲食結構改變，尤其是與終日膏粱厚味、肥甘酒酪有關，從而導致臟腑虛衰，形體壅滯，水運失常，進而痰濁內生，氣滯不行，血脈瘀阻，胸氣不展，不通則痛，故發心痛。

余本著急則治標，用活血、化瘀、宣痹諸藥，如葛根、降香等藥對擴張改善心肌缺血有較好作用，山楂、莪朮能消脂通便。緩則治本，用黃蓍、黃精、人參、麥冬；以標本並重、標本同治的原則，自擬扶正通脈湯及自製冠心通膠囊取得較好療效。

當然，臨證還會碰到不少難治性的心絞痛及冠心病合

併其他疾病等，均應提高警惕，謹守病機。中醫辨證和西醫辨病結合起來方為貼切。

第二十二節　肺癆（肺結核）

肺癆是由人體正氣不足，感染「癆蟲」所致的肺部慢性消耗性傳染疾病。常見咳嗽、咯血、潮熱、骨蒸、盜汗、消瘦等症。

例　鄭某某，女，39歲。五台縣豆村人。1970年11月3日初診。

【病史及檢查】診斷為肺結核5年，曾住本縣醫院、公社醫院反覆、斷續使用抗結核西藥治療至今，效果不理想，全身症狀呈逐漸加重之勢。時值我院搬遷山區執行戰備任務，故特來就診。刻下：形體羸瘦，面白顴紅，肌膚甲錯，咳急喘息。痰白，稀沫狀，偶夾血。神疲乏力，自汗盜汗，夜間低熱，納少腹脹，聲嘶音啞，經閉1年餘。舌質暗紅邊有瘀點，舌苔薄白而少，脈沉弱細數。

【胸透】雙肺結核，左上肺見浸潤性病灶，右上肺見空洞性病灶。

【化驗】血沉74毫米／小時。

【辨證】氣陰兩虛，血枯血滯。

【治法】益氣養血，活血化瘀。

【處方】《金匱》薯蕷丸加減

山藥30克　黃蓍15克　太子參15克　焦朮15克

茯苓10克　炙草6克　當歸12克　川芎6克　白芍12

克　熟地 12 克　百合 15 克　桔梗 15 克　豆黃捲 30 克
阿膠珠 10 克　白及 15 克　神麴 15 克　砂仁 10 克　百部
20 克　凌霄花 5 克　桃仁 9 克　水蛭 3 克　丹參 20 克
生薑 3 片　大棗 5 枚。

　　15 劑，水煎服，日 1 劑，分 3 次服，服 2 劑停 1 天。

　　【二診】1970 年 11 月 27 日。按醫囑 15 劑服完，體
力、食慾稍增，顏面氣色較前有華，痰血減少。效不更
方，上方再 15 劑，隔日服 1 劑。並轉診傳染科醫生調整
抗結核西藥正規系統用藥。

　　【三診】1970 年 12 月 30 日。又治療 1 個月，患者精
神、食慾、氣色、低熱、盜汗等症均明顯改善，咳喘輕，
痰量少，咯血止。

　　【處方】上方 5 倍量，共研細粉末，煉蜜做為 300 粒
丸，每日早、午、晚各服 1 丸；抗癆西藥堅持按時按量服
用。

　　此後遵照上述方案共治療 1 年。並告知患者增加營
養，勞逸適度，預防感冒。1 年後再來就診，諸症悉除，
體重增加 6 公斤，精神氣色煥然一新，月經正常來潮 4
次。經 X 光復查，左肺病灶吸收，右肺病灶鈣化，告癒。

　　【體會】此案例既往雖經多方醫治，但由於用藥不正
規、不系統而產生耐藥性，故遷延 5 年而使病情加重，致
氣損、陰耗、血枯、血滯。當此之際倘若再有高明西醫單
用西藥亦往往勞而無功。應當配合中醫謹守病機，辨證組
方，堅持用藥，使氣充、陰足、血暢、絡通。首先讓食慾
改善，全身正氣存內，再施以西藥抗癆，方能事半功倍。

薯蕷丸係《金匱要略》最大之方，再經加減化裁，方大而有序，藥眾而不亂。首以八珍配山藥、黃蓍、豆捲、百合、阿膠補氣血，養肺陰，而扶正氣，上諸品配神麴、砂仁，重後天以培土生金，桔梗、杏仁、百部入肺經以調氣機，凌霄花、水蛭、丹參、桃仁入血分以活血消瘀，薑、棗使以和諸藥調營衛。初以湯劑量大力足兩月顯效，後以丸劑量小力緩 1 年收功。

例 楊某某，男，28 歲。忻州古城市民。2005 年 2 月 12 日初診。

【病史及檢查】患者稟質不足，有結核病家族史，近 1 個月因工作忙碌，每感精力不支，咳嗽，食慾減退，明顯消瘦。上周已在忻州市人民醫院檢查，X 光片示：右上肺原發浸潤性結核。化驗 PPD 為強陽性。並處以抗結核西藥治療。由於患者治病心切又來我部就診，要求配合中藥治療。刻診：咳嗆氣急，咯白黃黏痰夾少量血絲，口咽乾燥，午後潮熱，夜間盜汗，舌尖紅苔薄黃，脈細數。

【辨證】脾氣素虛，陰虛火旺。

【治法】培土生金，滋陰降火。

【處方】太子參 15 克　白朮 15 克　茯苓 12 克　炙草 6 克　生地 12 克　元參 15 克　百合 20 克　桔梗 15 克　烏梅 12 克　天冬 10 克　沙參 15 克　地骨皮 15 克　白薇 15 克　丹參 30 克　百部 30 克　黃芩 15 克　貓爪草 20 克。

15 劑，水煎服，隔日 1 劑，分早、晚兩次服。

以後隨症加減先後共服 80 劑。半年後復查，右肺結

核病灶基本吸收。

【體會】結核病西藥治療的優勢是肯定的，但這些藥物對肝腎的毒副作用也是明顯的。臨床經驗證明，配合中醫中藥能較好減輕西藥毒副作用；經數十例結核病患者中西配合治療觀察，有明顯加快了病灶吸收、縮短病程之功。中西醫配合治療還有改善全身症狀，增強體質，增進食慾的較好效果。

對於那些對抗癆西藥過敏及無法耐受或肝腎功能不全者，中醫中藥辨證診治肺結核仍不失為可取之良法。

第二十三節　咳嗽

咳嗽為肺系疾病的主要症狀。《醫宗金鑒・雜病心法要訣》說：「有聲曰咳有痰嗽，痰聲俱有咳嗽名，雖云臟腑皆咳嗽，要在聚胃關肺中。風寒火鬱燥痰飲，積熱虛寒久勞成。」

咳嗽的辨證要點

1. **辨內傷、外感**：內傷——多宿疾，多為其他臟腑及肺，伴裏證；外感——多新病，多形寒飲冷後發病，伴表證。二者又會相兼，也會相互轉化。

2. **辨聲音**：咳嗽聲高揚者多屬實。聲低弱者多為虛證。夜咳伴氣短、乏力者多為氣虛、陰虛。晝咳，伴表證者屬外感咳嗽；晨咳，伴痰多者多為痰飲咳嗽。

3. **辨痰飲**：《醫宗金鑒・雜病心法要訣》：「陰盛為飲

陽盛痰，稠濁是熱沫清寒，燥少黏連咯不易，濕多易出風掉眩。」

咳嗽案例

1. 慢性咳嗽（老慢支，肺氣腫）

【例】　孔某某，男，64 歲。忻州市某公司退休職工。2002 年 11 月 5 日初診。

【病史及檢查】有家族慢性咳嗽史，平時體弱易感冒，退休後操賣豆腐業，終日形寒受冷，致咳嗽、咯稀白痰 3 年。冬重夏輕，近 20 天加重，伴氣短，神疲，納減，大便先硬後溏。自汗多，背惡風寒。舌質淡，苔薄白，脈虛弱。

拍胸片示：慢性支氣管炎，輕度肺氣腫。

【辨證】久咳內傷，肺脾兩虛。

【治法】培土生金，化痰止咳。

【處方】人參 6 克　白朮 12 克　黃蓍 15 克　山藥 15 克　陳皮 10 克　半夏 10 克　茯苓 12 克　炙草 6 克　杏仁 10 克　當歸 10 克　川芎 10 克　桑皮 10 克　五味子 10 克　川貝 10 克　桔梗 12 克　生薑 3 片　大棗 4 枚。

10 劑，水煎服，每日 1 劑，服 2 劑，隔 1 天。

【二診】半月後咳嗽輕，但仍為清稀痰，背惡風寒，四肢不溫。上方加細辛 3 克、桂枝 12 克、白芍 9 克，以溫陽化飲。為防辛、桂之燥熱，加芍藥以佐之。再 10 劑，服如上法。

【三診】2002 年 12 月 15 日。

藥後，食增，咳嗽以痰白黏或清沫較多，精神佳。雖然每日外出但未感冒。背部、四肢溫度回升。有時咽乾。大便成形順暢。上方再加冬花 15 克、紫菀 15 克、沙參 15 克，以潤肺化痰。

15 劑，隔日 1 劑。

【囑】每年立冬後服中藥 15 劑，每年伏天貼背 3 次。堅持 5 年。5 年來體質明顯增強，5 年未曾感冒，咳嗽基本消除。

2. 急性咳嗽（急性支氣管炎）

例　弓某某，男，42 歲，忻州市經委幹部。2006 年 3 月 28 日初診。

【病史及檢查】咳嗽 20 餘天，咳嗽頻劇，喉癢，口咽乾，咽部紅腫，痰多黃黏，喘。大便乾燥不暢，三四日 1 行。舌紅，苔薄黃，脈滑數。化驗血常規：正常。拍胸片：急性支氣管炎。來我處就診之前已口服西藥，靜脈輸三種抗生素 12 天，不效。

【辨證】風熱犯肺，肺與大腸失降。

【治法】疏風清熱，宣肺降大腸。

【處方】自擬清熱宣肺通腑湯。

天冬 10 克　麥冬 12 克　川貝 10 克　黃芩 15 克　桑皮 12 克　桑葉 15 克　蟬衣 8 克　麻黃 5 克　石膏 15 克　瓜蔞 15 克　半夏 10 克　杏仁 12 克　魚腥草 30 克　酒軍 12 克　瓜蔞仁 15 克　枳殼 15 克　甘草 6 克　桔梗 15 克。

水煎服，每日 1 劑，分 3 次服。連服 7 劑。諸症基本消失。

【按】清熱宣肺通腑湯，是我臨證治療風熱咳嗽的經驗方。方中黃芩、桑皮、魚腥草清肺熱，配以桔梗、蟬衣、麻黃協合宣通之力甚強。佐以蔞、貝、夏化痰以降肺；熟軍、蔞仁、枳殼入大腸以通腑，尤其對肺與大腸同病，肺失宣，大腸失降，臟腑表裏互相影響者甚好。

3. 痰熱咳嗽（慢性支氣管炎合併感染）

例 馮某某，女，48 歲。山西省嵐縣東村人。2004年 2 月 28 日初診。

【病史及檢查】患慢性支氣管炎 18 年，春節前感冒後引發咳嗽。痰黃黏稠不爽。當地診治一度減輕，但一直精神不佳，腹脹納少。1 週前復感冒，咳嗽加劇，痰黃稠而黏，量多，胸悶，氣喘，喘息難臥，腑氣不暢。低熱，37.6℃。舌紅，苔黃厚膩，脈滑數。

【辨證】久病內傷，痰濁熱邪壅肺。

【治法】清肺熱，化痰濁，宣通肺氣。

【處方】自擬清肺解毒化濁飲。

瓜蔞 15 克　浙貝 15 克　葶藶子 10 克　生薏仁 20 克　冬瓜仁 20 克　黃芩 15 克　雙花 15 克　公英 15 克　魚腥草 20 克　桑皮 15 克　木香 10 克　桃仁 10 克　杏仁 12 克　蟬衣 10 克　僵蠶 10 克　蚤休 15 克。

5 劑，水煎服。每日 1 劑，分早、中、晚 3 次服。

【二診】2004 年 3 月 5 日。

藥後咳嗽頓減，痰減少，色變白，質仍黏。胸已舒暢，夜口咽乾渴，精神不振，時自汗出。上方去蟬衣、僵蠶，加蘆根 20 克、天冬 10 克、太子參 15 克、五味子 10

克。

6 劑，1 日 1 劑，連服 2 劑停 1 天。

【三診】服藥後，患者來電話告知，諸症皆除。余當即告知：買鮮竹瀝口服液 6 盒，每日早、晚各服 1 支。並注意飲食調養，忌菸酒、辛辣、發品，以善其後。

【按】患者久病內傷，素有痰飲伏肺，復因外感風熱，痰濁壅盛，雖經當地醫治有所減輕，但餘熱痰濁尚擾肺，故初診時先予清肺、解毒、化痰、宣肺重劑，使熱、濁迅速消除。但因久病氣津損傷，故加養陰、益氣、斂肺之品，以扶正以除邪。

4. 秋燥咳嗽（支氣管擴張、慢性支氣管炎）

例　李某某，男，56 歲。山西省第五建築公司職工。1989 年 9 月 6 日初診。

【病史及檢查】咳嗽 6 年。形體消瘦，每年秋令犯。1 週前因受涼身微惡寒，低熱，鼻塞，自服感冒退熱沖劑，減輕。伴有氣短乏力，喉癢乾咳，鼻咽乾燥，口乾舌燥，無痰或痰少，咳痰不易。昨日陣咳後，少量痰中夾有血絲。舌紅、乾、少津，苔少，脈浮數細弱。

【辨證】肺氣虛燥，肺鬱作咳。

【治法】補氣生津，清宣肺燥。

【處方】清燥救肺湯加味。

人參 5 克　麥冬 15 克　石膏 20 克　甘草 6 克　杏仁 10 克　炙杷葉 15 克　炒胡麻 10 克　桑葉 15 克　沙參 15 克　阿膠（兌）9 克　桑皮 15 克　魚腥草 20 克　蟬衣 6 克　桔梗 12 克。

5 劑，水煎服，每日 1 劑，分 3 次服。諸症悉平。

【按】肺屬金時應秋，燥為秋令當氣。故秋燥最易傷肺，尤其素體肺氣虛燥之人，更易一拍即合。臨證凡值秋天發病之咳嗽、哮喘，不論痼疾復發，還是新感咳嗽，首先應想到是燥咳。因此，沙參麥冬湯、桑杏湯、杏蘇飲、清燥救肺湯，以及潤肺之要藥，如紫菀、麥冬、杷葉等，均為辨證選擇之列。

5. 肺炎咳嗽（急性支氣管炎、肺炎）

例　張某某，男，6 歲。忻州市匡村人。2005 年 3 月 6 日初診。

【病史及檢查】患兒兩月前曾因支氣管肺炎住忻州市人民醫院兒科治療。出院後喉間仍有痰鳴。前日復因感寒後發燒（39.6℃），咳嗽，氣喘，痰多不爽。偶有咳嗽而吐出痰涎。昨日家長予服退燒藥，汗出熱退，今日測體溫 38.6℃，化驗血常規：白細胞總數兩 10600／立方毫米，中性 0.79，淋巴 0.21。查肛周紅色超過 3 公分。

【辨證】痰飲內伏，外感風寒，鬱而化熱。

【治法】宣肺散寒，清熱化痰。

【處方】麻黃 5 克　杏仁 9 克　石膏 15 克　炙草 5 克　川貝 10 克　桔梗 12 克　半夏 9 克　蘇子 10 克　生薏仁 15 克　萊菔子 9 克　白芥子 6 克　魚腥草 15 克　冬瓜仁 15 克。

2 劑。每劑水煎 2 次合汁，分 4 次服用。每日 2 次，2 天服 1 劑。

【二診】2005 年 3 月 10 日。

藥後咳嗽氣喘減輕，痰明顯減少。體溫 36.9℃。血常規正常。肛周紅色小於 2 公分。患兒身體較弱，夜間頭汗多。上方去萊菔子、白芥子，加太子參 15 克、生山藥 15 克。3 劑。服法同前。

【三診】2005 年 3 月 16 日。偶咳已輕，喉間痰聲微，喘止。但體尚弱，納少，便稀溏日 2 行。夜眠欠安，頭汗多。

【處方】太子參 15 克　白朮 8 克　炙草 6 克　炙麻黃 6 克　杏仁 9 克　川貝 10 克　半夏 10 克　陳皮 6 克　炒山藥 15 克　地骨皮 12 克　百合 15 克　茯神 12 克　桔梗 12 克　烏梅 10 克　生薑 2 片　大棗 2 枚。

水煎服，2 日 1 劑。照此方繼服 15 劑。患兒體漸壯，至今隨訪未患肺炎。

第二十四節　寒痺
（坐骨神經痛）

本病臨床表現為腰部、下肢，持續鈍痛或刺痛、抽痛、竄痛，常因感受寒涼或勞累、扭傷等誘發。發作時疼痛劇烈，甚則腰臀扭曲，坐站不得。臨證雖有虛實寒熱之別，但仍需辨證論治。

臨床以寒濕阻痺者居多。現舉例如下：

例　李某某，男，66 歲。忻州市雙堡村人。2006 年 12 月 5 日初診。

【病史與檢查】10 年前，曾扭傷腰部，腰部經常困

痛，但仍能堅持田間勞動。近日，因勞累後復感風冷而加劇。腰部劇痛，轉側不能，抽痛向右下肢外後側放射至腳拇趾。伴同側麻木。臀腰向右側扭曲，站坐不寧已3天。咳嗽、噴嚏，則疼痛加劇。自己不能行走，家人以小平車拉來診治。

直腿抬高試驗：右腿25°，左腿60°，腰功試驗陽性。經CT診斷為：腰4～5間盤突出（右型）。

【辨證】寒痹。

【治法】益氣通陽，溫經通絡。

【方藥】寒痹筋痛湯加味（自創方）。

生黃蓍15克　桂枝12克　白芍16克　製川烏10克（先煎20分）　製草烏10克（先煎20分）　當歸尾15克　炙草10克　懷牛膝15克　全蠍4克　蜈蚣2條　川斷15克　麻黃3克　骨碎補15克　鹿銜草15克　赤芍15克　雞血藤50克　地龍12克　二丑6克　生薑5片　大棗3枚。

5劑，水煎服。每日1劑，分3次空心溫服。並囑將其藥渣裝入布袋，加溫熱敷腰臀處。

【二診】2007年1月10日。

服藥後，疼痛明顯減輕，已能騎車前來就診，但仍有腰部酸困，畏冷。上方去麻黃、二丑，加熟地15克、狗脊15克。

10劑，水煎服。兩日1劑，分3次空心溫服。繼用藥渣袋加溫敷局部。

【三診】2007年2月1日。

疼痛消失，行動自如。平時的腰腿痛、畏冷明顯減輕。上方減雞血藤，按上方 3 倍藥量，共研細末，煉蜜為丸，每丸 10 克，每日早、午、晚各服 1 丸，以鞏固療效。

【按】《素問》:「風寒濕三氣雜至，合而為痹也，其風氣勝者，為行痹;寒氣勝者，為痛痹;濕氣勝者，為著痹也。」又云:「邪之所湊，其氣必虛。」本例患者痼疾腰痛冷，腎陽必虛，外感風寒，復加勞傷，引動痼疾，當屬本虛標實。本虛者，腎虛也;標實者，寒痹也。

治療當以扶正固腎為本。以黃蓍、白芍、桂枝、川斷、懷牛膝、鹿銜草、骨碎補，益氣通陽，溫腎壯腰;以川烏、草烏、全蠍、蜈蚣、地龍、雞血藤、歸尾、赤芍，袪寒逐邪，活血通絡。妙在少佐二丑、麻黃，以散寒行水，往往取效迅速。

二診，寒濕已去，本虛仍存，故減去麻黃、二丑，加熟地、狗脊，以加強壯腎固本之力。三診，宗「丸者緩也，補不求速效」的原則，改劑型為丸，以鞏固療效。

辨治體會

1. 凡遇疼痛較甚的痹證，不論寒痹或熱痹，臨證皆選川烏、草烏，只是用量大小有別、配伍不同而已。

寒痹者，遇寒疼甚，局部不溫，川烏、草烏多用至 20～30 克，臨證多伍麻黃、細辛;風痹者，游走不定，多加防風、羌獨活等;濕痹者，重著纏綿，多加防己、薏仁、蒼朮等。熱痹者，紅腫熱痛，加黃柏、知母、銀花、銀花藤等藥。

2. 烏頭的用量，當從小劑量開始，然後逐漸加量。我用川烏、草烏，少則 10 克，多則 30 克。對久痛久痺，二者用量輕則藥不勝邪，重則唯恐中毒，臨床需根據不同體質、不同病情，靈活運用。至於川烏、草烏的先煎時間，一般 10 克先煎 15 分鐘，20 克先煎 20 分鐘，30 克先煎 30 分鐘，不必像教科書所講的，先煎 1 小時或 3 小時。凡用川烏、草烏者，余多配伍生薑、紅棗、炙草同煎，以緩其毒性。

第二十五節　膝痺
（膝關節骨性關節炎）

膝痺是指膝關節軟骨出現原發性或繼發性退行性改變，並伴有軟骨下骨質增生，從而使關節逐漸破壞、畸形，影響關節功能的一種退行性疾病。

一、腎虛膝痺

例　王某某，女，65 歲。忻州市政府家屬。2006 年 3 月 15 日初診。

【病史及檢查】雙膝關節反覆疼痛 10 年，加重 5 個月。10 年前無明顯誘因出現雙膝關節疼痛，右膝較重。往往隨氣溫改變一段較重，一段較輕。5 個月前因一次持重物不慎，損傷右膝而加重。因此逐漸變形，伸屈受限。下蹲時疼痛加劇。伴腰酸困，夜尿頻，舌質淡，苔薄白，脈細弦。

X 光片示：雙膝關節間隙狹窄，軟骨硬化，骨贅多處形成。檢查：右膝關節伸屈度 150°，活動時有摩擦音。

【治法】補益肝腎，強健筋骨，通絡止痛。

【處方】

1. **內服方**：補腎通痹湯（自擬方）。

熟地 15 克　枸杞子 10 克　茯苓 10 克　山萸 12 克　淫羊藿 15 克　懷牛膝 15 克　桑寄生 20 克　菟絲子 15 克　木瓜 15 克　靈脂 10 克　沒藥 6 克　桃仁 6 克　紅花 6 克　黃耆 15 克　炙草 6 克　當歸 10 克　川斷 15 克。

20 劑，水煎服，日 1 劑，連服 2 劑，停 1 天。

2. **外用方**：透骨草 30 克　大皂角 30 克　白芥子 20 克　烏梅 30 克　山楂 30 克　威靈仙 30 克　生馬錢子 20 克　芒硝 20 克　冰片 4 克　鳳仙草 30 克。

上方研麵加入生鐵屑 500 克，用水、醋各半調拌均勻為膏狀，裝入布袋內，熱敷患處。每次 1 至 2 小時，每日 1 次，30 天為 1 療程。（此方來自民間，實踐證明確有療效）

經 1 個月治療，疼痛明顯緩解，已能外出散步 3 公里，或騎自行車 5 公里鍛鍊。但有四肢乏力，四肢不溫，納少，便溏等陽虛症狀。上方去靈脂、沒藥、紅花、桃仁，加附子 10 克、桂枝 10 克、白朮 10 克、茯苓 10 克、鹿角膠 10 克，15 劑，隔日 1 劑，內服。

外用方同上，15 劑，隔日外用 1 次。用 1 月後痛止，停藥。

二、瘀阻膝痹

例 周某某，男，64 歲。忻州市祿家莊人。2006 年 6 月 10 日初診。

【**病史及檢查**】3 年前右膝關節開始疼痛，經治療好轉。近 3 個月不明原因復發。曾在市醫院治療 1 月，診斷為骨性關節炎，繼發滑膜炎。輸抗生素 20 天，抽液兩次，效果不滿意，來我部求治。

刻下：右膝疼痛腫脹，局部熱感，痛不可近。小便黃赤，舌紅，苔薄黃，脈沉滑數。

【**辨證**】濕熱瘀阻。

【**治法**】活血化瘀，利濕清熱，通絡止痛。

【**處方**】身痛逐瘀湯加味。

川牛膝 15 克　歸尾 15 克　川芎 8 克　秦艽 15 克 香附 12 克　甘草 6 克　羌活 8 克　地龍 12 克　靈脂 10 克　沒藥 9 克　桃仁 10 克　紅花 10 克　蒼朮 10 克　黃柏 10 克　生薏仁 30 克　防己 10 克　茵陳 15 克　川萆薢 30 克　土元 5 克。

10 劑，水煎服，每日 1 劑，分 2 次內服。藥渣加白醋適量裝入布袋，局部熱敷。為保溫可在藥袋上按壓熱水袋。每日 1 次，每次半小時。

上方用 2 劑，停 1 天。

【**二診**】腫脹疼痛明顯減輕，患者能持手杖步行。效不更方。照上方加減隔日 1 劑，堅持治療 3 月後痊癒。

【**按**】此病多見於老年人。我對早、中期膝痹應用中

醫藥內服、外敷，多有較好療效。對晚期患者，尤其是膝關節間隙消失者，則難取效。近年來應用關節鏡、注射玻璃酸鈉，也只有短期療效，最好行全膝關節置換為宜。總之，治療膝痹要遵循急則治標（活血化瘀、清熱化痰、通絡止痛），緩則治本（補腎精、養肝血、潤臟腑）的原則。

第二十六節　腰痛

腰痛是指腰部一側、兩側或腰　部疼痛而言。引發本病的原因，一是腎虛，二是風寒濕熱，三是勞損，四是外傷。《醫宗金鑒·雜病心法要訣》概括為：「腰痛腎虛風寒濕，痰飲氣滯與血瘀，濕熱閃挫凡九種……」

一、腎虛腰痛（腰肌勞損）

例　曾某某，男，46 歲。忻州市商業系統職工。1987 年 12 月 10 日初診。

【病史及檢查】患者腰困痛及腿膝 3 年。初始因勞累發病。平時步行、彎腰作業艱難。遇勞加重，臥位減輕，性事不足，偶因同床，諸症加重。尿頻，便溏。舌淡紅，苔薄白，脈沉弱。

【治法】補腎壯腰。

【處方】安腎丸加減。

蘆巴子 20 克　破故紙 15 克　川斷 15 克　山藥 15 克
茯苓 12 克　桃仁 9 克　小茴 9 克　巴戟天 12 克　桑寄生
15 克　豬腰子 1 只　全蠍 3 克　炙草 6 克　淫羊藿 15 克

枸杞子 15 克　鹿角片 10 克　川楝子 12 克　鹹鹽少許。

15 劑，水煎服，隔日 1 劑。

1 月後，腰痛基本消失，偶在勞累後酸困，腰腿活動明顯有力。餘症亦相應減輕。

囑照上方 5 倍量，共研細末煉蜜為丸，共 180 丸，每日早晚各服 1 丸。3 月後患者告知，腰痛再未發，可堅持勞動。

二、寒濕腰痛

例　周某，男，45 歲。忻府區飼料廠職工。2008 年 7 月 31 日初診。

【病史及檢查】腰痛 1 週。因天熱夜間睡中開空調，次日早發現腰痛、冷、重，翻身困難，曾在某醫院骨傷科按摩 3 次，雖有減輕，但終不能癒。

【刻診】如上述。查腰功能正常，兩側腰肌壓痛明顯，靜臥痛不減，局部喜熱、喜按。脈、舌正常。

【治法】溫經散寒，祛濕通絡。

【處方】五積散加減。

蒼朮 15 克　厚朴 10 克　陳皮 10 克　炙草 6 克　半夏 12 克　茯苓 12 克　麻黃 5 克　桔梗 10 克　枳殼 15 克　當歸 12 克　川芎 10 克　赤芍 12 克　生川烏（先煎 15 分）10 克　桃仁 10 克　杜仲 12 克　生薑 5 片。

5 劑。水煎服，日 1 劑。3 劑痛止，5 劑活動自如。

三、濕熱腰痛

例 霍某某，女，64 歲。忻州市東大街人。2006 年 10 月 5 日初診。

【病史及檢查】腰痛 5 天，痛及髖腿。痛伴熱感，雙下肢 3 處皮下結節紅斑。色深紅，質硬，壓痛，心悸，口渴不欲飲。尿短赤黃。舌紅，苔黃膩，脈滑數。

【治法】清熱利濕，通痹止痛。

【處方】蒼柏散合當歸拈痛湯。

蒼朮 15 克　黃柏 12 克　川牛膝 15 克　防己 10 克 木瓜 15 克　川芎 10 克　茵陳 20 克　當歸 12 克　生薏仁 30 克　澤瀉 15 克　防風 12 克　升麻 10 克　豬苓 10 克 甘草 6 克　葛根 20 克　羌活 10 克　黨參 10 克。

6 劑，水煎服，日 1 劑，連服 2 天，停 1 天。

【二診】腰痛輕，下肢皮下結節又增加兩枚，疼痛不甚，餘如前。上方加羚羊角粉（沖）0.6 克、忍冬藤 15 克。5 劑。有效。效不更方。先後共服 30 劑而癒。

四、閃挫腰痛

例 郭某某，女，54 歲。忻州市行署幹部家屬。1990 年 1 月 12 日初診。

【病史及檢查】反覆腰痛病史 30 年，每因活動或彎腰動作不慎致腰痛再發，身難轉側，上下床受限，不敢深吸氣，不敢咳嗽。發作次數已不計其數。

【辨證】氣閉閃挫腰痛。

【治法】通氣固腰。

【處方】

1. 木香 10 克　陳皮 10 克　甲珠 10 克　元胡 10 克　炙草 10 克　小茴 10 克　二丑子 10 克。

共研細末，分為 15 小包，每日早、午、晚各服 1 包。

2. 另取豬腰子粉，每次取 3 克，日服 3 次。

若屬閃挫瘀血，另配靈脂 15 克、沒藥 10 克、紅花 10 克、桃仁 10 克。共研細末，分為 15 克小包。每日早、午、晚各沖服 1 包。

第二十七節　頸痹（頸椎病）

頸椎病在中醫文獻中無此病名。但許多症狀描述頗多相同，並有相應的治療方法。余臨證治療頸椎病有較滿意療效。

例　馮某某，女，65 歲。忻州市職業技術學院職工。2003 年 6 月 1 日初診。

【病史及檢查】年輕時從事打字文印工作多年，頸椎疲勞過度，致頸項部酸、困、痛、僵已 20 年。受涼、勞累後加重，休息、天熱時緩解。伴有背、後頭困酸，有時出現左手指麻木酸困，口咽乾夜甚。舌紅，苔少，脈沉弦細。查體：頸部肌肉拘急，有壓痛，活動受限，頭顱旋轉可引起頭暈。X 光片（正、側、雙斜位）示：頸椎生理弧度變直，呈退行性改變，周圍韌帶鈣化。$C_5 \sim C_6$ 間隙略窄。

【辨證】肝腎陰虛，氣滯血瘀。

【治法】養陰柔筋，行氣活血。

【處方】白芍 20 克　木瓜 20 克　葛根 30 克　桑椹子 20 克　黑木耳 20 克　羌活 9 克　炙草 9 克　丹參 20 克　炒枳殼 12 克　黃精 20 克　花粉 15 克　山萸肉 30 克　鹿銜草 15 克　伸筋草 15 克　蜈蚣 1 條　全蠍 5 克　僵蠶 12 克。

5 劑，水煎服，1 日 1 劑，分 3 次服。藥渣加入適量白醋，裝入白布袋內，蒸熱，敷頸部 20 至 30 分鐘，每日 1 次。

【二診】1 週後，頸項部症狀明顯改善，頭頸轉動較前自如，周圍症狀再未出現。效不更方。照上方 7 劑，隔日水煎服 1 劑，繼續用藥渣外敷。

【三診】自覺症狀基本消失，查頸椎部肌肉關節較鬆弛，頸椎 3、4 左側仍有壓痛。照上方再服 7 劑，用法同前，諸症消失。

以後 5 年間，患者偶再受涼、勞累後頸部還會出現較輕症狀，但只要照上方、上法用 5 劑即可緩解。

【按】臨證遇此類患者，總以此方為基礎方，辨證加減，脊髓外傷後加桃紅 10 克、水蛭 5 克、甲珠 10 克；上肢手指麻木加黃蓍 20 克、雞血藤 50 克、白芥子 9 克；納少、乏力加黨參 10 克、白朮 10 克、山藥 10 克；背寒肢冷加桂枝 12 克、細辛 5 克、川芎 10 克。

對脊髓型頸椎病，出現上下肢麻痺、無力、手足笨拙、步態不穩等症狀，應儘早透過核磁診斷，採用中西醫

結合的方法為妥當。對於多數頸椎病還是由綜合治療，如手法、牽引、中藥效果較好。

第二十八節　腎性水腫
（急慢性腎炎）

本節所論水腫，與西醫的急慢性腎小球腎炎所出現的水腫相近。急性者，起病急，多有原發感染灶。主要表現為血尿、蛋白尿、少尿、水腫、高血壓。

其發病特點為「標實邪盛」，總以祛邪治標為治療原則。常施以宣肺、清熱、利濕、解毒等，並根據病程與正邪緩急的關係分段治療，或先攻後補，或攻補兼施，或以補為主。慢性者，起病隱匿，病程冗長。臨床上可以有一段時間無症狀，尿常規檢查，有不同程度的蛋白尿、血尿及管型尿，多數患者有程度不等的水腫、高血壓及腎功能損害。治療應按不同階段進行。

一般發展期以治標實為主，治以實者瀉之為原則；緩解期以本虛為主或虛實夾雜，治以益氣健脾補腎為原則。血瘀者作為病理產物貫穿疾病始終，故活血化瘀法既用於本病急性期的治療，更應用於慢性期的治療。

余臨證治療本病甚多，在辨證選方的基礎上總結了急腎方和慢腎方，作為基礎方加減治療，每每取效。

一、急腎方（經驗方）

⑴ 蒼朮 12 克　厚朴 10 克　陳皮 10 克　炙草 6 克

白朮 10 克　澤瀉 12 克　豬苓 10 克　茯苓 12 克　桂枝 6 克　二花 20 克　連翹 20 克　益母草 30 克。

水煎服，每日 1 劑，分兩次服。

(2) 白茅根。

每日 30 克，水煎 5～6 分鐘，當茶頻飲。

【功效】通陽化濕，活血利水。

【加減】

1. **發展期**：風水氾濫，水腫為主，加麻黃 6 克、生石膏 15 克、紫蘇葉 15 克；濕毒浸淫，身發瘡瘍，加赤小豆 20 克、連翹 15 克、蒲公英 30 克；濕熱內盛，尿濁便秘，加生薏仁 30 克、大黃 6 至 10 克、木通 6 克；下焦熱盛，尿頻尿血，加小薊 15 克、滑石（包）15 克、炒蒲黃（包）10 克。

2. **恢復期**：脾腎陰虛，煩熱盜汗，加山萸肉 15 克、山藥 15 克、地骨皮 15 克；陰虛濕熱，煩熱尿濁，加知母 12 克、黃柏 12 克、生地 12 克；脾腎氣虛，納呆，尿頻，加黃耆 15 克、山藥 15 克、金櫻子 30 克。

【按】急性腎炎臨床以水腫為主，主選胃苓湯通陽化濕以運水，再配益母草，活血化瘀以行水；白茅根淡滲利濕以利水；二花、連翹，清熱解毒以除病源。合而為劑，共奏通陽化濕、清解活血利水之效。一般急性期多在 3 個月之內治癒。

二、慢腎方（經驗方）

黃耆 30 克　白朮 15 克　茯苓 15 克　山藥 15 克　山

茋 15 克　金櫻子 30 克　蓮鬚 10 克　丹參 20 克　狍蝟皮 10 克　益母草 30 克　炒蒲黃（包）10 克　炒芡實 20 克　褚實子 10 克　炙草 6 克　白花蛇舌草 30 克　白茅根 30 克。

水煎服，每日 1 劑，連服 2 天停 1 天。

【功效】益氣健脾，補腎斂精，活血通絡，清熱利濕。

【加減】偏於陽虛者，加淫羊藿 12 克、附子 10 至 15 克、仙茅 10 克、巴戟天 10 克；偏陰虛者，加女貞子 15 克、旱蓮草 15 克、鹿角膠（兌）6 克、熟地 15 克；偏氣血兩虛者，加人參 5 克、當歸 6 克、雞血藤 30 克、桑椹子 15 克；虛中夾濕熱者，加滑石（包）12 克、黃柏 12 克、澤瀉 12 克、二花 15 克；虛中夾瘀熱者，加丹皮 10 克、地榆炭 20 克、茜草炭 12 克。

【按】慢性腎炎以蛋白尿、潛血為主。病機以脾腎虛為主，或虛中夾瘀，或虛中挾熱，或虛中挾濕。方中黃茋、白朮、茯苓、山藥、山萸肉、金櫻子、蓮鬚、芡實、褚石子、狍猬皮，補益脾腎，收斂固精以治本；丹參、益母草、炒蒲黃，活血通絡；白花蛇舌草、白茅根，清利濕熱以治標。合而為劑，共奏益氣健脾，補腎斂精，活血通絡，清熱利濕之功。此病遷延難癒，需在辨證化裁、靈活加減的基礎上，長期堅持服藥。

必要時，採取多種治療手段，如中藥保留灌腸、中藥藥物離子導入。若遇腎功衰竭，多採用大黃 15 克、紅花 10 克、益母草 30 克，保留灌腸。每日 2 次。

辨治體會

1. 急性腎炎期間，重在迅速有效地祛邪。祛邪之法，清熱解毒、通陽運水、活血行水、淡滲利水、發汗散水並用。以急則治其標。

2. 慢性腎炎期間，重在促進受損組織的康復。脾腎虛損是病機之關鍵。故補益脾腎，收斂固精，乃屬治本之法。然本虛每多挾實，故適當配伍活血化瘀、清熱利濕之藥。乃為標本兼治。

3. 若合併嚴重的高血壓、感染及急慢性腎功能衰竭者，應予中西醫結合治療。

第二十九節　淋證

淋證主要表現為尿頻、尿急、尿痛，亦有少數病人無症狀而靠化驗檢查確診。還有部分病人雖有症狀，但實驗室多次檢查無異常，西醫稱之為膀胱尿道綜合徵，該病亦當列入淋證論治。

本病以女性尤其生育年齡女性最為多見，且易反覆發作。余臨證多年診治此病甚多。

本病不論寒熱虛實皆以膀胱氣化失職為要。解決膀胱氣化的祖方當是五苓散。故善用五苓散作為基礎方加減化裁治諸多淋證屢屢取得滿意療效。

【基礎方】白朮 12 克　澤瀉 15 克　豬苓 10 克　茯苓 15 克　桂枝 9 克　烏藥 15 克　蒲公英 20 克　地丁草

15 克。

水煎服，每日 1 劑，分 2 次服。

【加減法】

1. 尿黃濁，灼熱痛，便秘、舌紅，苔黃，脈滑數者，為膀胱濕熱。加黃柏 12 克、黃芩 12 克、大黃 6 至 10 克、白花蛇舌草 30 克、滑石 20 克。

2. 尿頻不暢，午後低熱，舌紅少苔，脈細數等，為陰虛有熱。加生地 15 克、山萸 15 克、知母 12 克、龜膠 10 克、旱蓮草 30 克。

3. 尿頻餘瀝，遇勞則犯，舌淡，脈細或細弱，為脾腎兩虛，偏氣虛者，加人參 5 克、黃蓍 15 克、升麻 10 克、柴胡 10 克；偏陽虛者，加附子 10 克、淫羊藿 15 克、肉蓯蓉 10 克、菟絲子 12 克。

4. 尿澀滯不暢，下腹脹墜，脈沉弦，為氣滯肝鬱，加柴胡 10 克、沉香（另）5 克、木香 10 克、枳殼 15 克。

5. 尿中夾血，熱澀刺痛，為熱迫血行，損傷血絡。加小薊 30 克、梔子（炒）10 克、炒蒲黃 10 克、竹葉 10 克、藕節 30 克。

6. 尿濁如泔，或排滑黏膩物，為濕熱尿濁。加川萆薢 30 克、石菖蒲 12 克、茯苓 15 克、蓮子 15 克。

7. 尿夾砂石，竅疼窘迫，一側腰酸疼痛難忍，為濕熱結石。加大葉金錢草 50 克、石葦 15 克、萹麥 30 克、海金砂 20 克、大黃（後下）15 克、芒硝（烊化）10 克、枳殼 30 克、琥珀 5 克、滑石 20 克。並按醫囑定時雙腳並跳，加強飲水量。

【按】淋證病位在膀胱，不論寒熱虛實皆因膀胱氣化失職為病，凡此大多病例皆首選五苓散加味為基礎方。方中白朮、茯苓通運水之上源；豬苓、澤瀉清利水之下源；桂枝配烏藥恢復膀胱氣化；公英、地丁清解膀胱毒邪。臨床還貴在基礎方的基礎上，再辨證加減確當。

不論急性、慢性，還是慢性急性發作病例均能取得較滿意效果。此外，臨床也不應拘執於一方，陰虛者可用知柏地黃湯，氣虛者可用升陷湯，心移熱小腸者可用導赤散等方藥。

第三十節　白淫（前列腺炎）

白淫是指男性尿中帶濁液或遺精，伴會陰部不適或疼痛或灼熱等症。本病歷代醫家皆有論述。一致認為其病因病機是因思慾不遂或房勞過度，相火妄動，濕熱內生，氣滯血瘀為患。多與肝、腎、心、脾諸臟有關。歸屬西醫前列腺炎範疇。

有急性、慢性之分。急性者，不甚多見。慢性者，輕重不一：輕者症狀不顯，一般會陰部墜脹隱痛，排尿有灼熱感或排尿難淨等；重者性慾低下、遺精、陽痿等。

一、急性前列腺炎

本病起病突然，會陰部疼痛，尿頻、尿急、尿道灼痛，排尿困難，或伴發燒，甚則寒戰，全身疲乏不適等。中醫辨證當屬濕熱毒盛，壅滯下焦。嚴重者當嚴密觀察病

情，予以中西結合診斷治療，儘早行直腸指診、前列腺液化驗、細菌培養等，以資確診。在西醫治療的同時，儘早合併中醫治療。余常選用自擬「急前康方」，既口服又保留灌腸給藥。

【處方】龍膽草 15 克　黃柏 12 克　黃連 10 克　金銀花 20 克　蒲公英 20 克　魚腥草 15 克　白花蛇舌草 50 克　生薏仁 50 克　木通 9 克　車前子（包）10 克　赤芍 20 克　沒藥 10 克　乳香 6 克　當歸 10 克　甲珠 10 克　皂刺 20 克　浙貝 15 克　防風 15 克　陳皮 10 克　甘草 6 克。

水煎 3 次，分 3 次用，上、下午各服 1 次，晚上睡前保留灌腸 1 次。

【方解】方中龍膽草、黃連、黃柏瀉心、肝、腎火邪；雙花（即金銀花）、蒲公英、魚腥草清熱解毒；當歸、赤芍、乳香、沒藥活血行瘀；甲珠、皂刺透絡；白花蛇舌草、薏仁、車前子、木通通利濕熱之毒；防風祛風散毒；陳皮理氣行毒；甘草和藥解毒。臨證多年只診治 5 例急性前列腺炎，均取中西醫結合而癒。

二、慢性前列腺炎

慢性前列腺炎多由急性前列腺炎失治、誤治而成。其病機以濕熱下注，氣滯血瘀為主。有的症狀不明顯，有的尿道灼熱、尿末澀痛或尿頻、尿急、陰囊潮濕，會陰部墜脹不適，或有腰膝酸軟、失眠、遺精等。經檢查，前列腺有鈣化、結石、增大、硬結、壓痛等。或舌紅苔黃，或舌

紫暗、瘀斑，脈弦滑數或弦澀。

余常選自擬「慢前康方」，既口服又保留灌腸，經治多人屢治屢效。

【處方】生地 12 克　山萸肉 15 克　澤瀉 15 克　豬苓 10 克　生薏仁 30 克　赤芍 20 克　敗醬草 30 克　白花蛇舌草 30 克　蒲黃 10 克　王不留行 20 克　土元 5 克　木香 6 克　紅藤 30 克。

水煎 3 次合汁，分 3 次用。上、下午各口服 1 次，晚睡前保留灌腸 1 次。

【加減】

1. 陰虛：有頭暈、眼花、腰酸、遺精等。加知母 12 克、黃柏 12 克、龜板 10 克、生龍牡各 20 克。

2. 陽虛：有畏寒、陽痿、神疲、尿道滲液、排便中尿道擠出黏液。加附子 10 克、桂枝 6 克、桑螵蛸 10 克、益智仁 12 克。去生地、赤芍、澤瀉。

3. 前列腺堅硬者，加三棱 12 克、莪朮 12 克、甲珠 12 克。

4. 疼痛明顯者，加元胡 12 克、川楝子 12 克、白芍 16 克。

5. 尿血者，加小薊 30 克、白茅根 30 克、竹葉 10 克。去土元。

6. 小便混濁如泔，去生地，加蒼朮 15 克、茯苓 15 克、萆薢 20 克。

【按】慢性前列腺炎，病機以濕熱下注、氣滯血瘀為主。臨證在基礎方上，必須辨證加減，意在使濕熱除，氣

血通。只要堅持口服、灌腸相結合，一般 1 至 3 個月，大多患者便能治癒，或症狀消除。

第三十一節　男性不育

凡夫婦婚後 1 年以上，未採用避孕措施而未孕，其原因屬男方者，稱為男性不育症。本病是一種難治性疾病，病因十分複雜。中國醫藥學是治療不育症的寶庫，一般除真性無精子症外，諸如性機能異常、精子過少、精子活動力低下、死精子過多、畸形精子過多、精液不化、精液量少以及免疫性不育等引起的男性不育症大多可治癒或改善。臨床在辨證、辨病、辨精的基礎上，要注意守法守方。一般堅持治療 3 個月以上。

精少不育證

例　高某某，男，31 歲。山西省第五建築公司職工。1987 年 5 月 24 日初診。

【**病史及檢查**】結婚 3 年未育，妻子已經婦科檢查無明顯異常。患者在 4 年前曾不慎致使睾丸受到外傷，至今間斷睾丸隱痛，經醫院泌尿科檢查右側睾丸較左側略大、硬，有結節及壓痛。化驗精液常規：精液 3 毫升，色白，液化時間 20 分鐘，白細胞 0 至 1 個，精子計數 17 個／毫升，活力差。刻下：右睾丸略大、硬、微熱、壓痛。舌質暗，苔薄白，脈沉弱。

【**辨證**】瘀血阻絡，腎氣不足。

【治法】先行活血通絡。

【處方】柴胡 15 克　紅藤 40 克　敗醬草 40 克　丹參 15 克　生薏仁 30 克　路路通 15 克　甲珠 6 克　生牡蠣 30 克　三棱 6 克　莪朮 6 克　當歸 12 克　甘草 6 克　橘核 10 克　荔核 10 克　香附 12 克。

10 劑，水煎服，日 1 劑，分 2 次服。服 2 天停 1 天。藥盡服停 2 天。

【二診】1987 年 6 月 10 日。

藥後睪丸疼痛消失，雙側睪丸大小對等，結節消散。性力不足，胃納少，精神疲乏，易腰困。

【處方】自擬補腎益氣種子湯。

覆盆子 10 克　車前子（包）10 克　熟地 12 克　枸杞子 15 克　菟絲子 15 克　五味子 10 克　韭子 10 克　黃蓍 15 克　雞血藤 30 克　黨參 15 克　白朮 15 克　茯苓 12 克　淫羊藿 15 克　川斷 15 克　鹿角膠（兌）8 克　炙草 6 克。

水煎服。守方隨症適當加減，共服 60 劑。3 個月後復查精液常規：液量 5 毫升，精子計數兩 6000萬／毫升，活率、活力、液化均正常。囑平時寡慾，排卵期交接。

【三診】1987 年 12 月 5 日。

告知，妻子已懷孕 45 天。1988 年 7 月 10 日足月順產一男嬰。

【按】男子生育繫於肝腎，主於衝任。此例不育，一是腎氣不足，精液過少，二是睪丸損傷，脈絡不通。兩者

後為急，先為緩。故先以疏肝、清熱、通絡、活血、軟堅散結之劑治其標，待結通、痛止後，再以溫腎補精，益氣通絡之劑治其本。使腎足、精生、絡通、胎孕。臨證余已用自擬補腎益氣種子湯，先後治癒男性不育 30 餘例。

第三十二節　陽痿

陽痿是男性陰莖痿弱不用，有礙正常性交的一種疾病。或不能勃起，或舉而不堅。至於陽縮，多突然發病，陰莖內縮、抽動，伴有少腹拘急，疼痛劇烈，畏寒肢冷，則另當別論。本病辨證當謹察病機，明確病位，分清寒熱，詳辨虛實，而後確立相應的治則，組方遣藥，方能取得較好療效。

例 1　焦某某，男，38 歲。忻州市經委幹部。2005年 8 月 10 日，初診。

【病史與檢查】陽痿 3 年，急躁易怒，心煩不安，夜間口咽乾苦，曾多方求治，屢服補腎壯陽藥無效。舌質紅，苔薄黃膩，脈滑數。

【辨證】肝鬱氣滯，肝絡不暢，化火傷陰。

【治則】疏肝理氣通絡，兼滋陰降火。

【方藥】柴胡 6 克　白芍 15 克　枳實 12 克　甘草 5克　黃柏 6 克　知母 10 克　蜈蚣 1 條　砂仁 6 克　女貞子 15 克　旱蓮草 15 克　九香蟲 10 克　紅花 10 克。

10 劑，水煎服，每日 1 劑，早晚服，連服兩劑停 1天，繼服。

【二診】2005 年 8 月 26 日。

藥後情緒穩定，已有晨勃，有一次性感衝動，但勃而不堅。餘症好轉。上方加山萸 20 克、淫羊藿 25 克，15 劑，水煎服，隔日 1 劑。

【三診】2005 年 9 月 28 日。

藥後已能完成正常的性事活動，但時間短，僅能維持二三分鐘。全身兼症進一步好轉。囑其守前方再服 15 劑，隔日 1 劑。囑平時清心寡慾，並指導妻子互相配合，待到氤氳時至，及時進行交接。

【按】本例陽痿，乃情志不遂肝鬱氣滯而致。又屢服補腎壯陽劑，致陰傷火動。漸至肝經澀滯不暢，方中四逆散疏達肝氣；加知母、黃柏育陰降火以配陽；輔以九香蟲、蜈蚣、紅花活血通絡；少佐砂仁、甘草，既防陰柔之品之滯，又助後天脾胃生機，從而達到肝疏、熱清、陰生、痿振之效。

例2　陳某某，男，52 歲。山西汾陽人。2003 年 10 月 15 日初診。

【病史與檢查】患神經衰弱 10 餘年，素失眠，頭暈，腰膝酸軟，四肢不溫，陰囊冷濕，精神疲倦，眼花耳鳴，納少便溏，舌淡暗，苔白，脈沉細無力。漸至早洩、陽痿、性淡。在當地屢治不效，經親友介紹來我處就診。

【辨證】腎陽不足

【方藥】附子 10 克　焦杜仲 10 克　五味子 10 克 肉桂 6 克　巴戟天 10 克　人參 5 克　熟地 12 克　山萸 12 克　山藥 12 克　鹿角膠 10 克　枸杞子 10 克　菟絲子

12 克　海馬 1 具　陽起石 10 克　黃蓍 12 克　淫羊藿 12 克　白朮 10 克　炙草 6 克　九香蟲 9 克　蜈蚣 1 條。

7 劑水煎服，隔日 1 劑，早晚分服。

【二診】2003 年 11 月 5 日。

藥後陰囊冷及手足冷皆緩，精神稍增，自覺有效。效不更方，按原方原法又服 15 劑。

【三診】2003 年 12 月 6 日。

藥後性慾增，陽事起，性交時間可持續 5 分鐘以上。精神、食慾明顯改善。脈較前有力。上方 6 劑量，共研細末，煉蜜為丸，每丸 10 克，早晚各服 1 丸，以善其後。

【按】患者多年體弱，心身俱虛，病久及腎，腎虧陽痿。任脈總任一身陰氣，督脈總督一身陽氣，上下循環，週而復始，上達於腦，下通於腎，且腎藏精生髓，通於腦，故臨證神經衰弱者多伴隨陽痿。因此，方中在滋陰填精的基礎上，應增加壯陽、生氣、通絡之品，同時，注重先後天同補，取後天養先天之意。

用藥特色

1. **久痿必通絡**。陽痿日久，必有絡阻。臨床觀察，動脈硬化患者多有絡阻，多有陽痿，所以必加通絡藥。如加用蜈蚣、九香蟲，以通絡振痿，引血達絡。

2. **久痿必活血**。陽痿日久，必有血瘀。有部分患者通過檢查確有陰莖供血不足，故使用活血化瘀藥，如桃仁、紅花、丹參、川芎，有利於局部血液供應的改善。

3. **久痿必除痰**。陽痿日久，必有痰阻，尤其是老年

患者，體質肥胖之人，多有病理產物長期積聚，影響其正常的氣血循環和新陳代謝。故適當選用半夏、南星、白芥子，對清除體內病理產物有一定效果。

4. 久痿必補腎。臨床觀察，久痿必見腎虛，或陰虛，或陽虛，或氣虛，故補腎為治療陽痿最常用的方法。

第三十三節　早洩

早洩是男性性功能障礙的常見病之一。是指射精發生在陰莖進入陰道之前或剛進入陰道，或進入陰道不久而言。本病有心理、生理、病理之不同。臨證當區別對待，分別處理。

一、陰虛陽亢

例　張某某，男，32 歲。忻州北太平村人。1984 年 5 月 15 日初診。

【病史及檢查】患者 26 歲初婚，婚後生一子。既往身體健康。近 2 年操持商業，勞心過度，遂致失眠。近 1 年出現早洩、遺精。曾經西醫治療無效。

刻下：身體瘦弱，遺精每週三四次。早洩，同房一觸即泄。伴頭暈，心悸，心慌，盜汗。午後、夜間身內熱。手足心煩熱，入睡難，睡中多夢。便秘，尿黃赤。舌紅少津，苔少，脈細數。

【治法】滋陰降火。

【處方】自擬益陰五子湯。

知母 12 克　黃柏 12 克　炙龜板 15 克　生地 12 克　山萸肉 15 克　五味子 12 克　金櫻子 20 克　女貞子 20 克　枸杞子 15 克　砂仁 6 克　炙草 6 克　煅龍骨 30 克　煅牡蠣 15 克　石蓮子 15 克。

10 劑，水煎服，每日 1 劑，分 2 次服。

【二診】1984 年 5 月 28 日。

近半月，遺精只發生 2 次。近日 1 次性交可持續 3 分鐘以上。餘症皆輕。舌質紅，納少，精神欠振，夜間口乾。再擬滋陰補腎少佐健脾、生津之品。

【處方】上方知母、黃柏減半，加玉竹 15 克、山藥 15 克、人參 3 克。15 劑，隔日 1 劑。以後隨訪半年，身體較前健壯。早洩、遺精再無發生。

【按】此類早洩者以年輕者多見。患者房事不節，勞心太過，心腎陰暗耗，陰虛陽亢即為病。方中龜板、生地、山萸肉、五味等補腎養陰；知母、黃柏滋陰降火；龍骨、牡蠣潛陽；佐砂仁、炙草，意在防止大派陰柔之品膩傷脾胃。合而為劑，陰平陽秘，諸症悉除。

二、腎氣不固

例　吳某某，男，51 歲。軒崗礦務局職工。2003 年 10 月 5 日初診。

【病史及檢查】前妻離婚 3 年，後妻婚後半年。再婚同房時陽痿或舉而不堅，或起而早洩。伴心緒不安，精神不振，四肢不溫。刻診：舌淡暗，苔白薄膩，脈虛細。

【辨證】腎氣不足。

【辨證】腎氣不足。

【治法】溫補腎陽。

【處方】熟地 15 克　山藥 12 克　山萸肉 12 克　澤瀉 10 克　茯苓 10 克　仙靈脾 10 克　仙茅 15 克　巴戟天 10 克　肉蓯蓉 10 克　陽起石 10 克　鹿角片 10 克　海馬 1 隻　鹿鞭 3 克　炮蝟皮 10 克　炙草 5 克。

10 劑，日 1 劑，分 3 次服，連服 2 天，停 1 天。

【二診】服上方 10 劑，陽痿、早洩，始有好轉，妻子較滿意。效不更方。因四肢不溫，脈尚虛細，方中加入熟附子 10 克、肉桂 10 克，再 10 劑，隔日 1 劑。

【三診】藥後性慾進一步好轉，腰較前有力。擬上方 6 劑量，共研細末，煉蜜為 180 丸，每日早晚各服 1 丸。堅持 3 個月。隨訪性慾正常，精神倍增，面色榮華。此類病多見於中老年人。

【按】《景岳全書》云：「本病火衰者十居七八，火盛者僅有之耳。」臨證腎陽不足，命門火衰者多見，故溫腎壯陽為治療主法。本例六味去丹皮意在陰中求陽，更以二仙、巴戟、陽起石、肉蓯蓉，溫壯腎陽；次選鹿角片、海馬、鹿鞭、蝟皮等血肉有情之品，壯陽而不傷陰；炙草調和諸藥。二診加入桂、附溫腎回陽之力更增。三診取丸者緩也，補不求速效，善其後，故而療效頗佳。

三、肝經濕熱

例　楊某某，男，32 歲。山西代縣人。2006 年 2 月 2 日初診。

【病史及檢查】早洩 5 年，當地醫院診斷為前列腺炎，雖經中西多方治療效不佳。前來我處就診。刻診：陰莖勃起正常，性交不足 1 分鐘即泄，腰酸困，心煩易怒，陰囊潮濕，會陰部墜脹不適。小便黃赤，有時有濁液溢出。口苦，舌紅，苔黃膩，脈沉滑數。

【辨證】肝經濕熱下注。

【治法】瀉肝火，利濕熱，祛痰濁。

【處方】龍膽草 12 克　黃芩 12 克　梔子 10 克　柴胡 12 克　澤瀉 12 克　木通 9 克　生地 10 克　車前子（包）15 克　生薏仁 30 克　土貝母 15 克　當歸 10 克　土茯苓 30 克　馬齒莧 30 克　赤芍 20 克　紅藤 30 克　甘草 6 克。

7 劑，日 1 劑，連服 2 天，停 1 天。

【二診】2006 年 6 月 15 日。

藥後，同房 1 次，時間稍增長，諸兼症亦有好轉。上方加生龍骨 30 克、磁石 15 克、肉桂 3 克。再服 10 劑。隔日 1 劑。

【三診】2006 年 7 月 6 日。

心煩易怒、腰背酸困、陰囊潮濕，皆明顯減輕。同房 1 次可持續四五分鐘，並達性高潮。效不更方，再服 10 劑，隔日 1 劑。

【按】此例伴前列腺炎，濕熱痰濁壅滯下焦，氣化閉阻而為病。故以龍膽瀉肝湯加土茯苓，清利肝經濕熱。用赤芍、紅藤、薏仁、土貝母、馬齒莧等，利尿瀉濁，軟堅散結，使濕熱除，痰濁祛，腎竅開，病乃癒。

第三十四節　遺（滑）精

遺精是指在非性生活時精液自行泄出的一種症狀。有生理、病理之別。病理性遺精，則為三五天或一兩天遺精1次，甚者一晝夜遺精數次，多伴有神疲、腰酸、心慌、氣短等症。臨床分夢遺、滑精。《醫宗金鑒・雜病心法要決》云：「不夢而遺心腎弱，夢而後遺火之強。」青壯年未婚者或婚後夫婦分居者，一月夢遺一兩次，也屬常態。

一、夢遺

例　鞏某某，男，17 歲，忻州一中學生。2007 年 5 月 10 日初診。

【病史與檢查】自幼有手淫史，遺精已有 1 年，近 1 月加重，既往有看色情網頁經歷。

【刻診】每週遺精三四次，夢中多與女性相交。伴有心煩、夢多、易醒，頭目昏暈，精神恍惚，記憶減退，食慾不振，尿黃、舌紅，脈細數。

【辨證】心腎陰虛，水火不濟。

【治法】交通心腎，滋陰降火。

【處方】黃連 6 克　阿膠珠 10 克　肉桂 3 克　生地 12 克　天冬 6 克　麥冬 12 克　人參 3 克　丹參 15 克　熟地 15 克　合歡花 20 克　棗仁 15 克　金櫻子 30 克　五味子 12 克　雞子黃（沖）1 枚　遠志 15 克　夜交藤 15 克生龍骨 20 克　煆牡蠣 20 克。

7 劑，水煎 2 次合汁，分早晚服。每日 1 劑。

【二診】2007 年 5 月 20 日。服上方 7 劑，至今只遺精 1 次。心緒較前平靜，睡眠品質改善，可穩坐教室，專心學習。唯記憶尚差，納食較少。擬上方加何首烏 15 克、桑椹子 15 克、砂仁 5 克、山楂 12 克。10 劑，隔日 1 劑。

【三診】2007 年 6 月 15 日。藥後，僅有 1 次因疲勞引發不夢而遺。食慾增，記憶好轉。囑其口服知柏地黃丸，每早 1 丸；補心丹，每晚 1 丸。以善後。半年隨訪，上症未發。

【按】夢遺者多見於青壯年。本案例為未婚學生，正值青春發育期，因沾染手淫惡習而傷陰，又加看黃色影片、書刊而火動，遂致心腎陰虧，君相火動，水火不濟，而成夢遺。先以滋養心腎之陰，潛降君相虛火之品，達心腎交通，水火既濟。後改為丸劑，取丸者緩也之意，以善其後。

二、滑精

例　劉某某，男，47 歲。運輸公司司機。2001 年 6 月 10 日初診。

【病史與檢查】患者婚前有手淫史，婚後間斷出現遺精。近 2 年加重。甚者，白晝也有精液自動流出。伴有頭暈，目眩，精神疲倦，腰膝酸軟，記憶力減退，耳鳴，手足不溫。舌淡胖，有齒痕，苔白滑，脈沉細弱。

【辨證】腎氣虛損，精關不固。

【治法】補腎益氣，澀精止滑。

【方藥】金鎖固金丸加減。

熟地 15 克　人參 5 克　山藥 12 克　五味子 12 克 菟絲子 15 克　巴戟天 10 克　蓮子 15 克　炙草 6 克　炒 芡實 10 克　沙苑子 10 克　蓮鬚 15 克　煆龍骨 40 克　煆 牡蠣 30 克　金櫻子 30 克。

10 劑，水煎服，每日 1 劑，分早晚服，連服 2 天， 停 1 天，再服。

【二診】2001 年 6 月 25 日。服上藥後，晝日未滑， 夜間滑精減半，隨症亦輕。唯大便溏，日二三行。擬上方 加破故紙 10 克，再服 10 劑，隔日 1 劑。

【三診】2001 年 7 月 16 日。藥後偶見夜間滑精。精 神振，飲食、二便正常。擬上方 5 倍藥量，共研細末，煉 蜜為 10 克丸，每日早晚各服 1 丸，以善其後。

【按】滑精者多見於中老年。多為腎氣虛，精關不 固。故臨床多從補氣、固精關入手。在以湯劑奏效的基礎 上，改為丸劑，取「丸者緩也，補不求速效」之意。堅持 較長時間服用，既治療遺精，又可強腎壯體。

第三十五節　腸癰（闌尾炎）

例1　王某某，男，36 歲。2003 年 9 月 10 日初診。

【病史及檢查】患者外出旅遊，飲食不習慣。日前與 朋友共飲酒後，第二天出現臍周疼痛，噁心，嘔吐 3 次。 4 小時後，疼痛轉移至右下腹，伴腹脹，大便不暢，前來

就診。體溫：37.6℃。血常規：白細胞：13×10^9／升，中性粒細胞 0.81。闌尾區壓痛（++），反跳痛（++）。舌質暗紅，苔白膩，脈沉滑。診斷為：急性腸癰（闌尾炎）。

【辨證】濕熱壅結，急性腸癰。

【治法】通裏攻下解毒。

【方藥】腸癰一號方。

大黃 15 克（後下） 芒硝 10 克（兌） 丹皮 15 克 赤芍 20 克 桃仁 12 克 黃芩 15 克 元胡 15 克 川楝子 15 克 檳榔 15 克 銀花 30 克 蒲公英 30 克 甘草 10 克。

水煎取汁 450 毫升，分 3 次，早、中、晚各服 150 毫升。連服 3 劑。

【二診】2003 年 9 月 13 日。

下腹痛緩解，嘔吐止，大便通泄 3 次，復查體溫正常、血常規正常。上方去芒硝，兩日 1 劑。服 10 日後，上症全部緩解。

例2 袁某某，女，46 歲。2007 年 5 月 15 日初診。

【病史與檢查】3 年前，有急性闌尾炎史，後每因勞累、飲食不節，右下腹就隱痛。行路快時痛甚。超音波檢查：子宮附件（－）。闌尾：提示為慢性闌尾炎。檢查：體溫正常，血常規正常，腹軟，麥氏點壓痛（+），無反跳痛。舌苔薄黃，脈弦。

【辨證】瘀滯型慢性腸癰。

【治法】溫裏攻下，補氣活血。

【方藥】自擬腸癰二號方。

黃蓍 15 克　製附子 6 克　生薏仁 40 克　赤芍 15 克
木香 6 克　紅藤 30 克　敗醬草 40 克　大黃 10 克
（後下）元明粉 6 克　（兌）冬瓜仁 10 克　桃仁 10 克
元胡 6 克。

【二診】2007 年 5 月 21 日。服上藥 5 劑，大便日 3
行，腹痛減，苔薄黃已退。囑其按上方 1 劑分兩日服，服
5 劑後改為 1 週服 1 劑，連服 2 個月後停藥。半年後隨
訪，未見復發。

【按】本案例為慢性闌尾炎，屬於癰未成膿型。故首
選大黃與元明粉通裏攻下；選黃蓍、附子扶正托毒；選桃
仁、赤芍、冬瓜仁袪瘀散結；選丹皮、敗醬草、蒲公英、
紅藤清熱解毒，涼血消癰；選木香、元胡行氣止痛。

辨治體會

上案例，例 1 為急性闌尾炎，當以急下通腑，清瀉陽
明氣血鬱熱。待腑氣通暢後，再堅持減量治療。攻下解毒
為其要點。

例 2 為慢性闌尾炎，病程長，疼痛較緩。除通腑瀉熱
外，尚需補氣活血，溫裏化濕。待腑氣得通，症狀緩解
後，亦須減量，鞏固治療 2 月後，一般復發機會較少。

第三十六節　乳癰（乳腺炎）

乳癰是乳房的急性化膿性疾病。其特點是起病急，結
塊，紅、腫、熱、痛，伴發燒。在哺乳期較多見。

一、早期

多因乳泌不暢，乳汁鬱結，邪毒自乳眼入侵，致乳房結塊或無塊，局部紅、腫、熱、痛，伴發熱惡寒，煩躁口渴，便秘，舌紅，苔黃膩，脈弦數。

【辨證】陽明鬱結，毒熱壅盛。

【治法】通乳散結為主，清熱解毒為輔。

【處方】全瓜蔞 40 克　柴胡 15 克　赤芍 30 克　橘葉 15 克　絲瓜絡 20 克　蒲公英 30 克　甘草 6 克。

【加減】熱渴甚加石膏 20 克、黃芩 15 克、雙花 15 克；實熱結加大黃（後）6 至 10 克、元明粉（兌）6 至 10 克；結塊甚加甲珠 10 克、王不留行 15 克、路路通 12 克；乳壅脹加山楂 15 至 30 克、麥芽 30 至 60 克；惡露痛加益母草 30 克、靈脂 10 克。

水煎服，每日 1 劑，分 2 次服。

治療 2 至 4 天，熱退，腫消，多可治癒。若四五天仍發熱不退，多難消散，或已化膿。

外用：熱敷；50%芒硝濕熱敷，每日二三次，每次 20 至 30 分鐘；木梳梳理；令成人吸乳汁；經常用生理鹽水對乳頭消毒。

二、成膿期

四五天身熱不退，煩躁不安，口渴，紅腫，硬塊處疼痛，約在 10 天左右局部可觸及波動感，已為熱盛成膿期。舌紅，苔黃糙，脈洪滑數。

【辨證】熱盛成膿。

【治法】清熱解毒，托裏透膿。

【處方】全瓜蔞 30 克　蒲公英 30 克　赤芍 30 克
甲珠 10 克　皂刺 20 克　黃蓍 15 克　桔梗 15 克　柴胡
10 克　甘草 6 克　雙花 15 克　連翹 15 克　當歸 10 克
元參 10 克。

水煎服，每日 1 劑。此期若已皮薄膿透，應把握時
機：①切口（切口不宜過大，並注意切口方向，即膿腫低
處切口。防止切斷乳管，形成乳漏。並放置引流）；②注
射器穿刺抽膿，一般 1 日抽膿 1 次或隔日抽膿 1 次；③火
針穿刺，待膿液排出後，針口插入祛腐提膿藥撚（用 8 號
鉛絲自製火針）。

三、潰後期

乳癰已破，則膿出、腫消、痛減，逐漸向癒。證屬邪
漸祛，正漸復。

如膿液長期外流，潰口久治不癒，則屬餘毒未盡，氣
血不足。宜八珍湯加蒲公英 30 克、敗醬草 30 克、黃蓍
20 克、紅藤 30 克。水煎服。若乳漏加山藥 15 克、海螵
蛸 30 克。

可用藥紗條引流，待膿盡後，改用生肌散細紗條外
敷，直至膿盡、肉芽生、破口癒。

【按】乳癰初起，乳汁鬱結是關鍵，故通乳活絡是治
療關鍵。乳通則熱自散，乳癰亦能消散。

乳癰成膿期，熱毒熾盛，熱腐成膿。除清熱解毒外，

托裏透膿必須配合。乳癰潰後，屬邪去正復階段，則需配合外治。總以扶正氣、祛餘邪為原則，務使膿排盡，肉芽生，潰口癒為目的。

外治法由我院中醫外科專家范嵐民醫師提供技術指導及自創藥品。

第三十七節　子癰
（睾丸炎、附睾炎）

子癰是指睾丸及附睾的急性化膿性疾病。中醫稱睾丸為腎子，故名「子癰」。本病以一側睾丸紅腫硬痛為特點。

典型病例（急性附睾炎）

例　邢某某，男，36 歲。定襄縣南林木村人。2007年 3 月 5 日初診。

【病史及檢查】患者睾丸腫痛 1 年，反覆發作 3 次。此次發作 7 天。右側睾丸紅腫硬，灼熱疼痛。其痛牽引右側腹股溝抽痛。體溫 37.6℃，白細胞總數、中性均高。夜痛影響睡眠，心煩易怒。尿黃赤，大便秘，舌紅，苔黃，脈弦數。細詢問，患者從事高溫煉鐵，每次均因勞累過度而犯病。

【辨證】肝經濕熱下注，氣血壅滯，絡脈不和。

【治法】清利濕熱，疏肝和絡。

【處方】龍膽瀉肝湯加味。

龍膽草 15 克　梔子 12 克　黃芩 15 克　柴胡 15 克

生地 15 克　車前子（包）12 克　澤瀉 15 克　木通 10 克
歸尾 15 克　甘草 6 克　元胡 12 克　川楝子 12 克　蒲公
英 30 克　金銀花 30 克　大黃 9 克　白花蛇舌草 30 克。

10 劑，水煎服，每日 1 劑，連服 2 天，停 1 天。

【二診】2 週後，痛止，腫脹較前縮小，仍硬。尿微
黃，大便已順暢。上方加紅藤 30 克、甲珠 5 克。7 劑，
水煎服，隔日 1 劑。

20 天後陪其妻子看病時，告知痊癒，隨訪 1 年，再
未發作。

【按】本病例 1 年反覆發作 3 次，今第 4 次犯病，辨
證準確。重用清熱、利濕、解毒之品及疏肝和絡之劑，藥
證貼合，病情較迅速緩解而癒。

然臨證常見者還有慢性子癰，有寒濕型、肝鬱型、腎
虛型，皆另當別論。

第三十八節　暴風客熱（結膜炎）

本病為外感風熱，發病突然，症見白眼球紅、腫、
熱、痛、癢，羞明多淚的一種眼病。中醫眼科有五輪學
說，白眼屬肺，肺與大腸相表裏，因此平素肺與大腸鬱火
之人，易內外合邪，上攻於目而發病。

據此，余臨證治本病常用三法：其一，疏散風熱以祛
外邪；其二，清瀉肺與大腸以除內邪；其三，活血涼血以
助滅邪。並自擬經驗方「暴發火眼湯」，在此方基礎上靈
活加減，對急、慢性結膜炎均有較好療效。

暴發火眼湯組成：羌活 9 克　防風 12 克　銀花 15 克 連翹 15 克　薄荷 10 克　蟬衣 10 克　白菊花 10 克　黃芩 15 克　梔子 10 克　酒軍 15 克　酒當歸 6 克　酒川芎 12 克　赤芍 12 克　生地 12 克　紅花 6 克　桃仁 6 克　甘草 6 克。

　　水煎 2 次合汁，分早、午、晚 3 次服。

　　【加減】肝膽火旺，病及角膜加龍膽草 12 克、石決 明 15 克、夏枯草 30 克；火熱熾盛，口乾口苦加黃連 10 克、生石膏 20 克、寒水石 10 克；大腸結熱，便結燥實加 元明粉（兌）10 克、牛蒡子 15 克；風邪偏盛，頭痛鼻塞 加荊芥穗 10 克、細辛 5 克、白芷 10 克；慢性結膜炎，白 睛澀痛加黃蓍 15 克、黨參 10 克、百合 15 克、沙參 15 克；形成潰瘍或起泡粒加木賊 15 克、白蒺藜 15 克、珍珠 粉 10 克；天行赤眼，傳染流行加板藍根 30 克、大青葉 30 克、虎杖 30 克。

　　【方解】本病為眼科常見病、多發病，四季皆可發 生。因發病急驟，紅腫熱痛之特點，故名「暴風客熱」， 其病來急治亦當急。個別患者可因貽誤病機，而致全眼感 染，全眼摘除。本方中，羌活、防風、薄荷、金銀花、連 翹、蟬蛻、菊花，大隊疏散風熱之品，以祛外邪；黃芩、 梔子、大黃清瀉肺與大腸火，以清內邪；桃紅四物，取 「治風先治血，血行風自滅」之意；甘草瀉火而調和諸 藥。全方合而為劑，共奏內外兼治，表裏雙解。

　　臨證辨證加減，靈活運用，不論急性、慢性結膜炎均 有很好療效。如病勢較盛，可在中藥治療的同時，建議患

者去西醫眼科就診，不可貽誤病情。

第三十九節　鼻淵（副鼻竇炎）

鼻淵是指鼻竅時流濁涕，涕味腥臭，甚則膿涕夾血的一種化膿性疾病。常伴鼻塞不通，前額脹痛，香臭難辨等症狀。屬西醫學「鼻竇炎」。有急、慢性之分。急性鼻淵多繼發於急性鼻炎；慢性鼻淵常繼發於急性鼻淵。本病是一種常見病、多發病，尤其在青少年學生中發病率較高。病久累及記憶，影響學業，值得重視。余臨證重視辨證與辨病相結合，首先辨病，常借助 X 光、CT，以明確診斷。再行辨證，一般年輕、初病、體壯者多屬實證；久病、體弱、老年者屬虛中挾實，純虛者少見。然後注重辨涕：涕清稀多屬風寒或肺氣虛；涕黃濁多屬風熱或肺熱；膿性涕多屬濕熱內蘊；濁涕夾血多屬熱傷血絡；涕少難出鼻竅幹，多屬燥熱傷津。

多年來，我總結了兩首治療急、慢性鼻淵的基礎方，在此基礎上辨證加減，靈活化裁，可取得較好療效。在劑型上我主張：湯者蕩也，多用於急性、實證；丸者緩也，多用於慢性、虛中挾實證。除藥物治療外，還應注意飲食調養、局部按摩相結合。

一、急鼻淵方

蒼耳子 12 克　辛夷 5 克　白芷 10 克　生石膏 20 克
黃連 10 克　荊芥 12 克　防風 12 克　魚腥草 20 克　藿

香葉 5 克　薄荷 6 克　葛根 15 克　甘草 6 克　僵蠶 10克。

水煎 2 次，分 2 次，飯後服。

【加減】熱盛涕黃加黃芩 15 克、銀花 15 克、連翹 12克；涕多稠濁加桔梗 15 克、浙貝母 5 克、冬瓜仁 20 克；頭痛明顯加酒芎 15 克、細辛 3 克、菊花 10 克；鼻乾涕少加知母 10 克、沙參 15 克、麥冬 10 克。

【功效】適用於一切急性鼻淵病。

【方解】鼻者肺之竅，或風寒，或風熱，邪干肺竅，有肺熱內擾，內外合邪，薰灼鼻竅而為病。方中首選蒼耳子散宣肺氣，通利鼻竅；荊芥、防風、藿香葉、蟬衣疏散風寒熱邪；石膏清氣分熱且生津，防辛熱藥化燥；黃連清血分熱；魚腥草、僵蠶清肺竅熱毒；葛根升陽散風宣邪。合而治之，一般急性鼻淵治療及時，5 至 7 劑即可癒。

二、慢鼻淵方

1. 湯劑方：黃蓍 15 克　花粉 15 克　蒼耳子 12 克辛夷 6 克　白芷 12 克　黃芩 15 克　黃連 8 克　皂刺 10克　防風 10 克　僵蠶 10 克　桔梗 12 克　生石膏 15 克魚腥草 20 克　生薏仁 20 克　冬瓜仁 20 克。

【功效】適用於各類慢性鼻淵。

【方解】芩連苦寒清上焦之熱；蒼耳、辛夷宣肺以通鼻竅，取「火鬱發之」之意；黃蓍、花粉，補氣生津而托膿；川芎、白芷辛散活血而止痛；皂刺，通竅以排邪；僵蠶、魚腥草、生薏仁、冬瓜仁清熱解毒而護陰。

【加減】膽熱口苦加豬膽汁 10 毫升、藿香葉 5 克；反覆感冒加白朮 10 克、山藥 30 克；慢性咽炎加元參 15 克、銀花 15 克；兼鼻息肉加甲珠 10 克、皂刺 10 克；鼻竅疼痛用豬膽汁調冰硼散外塗鼻竅。

2. 膠囊方：蒼耳子、辛夷、荊芥、防風、黃連、白芷、薄荷、石膏、豬膽汁、藿香葉。

【製法】除膽汁外，餘藥共研細末，加入豬膽汁和勻，烘乾，裝入 0 號膠囊，每日服 3 次，每次 5 粒，飯後服。7 天為 1 個療程，一般需 3 個療程。

3. 局部按摩：患者以雙手食指於鼻兩旁，下起迎香穴，上至睛明穴，上下按摩，共 100 次，力度適當。1 日 2 次。堅持 15 至 20 天必顯效。

辨治體會

1. 慢性鼻淵是一種常見病、多發病，病程較長。常為正氣不足，感冒而誘發。因此增強體質，注意飲食調養，勞逸適度，提高機體抵抗力是預防之法。

2. 慢性鼻淵病程長，易反覆。若氣虛者加玉屏風散、黃精、山藥、山萸肉，以補益扶正；若久病瘀阻竅絡，加赤芍、丹參、紅花、桃仁活血通絡以通竅。

3. 蒼耳子是治療鼻淵之首選藥，然本品有小毒，用量不宜過大，服用不宜過久。

4. 急性鼻淵應積極、儘早、合理治療，防止轉化為慢性。

鼻淵病中醫治療一般是滿意的，但對嚴重、複雜的鼻

淵病尚需中西醫結合治療。

第四十節　鼻鼽（過敏性鼻炎）

鼻鼽是指鼻流清水涕，鼻腔作癢，噴嚏連續的一種疾病。屬西醫學「過敏性鼻炎」。本病主在肺，樞在脾，根在腎，肺脾腎虛，衛外不固，一遇外邪則津液不固，涕出如注，不能自收。臨床表現為虛證較多，肺氣虛多見動則氣短，聲音低慢，自汗怕冷，面白少華，舌質淡，脈虛弱；脾氣虛多見神疲乏力，食少納呆，腹脹，便溏，四肢倦怠；腎氣虛多見腰膝酸軟，夜尿多，肢冷，脈沉細。此病宜分兩期治療，發作期多以湯劑辨證加減，緩解期改用自製鼻淵膠囊配合六味地黃（水）丸治療。

一、發作期：經驗方

黃蓍 20 克　白朮 15 克　防風 10 克　太子參 15 克烏梅 12 克　五味子 12 克　辛夷 5 克　蒼耳子 10 克　白芷 10 克　炙草 6 克　桔梗 12 克　訶子 6 克　細辛 3 克蟬衣 10 克　鵝不食草 5 克　桂枝 12 克　炒白芍 12 克。

水煎服，每日 1 劑。

【適應證】適用於一切鼻鼽發作期。

【功效】補氣固衛，斂陰脫敏，通竅止鼽。

【加減】脾氣虛明顯者加山藥 15 克、黨參 15 克、升麻 6 克；腎氣虛明顯者加山萸肉 15 克、金櫻子 20 克、枸杞子 15 克；腎陽虛明顯者加製附子 10 克、巴戟天 10

克、肉蓯蓉 10 克；肺經伏熱者加魚腥草 20 克、黃芩 10克、桑皮 15 克；夾風寒表證者加麻黃 5 克、桂枝 10 克、蘇葉 12 克。

【方解】鼻鼽發作期，以氣虛衛外不固為主。方中首選玉屏風散加太子參合過敏煎（烏梅、五味子、防風、白朮），補氣固衛，以治其本；蒼耳子、辛夷、白芷、細辛、蟬衣、鵝不食草，宣肺散邪通竅，以治其標；桔梗升宣入肺竅；訶子斂陰收涕。全方標本兼治，為治療急性鼻鼽和慢性鼻鼽急性發作的常用方。一般服用 5 至 10 劑即可見效。

二、緩解期：經驗方

1. 自製鼻鼽膠囊（方見鼻淵節），1 日 3 次，每次 5粒，飯後服。六味地黃（水）丸，每次 30 粒，每日 2 次。

2. 堅持局部按摩（方法見鼻淵節）。

辨治體會

1. **如何預防鼻鼽的發生**：應從增強機體免疫力、消除過敏原入手。堅持鼻部按摩。伏天貼背。長期用冷水洗手洗臉，調整生活工作環境。交替服用補中益氣丸、金匱腎氣丸，以達未病先防之功。

2. **如何掌握鼻鼽的治療階段**：根據急則治標，緩則治本的原則。我主張，發病時治肺，緩解時治脾腎。以達到「固本斷後」之目的。如與季節有關者，可在季節前未病先防。

3. 附子的應用：附子辛熱，稟雄壯之質，有奪關斬將之力，能引諸藥通行十二經絡。對素體陽虛、感受風寒者，附子加桂枝湯有利於溫通鼻鼽，改善噴嚏頻發，鼻黏膜蒼白、水腫的症狀。對腎陽虛之鼻鼽，製附子配熟地，取陰中求陽之功。對陽虛感寒，四肢不溫，涕流如水者，附子配細辛，取直達少陰之力。

第四十一節　乳蛾（扁桃腺炎）

　　乳蛾即今之扁桃腺炎，有急、慢性之分。急性者類同於急性咽炎論治；慢性者病程較長，常有多次發作史。此病少年最多見，青年次之，中年較少，老年更少見。這裏應指出，不少兒童扁桃腺大，多屬生理性，可不必治療，隨著年齡增大自行退化。本病是一種常見病，不易被人們重視，但它能誘發腎炎、心臟病、關節炎等，成為多種疾病的原發病灶，對人體健康危害極大，當高度重視。

　　以往手術摘除是本病的主要治療手段，近年愈來愈多的醫家認為扁桃腺是人體的一線衛外屏障，手術全部切除會導致生理平衡發生紊亂。因此保守治療仍屬上策。

一、急性扁桃腺炎

　　例　賈某某，女，16 歲。忻州師範學院附屬中學學生。1987 年 7 月 22 日初診。

　　【病史及檢查】咽喉疼痛 3 天，發燒 3 天，每日下午先寒戰，繼發高燒。測體溫 39.4℃。查體：雙側扁桃腺紅

腫，上有白點。口渴，欲飲冷，便秘，舌紅，苔薄黃膩，脈浮數。已在個體診所輸青黴素 800 萬單位／日，3 天。高燒時口服泰諾林，熱退數小時後又燒起。

【辨證】外感風邪暑熱，內有肺胃鬱火。

【治法】疏散風熱，清肺通腑。

【處方】自擬方。

荊芥 10 克　薄荷 5 克　防風 10 克　香薷 10 克　桔梗 10 克　甘草 6 克　銀花 15 克　連翹 10 克　山豆根 6 克　板藍根 10 克　黃芩 10 克　大黃（後下）6 克　元明粉（兌）6 克　蒲公英 30 克　生石膏 20 克　蟬衣 6 克。

4 劑，水煎，每日 1 劑，分早、午、晚飯後服。

藥後熱退、症消、痊癒。

【按】患者素體火性旺，又因學業重，正氣有傷，復感風熱之邪。故表現為外有風熱表證，內為肺胃鬱熱裏證。故治療當疏散風熱兼清瀉肺胃之火，用荊芥、防風、薄荷、香薷、銀花、連翹、蟬衣；山豆根、板藍根、桔梗、甘草、蒲公英疏散風熱，清熱解毒；石膏、黃芩宣瀉肺經之熱；大黃、元明粉瀉胃腸之熱。組方貼切，表裏雙解，快速癒病。

二、慢性扁桃腺炎

此型多為急性失治誤治，邪毒鬱閉，陰虛火旺，氣機升降受阻而為病，臨證較為多見。

例　尚某某，男，45 歲。四川人，在忻州當廚師。2003 年 7 月 5 日初診。

【病史及檢查】咽部乾澀、癢痛 7 年。復因外感、勞累、飲酒、食海鮮、吃羊肉，咽喉疼痛發作。近 1 月因工作繁忙、廚房高溫、油煙嗆而疼痛加重。伴咽喉憋脹、乾燥，時有異物感。聲音嘶啞，伴心煩，大便不暢，夜間盜汗。檢查：咽部暗紅，兩側扁桃腺腫大突起，上有瘢痕，以棉棒壓按之，有少量白色膿狀物滲出。舌紅，苔少，脈弦細數滯。

【辨證】邪毒鬱久，陰虛火旺，氣機升降受阻。

【治法】滋陰降火，升降氣機，開鬱瀉毒。

【處方】經驗方。

熟軍 12 克　薑黃 10 克　蟬衣 10 克　僵蠶 10 克　元參 20 克　知母 12 克　生地 20 克　桔梗 15 克　枳殼 15 克　甘草 6 克　浙貝母 15 克　銀花 20 克　蒲公英 20 克。

7 劑，水煎，日 1 劑，分 3 次服。連服 2 劑間隔 1 天。

【二診】2003 年 7 月 16 日。

藥後，咽乾減輕，大便已通。查扁桃腺仍紅腫痛，但無滲液。上方加赤芍 15 克、桃仁 10 克。7 劑，服法同前。

【三診】2003 年 7 月 30 日。

腫大之扁桃腺縮小一半。上方去銀花、蒲公英。突出滋陰、活血、調氣。15 劑，隔日 1 劑，分 3 次服。

【四診】2003 年 8 月 31 日。

患者講，此藥效果明顯。腫大之扁桃腺已縮小至隱窩內，餘症皆消失，唯易口咽乾。囑早服六味地黃丸 1 丸，晚服養陰清肺丸 1 丸，以調理善後。

【按】慢性扁桃腺炎多屬虛火旺，故選知母、元參、

生地以滋陰降火；再用浙貝母、蒲公英、銀花以化痰、解毒、清熱。此例氣機鬱閉，故當選升降散加枳殼、桔梗，一降一升，以宣肺濁，調暢氣機。

臨證此病較複雜。因此辨證加減尤為重要。如肺陰虛乾咳無痰者加百合、元參、沙參；腎陰虛咽乾夜甚者加元參、山萸肉、女貞子；脾氣虛口淡不渴者加太子參、山藥、茯苓；痰結加貝母、半夏、薏仁；質堅硬難消者加昆布、莪朮、水蛭；色暗紅有瘀象加丹參、赤芍、桃仁；色淡白，不痛不渴者為陽虛，加附子、桂枝、乾薑；有結石者加海藻、昆布、內金；對喉源性乾咳噴以西瓜霜。

第四十二節　喉痹（急慢性咽炎）

一、風熱喉痹（急性咽炎）

例　趙某某，男，28 歲。忻州市第一中學教師。2004 年 7 月 10 日初診。

【病史與檢查】身熱、咽痛 3 天。咽部疼痛灼熱，乾燥癢咳，吞咽不利，大便乾燥。查體：T 38.6℃。咽部黏膜紅腫充血，頜下淋巴結腫大，苔黃燥，脈浮數。

【辨證】風熱外襲。

【治法】疏風清熱。

【方藥】自擬方。

金銀花 25 克　連翹 15 克　牛蒡子 15 克　竹葉 10 克
蘆根 25 克　瓜蔞 15 克　元明粉 5 克（兌）　桔梗 15 克
甘草 6 克　玄參 15 克　荊芥 10 克　防風 10 克　生石膏

20克。

【二診】2004年7月15日。服上藥3劑，同時用三棱針刺少商放血，兩天體溫降至正常，3天咽痛明顯好轉。上方去荊芥、防風，加黃芩12克、天花粉12克、沙參15克，繼服3劑。

【三診】2004年7月20日。服上藥後，咽痛止，咽乾減，吞咽利。頜下淋巴結已不腫大，咽部無充血。黃燥苔已退，大便已通。囑其按上方間日1劑，再服3劑而停藥。

【按】本案例為急性咽炎。急者起病急，體溫高，疼痛甚，充血顯，究其病因，當屬風熱之邪壅滯咽喉。以清熱散風，疏通咽喉為要。選桔梗，可宣利肺氣以通；與甘草配伍，以緩急止痛；選銀花、連翹以加強疏風清熱透表之力；選荊芥、防風，取發汗解表之力；選瓜蔞、元明粉潤燥通便。全方集從上而散、從下而瀉、從內而清、從表而汗等多條途徑，以達到上下自通，喉痹治癒之目的。臨床每遇咽喉疾病，尤其是急性期，首選此方，再辨證加減，療效確切。

二、虛火喉痹（慢性咽炎）

例 巴某某，女，48歲。忻州市市民，2003年10月10日初診。

【病史與檢查】咽部乾燥不適3年，有異物感，乾咳，咽癢，痰少質黏。每年秋冬季節加重。檢查：咽部充血呈暗紅色，咽後壁可見淋巴濾泡。

【辨證】咽喉郁閉，升降失司。

【治法】調整升降，開咽解閉，疏利氣機，清熱潤燥。

【方藥】升降散加味。

熟軍 10 克　薑黃 10 克　蟬衣 10 克　僵蠶 10 克　桔梗 15 克　元參 15 克　牛子 15 克　甘草 6 克　銀花 15 克　連翹 12 克　麥冬 15 克　蘇葉 6 克　半夏 6 克　桃紅各 5 克　枳殼 12 克　知母 6 克　生地 12 克。

【二診】2003 年 10 月 19 日。服上藥 8 劑，症狀明顯減輕。囑其繼服 8 劑。服法改為隔日 1 劑。

【三診】2003 年 11 月 15 日。間服上方 8 劑後，咽部症狀基本消失。囑其間服知柏地黃丸，每天早上服 1 丸；養陰清肺丸，每天晚上服 1 丸，以善其後。因為急性發作緩解之後，須堅持金水相滋，清降虛火，鞏固治療。

【按】本案例為虛火喉痹。喉痹日久，咽喉鬱閉，氣機不能升降。故在養陰清熱的同時，選升降散，意在選陰中之陰藥大黃、薑黃，以通降氣機；陽中之陽藥蟬衣、僵蠶，宣升氣機。升降得通，氣機得行，津液自潤，虛火自熄。

辨治體會

1. 急性期及早使用銀翹散加味，加速毒素的排泄。

急性期，咽部以紅、腫、熱、痛為特徵。此期，首要任務是給毒素以排泄之路，包括通便排毒、發汗排毒、清熱排毒、宣肺排毒。自擬方中有從外而散、從上而宣、從下而瀉的作用，具有表裏、內外、上下雙解之效。

2. 慢性期在使用養陰清熱藥的同時，及時使用升降藥。

慢性期，證型以陰虛為多見，尤其是肺胃陰虛最為多見，此即「咽喉以潤為用」。故慢性期首選養陰藥，或補肺生津，或益胃生津，或補脾生津，或益腎生津，或甘寒清潤，或酸甘化陰，皆為慢性咽炎的治本法。如養陰清肺湯、益胃湯、一貫煎、知柏地黃湯等皆為我常用之方。

慢性期，咽中不舒，如物堵塞，非升降氣機不能啟其閉，故用升降散。升降散這種從上而宣、從下而降、氣機得通、津液得行之劑，其主方思路是「咽喉氣機以升降為順」的生理特點而設。

第四十三節　油風（斑禿）

油風是頭髮驟然呈圓形或橢圓形脫落，頭皮光亮，髮孔可見。此病又稱「斑禿」「圓形脫髮」。有的過一段時間自能復生。大部或全部頭髮逐漸脫落者為全禿。全身毛髮均脫落者為普禿。本病可發生於任何年齡，青少年較多見。本病常與勞累過度、睡眠不足或精神刺激有關。

例　徐某某，女，21 歲。山西省榆次市人。2005 年 4 月 5 日初診。

患者未婚，性格內向，初中畢業後幫助大人從事一些農田勞動。在一個早晨睡覺醒來發現頭部多處片狀脫髮。不到 10 天逐漸發展為全頭、眉毛、睫毛、陰毛全部脫落。女兒愛好心強，選擇一假髮戴在頭上。因為她的叔父

是忻州師範學院教師，故特來忻找余診治。

【刻診】全身毛髮脫，除有情緒低落、怕病、擔心、羞澀的心理和有時影響睡眠外，再無其他不適，唯月經10個月不行。舌淡紅，苔薄白，脈平和。

余經過四診合參，認為此病係油風普禿，既無明顯原因，也無明顯症狀。根據發病突然為風，月經10個月不行為血虧，素性格內向為鬱。遵照「髮為血之餘」「髮為腎之外華」的理論，確立治則為既開其源，又疏其流的原則。擬定先滋補腎精，養血祛風解鬱，活血通絡為法。

【辨證】精血不足，氣機不暢，血絡不通，毛髮失養。

【治法】滋補腎精，養血祛風，解鬱活血，通絡。

【處方】1. 內服方

何首烏30克　桑椹子30克　菟絲子20克　當歸尾15克　酒川芎10克　白芍15克　熟地15克　女貞子20克　黑芝麻30克　生柏葉15克　遠志12克　丹參30克　石菖蒲15克　柴胡15克　防風15克　雞血藤50克　秦艽15克　荊芥穗6克　甘草6克　棗仁20克。

10劑。1劑水煎3次合汁，分3次2天服。第1天服2次，第2天服1次。20天服完。

2. 外用方

斑蝥3隻、洋金花7朵、破故紙30克、生柏葉30克。浸入1公斤白酒中（白酒要求50度以上）。每天搖3次，3天後，以棉球或紗布蘸酒擦塗於脫髮處，1日3次。

【二診】2005年4月26日。頭部後側及右上有細纖白黃絨毛長出，患者已有信心，睡眠較好。效不更方。患

者返回家鄉先後共服上方 50 劑。4 個月後,電話告知,頭髮及全身毛髮均逐漸再生,完好如前。

余照此法治療油風十餘例,效果皆滿意。唯有一例,全禿 10 年史,雖經長期治療,終無顯效。

第四十四節　口瘡
（復發性口腔潰瘍）

例　周某,女,20 歲。朔州市農行會計。2007 年 5 月 10 日初診。

【病史與檢查】患口腔潰瘍 6 年,反覆發作。有家族史。體形瘦弱,平時易感冒。局部灼熱疼痛,口臭,說話進食疼痛加劇。檢查:患者口腔左頰黏膜有一潰瘍,狀似「彈坑」,直徑 1 公分,周圍組織紅腫而隆起,捫之較硬,觸之痛甚,表面附有白黃色假膜。大便偏乾,3 日 1 行。小便黃赤,舌質紅,苔薄黃膩,脈滑數。

【辨證】脾腎不足,陽明伏火。

【治法】補脾益腎,清瀉陽明。

【方藥】自擬口糜湯。

山藥 20 克　山萸肉 20 克　黃連 10 克　生地 12 克　木通 6 克　竹葉 9 克　甘草 10 克　升麻 10 克　丹皮 12 克　生石膏 15 克　肉桂 5 克　白花蛇舌草 40 克　熟軍 8 克　藿香葉 5 克。

【二診】2007 年 5 月 16 日。服上方 5 劑,口腔潰瘍略有好轉。大便溏,小便清而不黃。囑原方去木通、熟

軍，繼服 10 劑。

【三診】2007 年 5 月 28 日。繼服 10 劑後，口腔潰瘍變淺，周圍黏膜隆起稍平，大便正常。囑其上方繼服 10 劑，隔日 1 劑。服完後再診。20 天以後，患者從外地電話告知，潰瘍面基本癒合，潰瘍周圍隆起組織紅腫已消，黏膜變為常色。余隨電話囑照上方每月間斷服 6 劑，連服 3 個月。1 年後隨訪，上症未犯。

【按】本例口瘡屬於重型病例。以病程長，潰瘍面大而深，周圍組織隆起為特點。方選自擬口糜湯，既培補脾腎，重用山藥、山萸肉以固本。又選導赤瀉火之劑，使伏火從二便排出。此乃標本兼顧，對慢性、單純性、反覆發作性的口腔潰瘍屢屢顯效。

辨治體會

1. 實火口瘡，當分臟腑偏重，宜先清後調理，切忌一清到底。

中醫認為，口瘡病機總不離「火」，或為實火，或為虛火。實火型口瘡，或脾胃伏火，或心火上炎，或肺胃鬱熱，故選方要分臟腑偏重。脾火宜瀉黃散；胃火宜清胃散；心火宜導赤散；肺胃之火宜涼膈散；脾胃伏火者，宜瀉黃合清胃散；心脾積熱者，宜瀉黃合導赤散；肺胃邪熱者，宜涼膈散合清胃瀉火湯。實火宜清，但一定要注意證型之轉化，千萬不可一清到底，以免削伐陽氣，或劫傷陰津，轉為陰虛口瘡。同時，在清解實火之時，可適當加入一二味熱藥，如肉桂，一以制約諸藥之涼寒，以免傷陽，

一以起引火歸原之效。

2. 虛火口瘡，當分臟腑偏重，宜先清後補或攻補兼施，切忌一「補」到底。

虛火口瘡，或為肝腎陰虛，或為脾虛濕困，或為脾腎兩虛，或為陰虛浮火，虛者當補，但虛火口瘡，顧名思義，必有虛火，虛火也是火。故治療思路宜先清後補，或攻補兼施，千萬不能一補到底。

3. 綜合調理防復發。

口瘡是一種難治疾病，由於口腔黏膜經常發生散在的小潰瘍，病情反覆發作，時癒時作，常年累月經久不癒。因而，減少復發是臨床上的難點，預防復發是臨床上的重點。

(1) 病前體質調理

由於患者稟賦體質具有寒熱虛實的偏差，加之平時飲食不節，過食辛辣厚味，嗜好菸酒，或七情內傷，勞倦過度而致病。在復發之前，可針對患者的體質，辨證用藥，及時調理。素體陰虛者，六味地黃湯經常煎服；素體脾腎不足者，可予四君子湯、補中益氣湯等經常服用。上述方法，能糾正病人體質之偏差，防病於未然。

(2) 間歇期綜合論治

間歇期，症狀未發，口腔潰瘍癒合，大部分病人即停止治療。然而臨床觀察，間歇期治療非常重要。余在間歇期多採用綜合療法，內服中藥，重在全身整體辨治用藥，以延長間歇期，減少復發。

第四十五節　耳聾、耳鳴
（感音神經性耳聾）

　　耳聾、耳鳴都是聽覺異常的症狀。二者在臨證常見，機理基本一致，故合併討論。見症有突發或漸進、單耳或雙耳之分。與西醫學「感音神經性耳聾（耳鳴）」雷同。當今因環境煩亂、噪音較大、濫用藥物、工作緊張、情緒波動、飲食結構改變等因素使該病發病率有明顯增加趨勢。

　　本節對常見的腎虛耳聾、肝火耳聾及先天、外傷、暴震、感冒、藥物等引起的耳聾皆略而不談，現僅選 2 例典型病例，以拋磚引玉。

一、清氣不升耳聾（神經性耳聾）

　　例　常某某，男，56 歲。忻州市安邑村人。2005 年 6 月 3 日初診。

　　患者素體弱，家務負擔重，兩年前無明顯誘因地雙耳聽力下降，逐漸加重，有間斷耳鳴如蟬聲。曾在綜合醫院五官科診治效不顯，轉中醫治療。

　　【刻診】余與患者講話必須高聲對答。其耳聾在勞累後更甚。頭部有空虛感，蹲位起立時頭暈，伴乏力，不耐勞，納少，體瘦面黃。舌淡，苔薄白，脈虛弱。

　　【辨證】中氣虛弱，清陽不升，耳氣失聰。

　　【治法】補中益氣，升陽聰耳。

【處方】益氣聰明湯加味。

人參 5 克　黃蓍 30 克　白朮 15 克　山藥 15 克　升麻 6 克　葛根 20 克　蔓荊子 15 克　柴胡 6 克　白芍 12 克　黃柏 6 克　炙草 6 克　明天麻 10 克　生薑 3 片　大棗 3 枚。

10 劑，水煎 2 次分 3 次日服，服 2 天，停 1 天。

【二診】2005 年 6 月 20 日。

藥後，飲食精神增，聽力稍有進步。此外患者平時易腰困，精力不足。效不更方。上方加枸杞子 15 克、桑椹子 15 克。隔日 1 劑，先後共服 50 劑。2005 年 9 月底，患者前來告知，體力明顯增，聽力基本恢復，耳鳴止。

【按】中醫認為，腦為精明之腑，頭為諸陽之會，經曰：「陽氣者若天與日，失其所則折壽而不彰。」本例即為此案。故方中君以參、蓍、朮、藥，益氣補中，振後天生氣之源；臣以升、柴、葛、蔓，升騰中焦清陽；佐以芍藥、黃柏，防一派升補藥之燥，又降濁陰之氣；天麻瀉濁止暈。使以炙甘草和藥溫中。全方君、臣、佐、使組合貼切，達到中氣旺，清陽升，濁陰降，耳聾癒。

二、精虧絡阻耳聾（突發性耳聾）

例　郜某某，男，36 歲。忻州市董村農民。1986 年 8 月 15 日初診。

患者頭昏、耳鳴 2 年。3 天前因農務忙碌，飲水少而突發雙耳聾。頭腦中煩亂如雷如潮。曾在市醫院耳鼻喉科診斷為突發性耳聾。輸液、口服西藥 3 天無效。因患者與

余同鄉，便前來就診。

【刻診】如上述，舌紅苔少，脈細數。

【辨證】腎精虧損，耳失所養，耳絡閉阻，突發聾鳴。

【治法】充養腎精，活血通竅。

【處方】熟地 15 克　山萸肉 15 克　山藥 12 克　丹皮 10 克　澤瀉 10 克　茯苓 10 克　黃精 20 克　桑椹子 20 克　龜板膠（兌）10 克　桃仁 6 克　紅花 12 克　酒芎 18 克　赤芍 20 克　麝香（沖）0.2 克　菖蒲 12 克　磁石 30 克　葛根 30 克　甘草 6 克　蔥白 3 節　老生薑 3 片。

水煎 2 次合汁，早、午、晚飯後 3 次分服。

遵此方隨症適當加減，共服 40 劑，基本治癒。

【按】腎藏精，精生髓，髓充腦。本例患者素腎精虧虛，髓海失充。故方中以六味加桑椹子、黃精、龜板，補腎益精充髓；合通竅活血湯加菖蒲，通竅活血；再以葛根升清陽；磁石降濁陰。合而為劑，堅持服用，使精充、髓滿、瘀祛、絡通、竅開，而耳聾、耳鳴癒。

第四十六節　濕瘡（濕疹）

濕疹是西醫病名。有急、慢性之分。急性濕疹以丘疱疹為主，以滲出液、瘙癢劇烈為特點。中醫又稱「浸淫瘡」「血風瘡」「濕毒」等；慢性濕疹多由急性濕疹遷延而成。以苔蘚樣變為主，反覆發作，經久不癒，瘙癢為特點。中醫亦稱「頑蘚」。此外，還有特定部位濕疹，如耳部、臍部、前陰、肛門、手部等，中醫另有名稱，以及小

兒濕疹等，在此不一一贅述。今僅選所治的兩例典型病例於下，以拋磚引玉：

一、急性濕疹

例 郭某某，男，59 歲。忻州地區北路梆子劇團幹部。1976 年 9 月 1 日初診。其人身高體健，唯平時患有兩手局部小片濕疹。近半年因事不順心，經常獨自飲酒解煩。近 10 天濕疹向全身發展，遍及腹部、四肢、手足，起紅色丘疹，丘疹大小不一或稀疏散見，或密集成片，瘙癢無休，搔抓瘡破，滲液不斷，有成小爛面，部分成黃褐色結痂。由於滲液多，患者臥睡時，床上鋪以大麻紙以吸水。伴膚熱，口渴，嘴苦，頭悶，心煩，咽痛紅腫，大便燥結，尿短赤。舌大質紅，苔黃厚膩，脈弦滑數。

【辨證】濕熱並重，壅於三焦表裏，氣血不宣，經絡不通。

【治法】清熱利濕，涼血解毒，表裏雙解。

【處方】防風通聖散化裁。

防風 12 克　荊芥 10 克　麻黃 5 克　薄荷 6 克　大黃（後下）10 克　元明粉（兌）10 克　梔子 10 克　連翹 15 克　生石膏 20 克　滑石 10 克　蒼朮 15 克　苦參 10 克　生地 15 克　龍膽草 12 克　蟬衣 10 克　車前子（包）15 克　茵陳 15 克　生薏仁 30 克　土茯苓 30 克。

10 劑水煎服，日 1 劑，服 2 劑，停 1 天。

當服至 3 劑，患者急告每天瀉三五次。囑大黃、元明粉減半，並同煎。半月後二診，皮膚丘疹大半消退，部分

結痂，所剩少數疹瘡勢緩色淡，部分還有少量滲液，部分疹瘡退後基底呈紅色，癢輕。其餘諸症亦減輕。仍尿黃微赤，夜間嘴乾渴，手足心熱。前方去大黃、元明粉、麻黃、石膏；加白茅根 30 克、生槐花 30 克、元參 15 克、丹皮 10 克。又取 15 劑，隔日 1 劑。

1 月後，全身濕疹盡退，舌、脈、二便正常。囑忌酒、辛辣、發物，以防復發。

二、慢性濕瘡

例 張某某，男，55 歲。忻州東張村人。2007 年 10 月 30 日初診。

經某醫院皮膚科診斷為「濕疹」3 年。雖經中藥、西藥內服及藥膏外塗，效果不理想，至今反覆發作，時重時輕，近 3 個月加重。以兩臂、腋下、頸兩側、雙下肢前外側為重，皮膚乾燥、增厚，有鱗屑，色棕紅或有暗紅斑，部分皮損成痂、滲液，下肢及前臂有皮硬而不平，呈苔蘚樣變。自覺疼痛，瘙癢劇烈，部分患處可見抓痕、血痂，色暗紅或暗黑色。舌質暗，苔少，裂紋，脈沉澀。

【辨證】脾虛血燥，濕瘀互結。

【處方】何首烏 20 克　生山藥 20 克　炒胡麻 10 克　土茯苓 50 克　川芎 10 克　莪朮 12 克　甘草 6 克　白花蛇舌草 50 克　生地 12 克　黃連 6 克　防風 12 克　荊芥 12 克　苦參 10 克　銀花 15 克

10 劑，水煎服，每日 1 劑，服 2 天停 1 天。

【二診】2007 年 11 月 15 日。半月後，結痂、鱗屑變

薄，變軟，疼痛止，瘙癢輕。舌質偏紅，患處周圍色素沉著明顯。

【處方】上方加雞血藤 40 克、丹皮 15 克。

15 劑，隔日 1 劑。

【三診】2008 年 7 月 11 日。去年二診後，濕疹痊癒。今又復發 20 餘天，自認為飲酒、食羊肉後使然。

【刻診】胸腹紅斑融片，兩臂呈鱗屑樣，瘙癢。舌暗紅，苔花剝，脈沉弦。

【處方】首診方加紫草 12 克、白蘚皮 15 克、丹參 15 克。水煎，每日 1 劑，服 2 天停 1 天。先後遵上方服藥 30 劑告癒。

【按】濕瘡中醫辨證內服中藥效果明顯。一些頑固濕疹尚需配合外用藥，對紅腫、滲水、糜爛者可將中藥煎第三汁濕敷。也可處：黃連、青黛各等分研為細末，用香油調為膏外搽，日搽多次，既可防結痂，又可減少滲液。

急性期務須使邪有出路，從汗下、利小便排毒。慢性期，血虛血燥當慎用辛散苦下之品，當配合養血、扶正、潤燥之劑，如首烏、炒胡麻；皮硬者，當選活血祛瘀藥，如莪朮、川芎等；癢甚者，選蟲類搜風藥，如蟬衣、全蠍等。

第四十七節　蛇串瘡（帶狀疱疹）

本病在皮膚驟起成簇小疱，刺痛如火燎。多纏腰、胸、腹一側而發。故又名「纏腰火丹」。其次在眼、耳、

四肢較少見。因水疱沿神經分佈區排列成帶狀，故西醫稱「帶狀疱疹」。本病可發於任何年齡，然所見者老年患者疼痛較劇，若治不得法易在疱疹消失後，仍遺留神經痛。

余經多年實踐總結一經驗方，並在此基礎方上進行辨證加減，經百例患者應用屢屢顯效。

【處方】柴胡 15 克　防風 15 克　黃芩 15 克　梔子 10 克　龍膽草 10 克　白芍 30 克　珍珠粉（沖）10 克　甘草 10 克　虎杖 30 克　馬齒莧 60 克　板藍根 60 克　生薏仁 60 克。

水煎 2 次合汁，分早、午、晚 3 次口服。連服 7 天為 1 個療程，一般 1 至 3 個療程可癒。

【加減】大便乾結加大黃（後下）6 至 10 克、元明粉（沖）6 至 10 克；瘀血症顯加丹參 20 克、赤芍 20 克；疼痛甚者加元胡 12 克、川楝子 12 克；濕邪盛者加蒼朮 15 克、土茯苓 30 克；病在耳目加木賊 15 克、穀精草 10 克；老年氣虛加太子參 15 克、黃耆 15 克；陰虛明顯加玉竹 15 克、黃精 15 克；血虛明顯加當歸 10 克、雞血藤 30 克；脾虛明顯加白朮 10 克、茯苓 10 克；胃納不佳加陳皮 10 克、紫蘇 15 克。

【外用】活蚯蚓數條，放入綿白糖中，少時蚯蚓死。死後在蚯蚓體旁即滲出黃色或血色的液體。用棉籤蘸此液塗於患處。日外用二三次，連續外用直至痊癒。

【按】本病的特點及病機為：①起病突然，風也；②色紅、火燎痛，火也；③疱中濁液，濕也；④疼痛甚，火鬱也；⑤病位在兩側，少陽也。故方中柴胡引藥直入少

陽；梔子、龍膽草，清肝膽之火濕毒邪；重用虎杖、馬齒莧、板藍根、生薏仁，意在清除病毒；白芍、珍珠、甘草，緩急止痛。臨證百餘病例辨證加減，屢用屢效，特薦之供參考。

第四十八節　隱疹（蕁麻疹）

隱疹是一種較常見的皮膚黏膜過敏性疾病。因其時隱時現，故稱隱疹。以起病急、消退快（一般不超過 24 小時）、皮膚起鮮紅色或蒼白色大小不等的丘疹或斑塊、瘙癢難忍為特點。嚴重者可引起腹痛、嘔吐、腹瀉等症狀。一般病程在 3 個月以內者稱急性隱疹，多屬實證。超過 3 個月者，稱慢性隱疹，多屬虛中夾瘀證。歸屬西醫學的「蕁麻疹」。臨床以風邪為主，常夾寒或夾熱夾濕，侵犯人體。然「邪之所湊，其氣必虛」，故正氣虛又為根本。

一、急性隱疹

例　李某某，男，40 歲。忻州利民街居民。1982 年 2 月 15 日初診。

【病史及檢查】春節期間與朋友聚會，酒餐後汗出當風。當晚遍體起白色或膚色不變的大小不等的風團疙瘩，瘙癢難忍，不時搔抓，稍遇風冷則加重，覆被得熱則減輕。伴微惡風寒，無汗，咳嗽，微喘，聲嘶不揚，渾身不適。脈浮緊，苔薄白。

【辨證】風寒外襲，乘虛鬱表，營衛不和。

【治法】疏風散寒，調和營衛。

【方藥】麻黃 6 克　桂枝 10 克　杏仁 12 克　生石膏 18 克　炙甘草 9 克　荊芥 15 克　防風 15 克　蟬衣 10 克　浮萍草 10 克　蘇葉 15 克

3 劑，水煎服，1 日 1 劑，分早晚各服。

藥後遍身微微汗出，隱疹盡退，脈靜身爽，諸症悉減。患者電話詢問，還剩 2 劑，可否再服，余告知，所剩 2 劑分 8 次，每日 2 次，4 天內服完即可停藥。

【按】此案為風寒襲表，營衛不和，肺氣不宣。故選麻杏石甘湯加桂枝、蘇葉、蟬衣、荊芥、防風、浮萍，既宣發在表之風寒，又清在裏之鬱熱。選方貼切，配藥精當，用之得法，故 1 劑而癒。臨床上凡遇急性隱疹，必辨虛實寒熱。風邪束表者，常選消風散加減治之；風熱夾濕，常選麻黃連翹赤小豆湯加減；風熱鬱於表裏三焦者，常選防風通聖湯加減；風熱深入營分者選清營湯加減。

二、慢性隱疹

例　高某某，男，61 歲。忻州網通公司退休職工，2003 年 11 月 10 日初診。

全身反覆出現風團隱疹 2 年，伴易感冒，畏風寒，易汗出，口乾渴，咳嗽，咯白黏痰。近 1 週隱疹復發，色暗紅，呈風團狀，4 至 6 小時自消。但此消彼起，得風冷則加重。舌淡暗，邊有瘀點，苔白，脈沉澀弱。

【辨證】表衛不固，久病夾瘀，風邪外襲。

【治法】益氣固表，活血祛風。

【方藥】黃著 18 克　防風 12 克　白朮 15 克　太子參 15 克　沙參 15 克　當歸 10 克　山萸肉 12 克　山藥 12 克　烏梅 12 克　五味子 12 克　炙草 6 克　丹皮 12 克　赤芍 15 克　荊芥 12 克　桃仁 6 克　紅花 6 克　地膚子 15 克　白蘚皮 10 克。

7 劑，每日 1 劑，水煎，分早晚服。

【二診】2003 年 11 月 19 日。

藥後風團減少，感冒未發，瘙癢減輕，汗出少，但咳嗽、咯痰症仍存。上方加前胡 10 克、桔梗 12 克、紫菀 12 克。10 劑，每日 1 劑，服 2 天停 1 天。

【三診】2003 年 12 月 8 日。

隱疹未起，兼症皆除。舌暗轉淡紅，瘀點消退。精力仍欠佳。上方去前胡、紫菀、桃仁、紅花、丹皮、荊芥，再服 15 劑。隔日 1 劑，以資鞏固。3 個月後，患者告知，隱疹再未發作，感冒亦未復發，體質較前健壯。

【按】慢性隱疹，病程既久，多屬肺脾不足，衛外失固，且久病多夾瘀，故用玉屏散合過敏煎加山藥、山萸肉，以培補脾肺，固衛禦風，乃屬治本之法；丹皮、赤芍、桃仁、紅花，活血通絡，取「治風先治血，血行風自滅」之意；沙參以護陰；地膚子、白蘚皮、荊芥以祛風止癢。因病久挾瘀，故在症狀消失後，仍堅持服用一段時間，以鞏固療效。

辨治體會

1. 辨證當循「紅色屬熱，白者屬寒，虛者色淡，癢

者屬風，瘀者色暗」理論。

臨床上本病的證型錯綜複雜，像教科書上單型者不多，多為複合型，或虛證兼瘀，或風熱夾濕，或氣虛兼風寒外襲。因此，在辨證時要遵循以上理論。風熱型多見紅色風團，風寒型多見白色或淺紅色風團，濕熱型、毒熱燔營型多見鮮紅色風團，氣血虧虛型多見淡紅色風團，瘀血阻絡型多見暗紅色或紫紅色風團。瘙癢者屬風邪。

2. 治療思路，急性期以祛散風邪為主，慢性期以調理內臟為主。

急性期多屬實證，治以祛風、清熱、散寒、涼血、解毒或清腸胃濕熱積滯為主。慢性期多屬虛證、瘀證，治宜益氣固表，養血祛風，活血通絡，健脾和胃，補益氣血，調攝沖任，養陰清熱為主。

3. 不論是急性、慢性、虛證、實證，治療時方中皆應加入祛風藥。

癮疹總因內風或外風引起，故治療當以祛風為首。然而要達到祛風目的，又需根據病邪的兼雜、病證的虛實、證型的單一與複合而靈活掌握。

外風者，當疏風為要；屬風熱者，當疏風清熱，如蟬蛻、薄荷；屬風寒者，當疏風散寒，如麻黃、桂枝、荊芥、防風；內風者，當標本兼治。

不論是哪一型，在辨證用方的基礎上，皆應加入祛風藥。如腸胃濕熱型，可加蘇葉、防風、羌活；毒熱燔營型，可加入涼血驅風的丹皮、紫草、蟬衣；瘀血阻絡型，可加入全蠍、烏梢蛇。

第四十九節　粉刺（痤瘡）

粉刺是一種與性腺內分泌功能失調有關的毛囊皮脂腺慢性炎症性皮膚病，臨床上以面部粉刺、丘疹、膿疱或結節、囊腫為特徵。

本病好發於青年人顏面部、胸、背、髮際等處。隨著社會發展，人們的工作壓力、精神因素、生活方式和飲食結構的改變，中年婦女其發病率亦有上升趨勢。

一、尋常形痤瘡

例　高某某，女，18 歲。忻州市第一中學學生，2007 年 6 月 20 日初診。

【病史及檢查】2 年來，面部粉刺反覆發作，以額部、面頰部為甚，擠壓後有皮脂樣物溢出。查體：面部油滑光亮，散起紅丘疹，個別為黑頭。舌紅，苔薄黃，大便乾，尿偏黃，脈偏數。

【辨證】肺胃積熱。

【治法】清宣肺胃積熱。

【方藥】自擬粉刺一號方。

黃芩 15 克　桑葉 15 克　炙杷葉 15 克　生柏葉 15 克荷葉 15 克　竹葉 9 克　生石膏 30 克　銀花 10 克　桑皮 15 克　丹皮 12 克　生地 10 克　熟軍 10 克　甘草 6 克。

水煎服，每日 1 劑，連服 2 劑，停 1 天，繼服。

【二診】2007 年 6 月 30 日。

服上方 6 劑後，面部粉刺減兩成，皮脂溢出減少。效不更方，繼服 10 劑，隔日 1 劑。

【三診】2007 年 7 月 20 日。

粉刺消，面留個別痕跡，囑其不要擠壓，禁食辛辣、發物。以善其後並預防復發。

【按】此案例屬於西醫稱之的尋常痤瘡，多屬中醫肺胃鬱熱型。清瀉肺胃鬱熱時，注重甘寒清瀉，輕清宣散，宣通二便，使邪有出路。勿用過量的苦寒直拆之劑，以防挫傷少陽新生之氣而立方。

二、瘢痕疙瘩型痤瘡

例 陳某某，男，22 歲。忻州籍人，在西安科技大學讀書。2006 年 7 月 28 日初診。

【病史及檢查】痤瘡反覆發作 3 年，多方治療未能痊癒。刻下：顏面部、後髮際部、胸、背部，痤瘡疙瘩分佈密集，個別粉刺紅腫高起或有膿頂，或已破潰，可擠出膿血；或瘢痕硬結，呈暗紅色，或已形成瘢痕凹陷。伴疼痛，輕微瘙癢。伴口渴、咽乾、便秘、尿赤、舌紅、苔薄黃乾燥，脈數。

【辨證】肺胃積熱，痰瘀互結。

【治法】清熱涼血，行瘀散結。

【方藥】自擬粉刺二號方。

銀花 20 克　連翹 20 克　白花蛇舌草 30 克　蒲公英 20 克　紫花地丁 15 克　野菊花 10 克　赤芍 30 克　當歸尾 15 克　皂刺 15 克　浙貝 15 克　山楂 20 克　花粉 15

克　炙沒藥 10 克　炙乳香 5 克　白芷 10 克　甘草 10 克
夏枯草 30 克。

10 劑，水煎服，每日 1 劑，連服 2 劑，停 1 天服。

【二診】2007 年 8 月 15 日。藥後，粉刺紅腫收斂，破潰已漸吸收，未見新生粉刺。多年形成的瘢痕硬化開始軟化，伴隨症狀相繼改善。上方去炙乳香、炙沒藥，15 劑，隔日 1 劑。外用大黃 30 克、硫磺 30 克、生山藥 60 克共研細末，每晚取適量用雞子清調為糊狀睡前外敷，次日早清除，每日 1 次。

2007 年 9 月 15 日，患者從西安打來電話，上症進一步減輕。囑其停止內服藥，禁食辛辣、油膩、發物等，調節起居，間斷外用藥，以善其後。

【按】此案例為肺胃積熱較久，熱、痰、瘀、鬱結於顏面、胸背，清輕之劑難效。故選用大隊清熱解毒重劑以直搗病所，並用活血化瘀、軟堅化痰之劑，以通其絡，消其結，方能奏效。

三、中年婦女痤瘡

例　趙某某，女，36 歲。忻州市人大幹部。2004 年 10 月 6 日初診。

【病史及檢查】患者月經紊亂已 2 年，經量偏少，經色偏暗。近年來，面部粉刺散起，經前加重，唇周較甚。個別呈紅腫疼痛。兩面頰黃褐斑，伴心煩，易怒，乳脹痛，手足心熱，腰膝酸軟，睡眠欠佳，大便偏乾等諸症。舌質暗，苔薄，脈細弦數。

【辨證】肝腎不足，肝鬱化熱。

【治法】滋養肝腎，疏肝清熱。

【方藥】自擬粉刺三號方。

女貞子 20 克　旱蓮草 30 克　白芍 12 克　柴胡 12 克 丹皮 12 克　梔子 6 克　桑椹子 20 克　生山藥 15 克　山 萸肉 15 克　生地 12 克　烏梅 10 克　澤蘭 15 克　丹參 15 克　益母草 15 克　白花蛇舌草 30 克　山楂 15 克。

15 劑，水煎服，隔日 1 劑。

患者服上藥 1 月後，粉刺盡退，行經較暢，色、量較 前改善，伴隨症狀皆減。上方 5 倍量，共研細末，煉蜜為 120 丸，每日早晚各服 1 丸，以善後。

【按】此案例為中年婦女粉刺，此類病例臨床上亦屬 多見。其病機為本虛標實，本虛者為肝腎陰虛；標實者， 是氣鬱化火，鬱而成瘀。故治療在滋養肝腎陰液的同時， 舒理肝氣，清理虛熱，並選澤蘭葉、益母草、丹參等藥物 使活血而不傷陰，血行而熱自熄。

第五十節　癭病（甲狀腺病）

癭病是以頸前結塊腫大為最基本的臨床特點。主要包 括「癭囊」「癭瘤」「癭氣」。

癭囊，主要由水土因素致病，表現為頸前腫大、對 稱、光滑、柔軟。屬西醫學「地方性甲狀腺病」。此病國 家十分重視，實行食鹽加碘政策，基本得以控制，本節從 略不談；癭瘤，主要表現為頸前腫塊偏於一側，或一側較

大、一側較小，或兩側均大，質較硬，或有結節。類似西醫學「甲狀腺瘤」或「甲狀腺炎」。癭氣，頸前輕度或中度腫大、對稱、光滑、柔軟，常伴有顯著的陰虛火旺證候。類似西醫學「甲狀腺功能亢進」。

癭病的基本病理為氣、痰、瘀壅結於頸前，常以實證居多，但由實轉虛挾雜證亦不少見，其虛以氣陰兩虛為主。故本病治療以理氣化痰、消癭散結為基本治則。血瘀者配以活血化瘀，陰虛者配以滋陰降火，氣虛者配以補氣扶正。

本節就臨床常見之「癭瘤」及「癭氣」選擇 3 例典型病案介紹如下：

一、癭瘤（甲狀腺瘤）

例 霍某某，女，60 歲。忻州市雙堡村農民。2001年 3 月 5 日初診。

主因家庭不和，心緒鬱悶，於 1 月前發現頸前右側長一腫塊，如紅棗大小，質中等硬，腫塊可隨吞咽動作上下移動。伴有胸悶，太息，心煩。舌質暗紅，苔薄黃，脈沉。

【辨證】肝氣鬱結，氣痰瘀壅結。

【治法】疏肝理氣，化痰行瘀，消癭散結。

【處方】歸尾 15 克　白芍 12 克　柴胡 12 克　茯苓 10 克　白朮 10 克　海藻 30 克　昆布 30 克　青皮 12 克 半夏 12 克　土貝母 15 克　連翹 15 克　鬱金 15 克　香附 10 克　枳殼 12 克　黃藥子 8 克。

7 劑，水煎服，日 1 劑，分早、午、晚 3 次服。

【二診】腫塊縮小 1／3。心情較前舒暢，但口咽乾燥，手足心熱明顯。上方加元參 20 克、夏枯草 30 克、丹皮 12 克。再服 10 劑，隔日 1 劑。

【三診】腫塊縮小如蠶豆大小，諸症明顯減輕。改為加味逍遙丸 60 丸，每日早晚各服 1 丸。1 月後隨訪，腫塊消失，餘症平息。

【按】本病由氣、痰、瘀鬱結為病。方中以逍遙散加減疏肝理氣，海藻、昆布、土貝母、半夏、黃藥子，化痰軟堅，消癭散結；陳皮、香附、鬱金、枳殼，理氣而散結。二診，加入夏枯草、丹皮，瀉火而散結。合而為劑，氣既舒，痰瘀火鬱焉有不散之慮。臨證若見腫塊堅硬、移動性差者，酌加三棱、莪朮、丹參、山慈姑、牡蠣、蛇蘞、半枝蓮、白花蛇舌草、守宮等以增強活血、軟堅、散結之功；若見胸悶、氣憋、聲音嘶啞、咽喉瘀腫，酌加瓜蔞、蚤休、馬勃、牛子、蒲公英，以開鬱散結，清咽消腫；若見體虛納差、乏力、面黃、脈虛者，酌加人參、黃蓍、白朮、山藥等以補脾益氣。

二、癭瘤（亞急性甲狀腺炎）

例　梁某某，男，28 歲。原平電廠職工。2002 年 11 月 30 日初診。

山西省人民醫院診斷為亞急性甲狀腺炎兩個月，一直激素治療。雖有好轉尚不能癒，特轉我處治療。

【刻診】頸部腫脹，捫之發熱，疼痛不甚，壓痛輕

微，伴胸脅滿脹，微噁心，納少，善太息。舌質暗紅，苔薄黃膩，脈弦澀數。

【辨證】氣鬱化火，痰凝血瘀。

【治法】理氣化痰，清熱，活血，散結。

【處方】柴胡 12 克　枳殼 15 克　香附 12 克　鬱金 20 克　半夏 12 克　浙貝 15 克　生牡蠣 30 克　瓜蔞 15 克　連翹 15 克　梔子 10 克　夏枯草 30 克　元參 20 克　莪朮 10 克　丹參 15 克　桃仁 9 克　赤芍 15 克　甘草 6 克　生薑 3 片。

10 劑，1 日 1 劑，水煎分早、午、晚 3 次服，連服 2 劑停 1 天。

【二診】半月後，頸部腫脹變化不明顯，但疼痛、熱感消失，胸脅較鬆快，情緒較舒暢。舌質紅，脈較前和緩。上方減去莪朮、桃仁，加貓爪草 30 克。再服 15 劑，服法改為隔日 1 劑。

【三診】1 月後頸部腫脹基本消失，食慾增，喜形於面。仍口乾，夜甚，手足心燒。舌質偏紅，苔薄黃。改用丸劑善其後。

【處方】當歸 30 克　白芍 40 克　柴胡 30 克　白朮 20 克　茯苓 30 克　甘草 15 克　夏枯草 50 克　丹皮 30 克　梔子 30 克　元參 50 克　地骨皮 50 克　玉竹 50 克　浙貝母 30 克　薄荷 15 克。

諸藥共研細末，煉蜜做為 90 丸，每日早、午、晚各服 1 丸。

【四診】1 月後患者前來訴：病已告癒，是否再服藥。

余囑：可改服加味逍遙丸，每日早晚各服 1 丸，以防復發。

【按】此病為氣火痰瘀壅結於頸而為病。是方柴胡、枳殼、香附、鬱金，行氣以開鬱；梔子、連翹、夏枯草、元參，清熱以散結；半夏、浙貝母、牡蠣、瓜蔞，化痰以軟堅；莪朮、丹參、桃仁、赤芍，活血以消瘀；甘草調和諸藥。共服湯劑 1 個半月，癭瘤基本消除。遵「大積大聚，衰其大半而止，不必盡劑」之經旨，改湯劑為丸劑，取其緩，善其後，防其復。

此病西醫多以激素治之，雖易見效，但副作用大，療程較長，且容易復發。中醫治療起效較慢，但療效穩定，復發率低，且能減少激素的副作用。因此，對此病當在西醫辨病明確，早期激素治療的基礎上，中醫必須準確辨證，分清是表邪還是熱毒；是肝鬱還是痰凝；是陰虛還是陽虛，然後分別論治。中西結合是此病治療的上策。

三、癭氣（甲狀腺功能亢進）

例 王某某，女，29 歲。北京某部隊軍人。2007 年 3 月 10 日初診。其人個性剛強，稟性急躁，曾在北京 301 醫院診斷為「甲亢（甲狀腺功能亢進）」10 個月，已服他巴唑、心得安等西藥治療。因其是忻州籍人，經人介紹前來我處就診。

【刻診】心煩不寧，煩躁易怒，心神不安，睡眠不佳，口乾舌燥，自汗多，乏力，消瘦，雙眼球變突，舌體手指微顫抖，消穀善饑，月經量較前明顯減少。頸前兩側

腫大，質柔軟，光滑，無結節，隨吞咽動作而上下移動。舌質偏紅，苔薄黃，脈弦滑數，重按力不足。

【辨證】情志內傷，痰氣壅結，鬱而化火，耗氣傷津。

【治法】清熱理氣，化痰散結，益氣養陰，平肝，養心。

【處方】太子參 15 克　黃耆 15 克　麥冬 15 克　沙參 15 克　元參 15 克　生石膏 20 克　花粉 15 克　黃芩 12 克　梔子 10 克　荷葉 20 克　夏枯草 30 克　生牡蠣 30 克　浙貝母 15 克　黃藥子 10 克　枳殼 15 克　橘葉 15 克　棗仁 15 克　夜交藤 15 克　石決明 15 克　生白芍 20 克　鉤藤 20 克　炙甘草 6 克。

10 劑，水煎服，1 日 1 劑，分早、午、晚 3 次服，連服 2 劑停 1 天。

【二診】半個月後，10 劑藥服完，患者心緒較前穩定，出汗減少，餘症大體如前。且強調大便溏，1 日四五行。余細思此乃在前病理基礎上，脾虛失運突出之。守原方加焦朮 15 克、山藥 15 克、薏仁 30 克，再服 10 劑，服法同前。

【三診】又半月後，癭腫，眼突，稍有縮小，餘症皆輕，大便有時溏稀，有時成形，日排便次數減少為二三次。因假期已滿，次晚即返北京，此藥證對應，初步見效，效不更方。安排照此方 40 劑，隔日 1 劑。唯方中黃藥子改為 6 克，並囑西藥量可逐漸遞減。

【四診】3 個月後，再次返忻就診。頸癭、突眼縮小一半，諸症皆平穩，每晚能安睡六七小時，大便成形，日

一二行。情緒較穩定。舌淡紅，苔少，脈較前和緩。他巴唑每日減至 1 片維持。

【擬方】太子參 15 克　黃蓍 10 克　麥冬 12 克　元參 12 克　荷葉 15 克　夏枯草 20 克　生牡蠣 15 克　浙貝母 12 克　枳殼 10 克　橘葉 10 克　山藥 15 克　薏仁 15 克　石決明 12 克　鉤藤 15 克　黃精 15 克　炙草 6 克。

水煎服，隔日 1 劑，再堅持服 3 個月。

3 個月後，患者打電話告之，除眼突尚未完全恢復外，其餘諸症均平息。化驗：T₃、T₄、TSH 基本正常。他巴唑已停服。囑照上方加山萸肉 12 克、赤芍 12 克、白蒺藜 15 克、木賊 15 克，水煎服，每週服 2 劑，再堅持服 3 個月，以善其後。並囑：調節情志，修養個性；加強體育鍛鍊，預防感冒，飲食清淡，忌食辛辣、肥甘、發物等食品。並起居有節，勞逸適度，防止復發。

【按】此癭氣案例為標實本虛，虛實夾雜之證。是方以太子參、黃蓍，補氣以固本；麥冬、沙參、元參、花粉、石膏，生津以養陰；黃芩、荷葉、夏枯草、梔子，瀉火以散邪；牡蠣、黃藥子，化痰以消癭；枳殼、橘葉，理氣以行滯；石決明、白芍、鉤藤，平肝以降逆氣；棗仁、夜交藤，安神而鎮靜；甘草調和諸藥；加白朮、薏仁、山藥，意在補脾以止瀉。方大而有序，藥眾而不亂，合而為劑，氣陰充則虛火自降，火熱瀉則心神自安，痰濁除則癭結漸消，肝陽潛則突眼緩縮，氣機順則痰火自清。

總之，此病早期以實為主，「實者瀉之」，一旦超過數月則當扶正、驅邪，綜合組方為宜。對此病組方選藥現

在一般不主張使用海藻、昆布等含碘較多的藥物。長期使用雖對消瘻有益，但對甲亢有弊。此種看法有待進一步研究，一般可作參考。

另外，黃藥子一藥作為治療甲狀腺瘤及甲亢確有較好療效，但因其有毒，故用量不宜過大，服藥不宜過長。餘用量一般在 10 克 以下，從未發現毒性反應。

第五十一節　小兒泄瀉

例　張某某，男，3 歲。2003 年 10 月 5 日初診。

【病史及檢查】患兒發育營養一般，泄瀉 1 年半，雖經多方中西醫治療，終未能痊癒。刻診：大便黏膩不爽，色黃綠，其氣味腥臭，日行 6 至 7 次。瀉前患兒有痛苦表情，瀉後則緩。查食指紋：稍青紫至氣關。肛周色紅約 2 公分。舌質偏紅，苔膩偏厚。

【辨證分析】患兒在養育過程中偏於保溫，奶食不節，故腑氣偏熱偏滯。其辨證要點：一是大便黃綠黏滯，肛周色紅，指紋色紫皆為積熱之象；二是便味腥臭，便前有痛苦表情，為腸道積滯之徵；三是發育營養一般，病程較長，有氣陰兩傷之慮。

【治法】平補氣陰，消積導滯，清除腑熱。

【方藥】烏梅 10 克　焦檳榔 8 克　焦山楂 12 克　黃連 5 克　熟軍 5 克。

3 劑，水煎服。1 劑分 6 次（兩天）服完。

【二診】2003 年 10 月 12 日。泄瀉止，大便日行 2

次，基本成形，便色變為黃色，已無腥臭味。納食增。食指指紋已變淺淡。肛周紅色消失。擬上方去熟軍，加生山藥 10 克。3 劑，服法同前，以鞏固療效。1 週後，患兒家長告知，泄瀉即癒。

【按】小兒泄瀉是兒科常見病。雖有風、寒、熱、虛、實之別，然其要一是小兒臟腑嬌嫩，稚陰、稚陽之體，需平和之藥固護氣陰。故常選生山藥、烏梅；二是脾胃未充，易於積奶滯食，故多選焦山楂、焦檳榔，以平消；三是一旦有結，迅速化熱，故常選黃連、熟軍，以清消。

余治療小兒泄瀉較多，也是較拿手的病種之一。我認為：一是治兒瀉無止法；二是治瀉不祛濕，非其治也；三是暴瀉不宜滋膩；四是虛瀉慎用苦寒。

臨床治療小兒泄瀉過程中，雖宗從辨證論治，但每以上藥為基礎方，靈活加減，療效頗佳。

第五十二節　小兒臍周痛

小兒臍周痛為臨床常見病，醫者多從蟲痛著手治療，若不效，又從炎性疼痛予以考慮，再不效，往往束手無策。幸運的是，余在一次全省（指山西省）中醫會議期間，與大同名醫郭騰先生對醫理進行了切磋，郭先生將其父郭宏德（大同名醫）老先生治療此病的秘方傳授於余，後用此法治療小兒臍周痛百餘例，屢屢應手而效。特介紹如下：

例1　姜某某，9 歲，男。忻州電業局家屬。2001 年

5月10日初診。

【病史與檢查】患兒間斷發作臍周腹痛 3 年，多在早餐前後發作，每次發作約 5 至 15 分鐘後自行緩解。痛時彎腰蜷縮，以手按之，痛後若常人。食慾、二便基本正常。先後在省地二三級綜合醫院兒科就診，多以寄生蟲治療不效，亦有以腸炎治療亦不效。曾去北京某醫院就診，考慮為腸系膜淋巴結炎，用藥不詳，也無效。其痛發作與飲食、氣候、二便無關。檢查：腹軟，痛時腹部無索條狀物，面部、眼球、口唇皆無蛔蟲斑點跡象。大便檢查，未見蛔蟲卵，無黏液，無潛血。發育一般，營養中等。

【辨證】肝脾不和。

【治則】和解緩急，調和肝脾。

【方藥】小柴胡湯合四逆散。

柴胡 9 克　半夏 9 克　黃芩 9 克　黨參 9 克　白芍 15 克　炙草 5 克　枳實 15 克　生薑 2 片　大棗 3 枚。

5 劑，水煎服。每日 1 劑，分 3 次溫服。

【二診】2001 年 5 月 16 日。服上方後，腹痛間隔時間延長，疼痛程度減輕。囑其按原方繼服 5 劑，隔日 1 劑。

【三診】2001 年 5 月 28 日。共服上方 10 劑，停藥觀察 1 週後，腹痛未再發作。

【按】小兒臍周痛為常見病，多數醫者從蟲痛論治。然而隨著生活水準提高和現代人衛生觀念的加強，小兒蛔蟲症已較少見。

究其病因，小兒臟腑嬌嫩，形氣未充，其正常的生長發育感知和調節都處於不完善階段，因此，從和解入手，

以調理為法，達到臟腑功能的平衡，臍周痛自止。

辨治體會

1. 兒童抗病能力差，多選扶正和解的小柴胡湯。

小兒的生理特點為稚陰稚陽，即「臟腑嬌嫩，形氣未充」，功能未曾成熟，發育未曾健全，自身抗病和調節能力較差。故首選小柴胡湯扶正、和解。藥理實驗證明，小柴胡湯有增強免疫功能的作用，這與小兒免疫功能低下亦相符。此乃「不和則病，不和則痛」之意。

2. 小兒自我調節能力差，故選上方加芍藥、枳實以調節其腸道功能。

臍周疼痛，病位在腹。中醫認為除蟲痛之外，亦有寒痛、熱痛、氣痛、血痛、食痛等證型。選芍藥、枳實與小柴胡湯合方，實為小柴胡湯、四逆散、芍藥甘草湯三方之藥。四逆散中柴胡可舒少陽之鬱；枳實可調胃腸之氣；芍藥可緩胃腸之急；芍藥、甘草可柔緩胃腸之痛。

三方之中集扶正、袪邪、和解、調理於一方，使腸道功能恢復正常而痛止。

3. 功能性腹痛多用小柴胡湯加枳實、芍藥治療。

學齡兒童和青少年中 15%可出現反覆腹痛。僅有極少部分人有明確的器質上的病變。當病史和查體不能肯定有器質性病變時，實驗室檢查和放射學檢查也可能無陽性發現。雖然反覆性腹痛多與精神有關，但大多數缺乏證據。有人主張，這些腹痛主要是功能性的，採用上方治療，多有較好療效。

第五十三節　厭食

例　劉某某，男，8歲。2002年3月18日初診。

【病史及檢查】患兒自幼體弱消瘦納少，乏力，精神不振，易疲勞。對各種食物不感興趣，甚至厭食。大便或乾硬不暢，或腹痛泄瀉。夜間低熱，手足心發熱，睡中頭胸盜汗。皮膚乾燥，口乾，不欲多飲。舌質偏紅，舌苔花剝，脈細數。

【辨證】脾胃氣陰兩虛。

【治法】益氣養陰。

【方藥】太子參 15 克　白朮 12 克　茯苓 12 克　炙草 6 克　烏梅 12 克　炙鱉甲 10 克　山楂 15 克　神麴 10克　丹皮 10 克　地骨皮 12 克　石斛 10 克　白蔻 5 克生薑 3 片　大棗 3 枚。

5 劑，水煎服。每劑煎 2 次合汁，分 4 次（兩天）服用。

【二診】2002年3月28日。

藥後食慾、精神俱增，低熱、盜汗減少。但仍不耐勞。

【擬方】上方加生山藥 15 克、砂仁 3 克、蓮肉 10克。繼服 7 劑，服法同前。

服上藥 15 天後，家長告知，患兒諸症皆消。主動要求進食，體重增加 1 公斤。囑其上方每週 1 劑，連服 4周，鞏固療效。

【按】厭食是指小兒較長時間食慾減退、食慾不振，甚或拒食的一種病症。本病多因零食所致，或因斷乳過

晚，或因過貪冷飲。長期不癒，可致身體消瘦，精神疲憊，抗病力弱，易發他病，也可引起營養不良症。對兒童的身心發育均受影響。臨床雖有乳積、濕困、蟲積、脾虛多種證型。然而，以脾胃氣陰兩虛者最為多見。

第五十四節　肩背疼痛

例　李某某，女，36 歲。山西省忻州市西街人。1974 年 6 月 15 日初診。

【病史及檢查】患者左肩背疼痛 3 個月，時輕時重，重時痛不可忍，伴有燒灼感，如以繩捆綁之狀。加重多與情緒有關。舌紅，苔薄黃膩，脈弦緊數。

患者曾經北京、太原等醫院多方診斷不明，治療不效，來我處求治。經辨證分析，為痰氣阻痺經絡，鬱久化熱。選《傅青主男科》方：

半夏 15 克　白芥子 10 克　梔子 12 克　當歸 10 克　白芍 15 克　柴胡 15 克　茯苓 10 克　白朮 6 克　薄荷 3 克　甘草 5 克　生薑 3 片。3 劑。

【用法】水煎服。每日 1 劑，分 2 次服。2 日後，患者前來報訊，服 1 劑後，諸症若失，後隨訪 2 次，再無復發。

【按】肩背疼痛，按常規多從風寒濕或氣滯血瘀論治。多選用羌活勝濕湯或蠲痺湯等方。本案例辨證為痰氣阻絡，鬱久化熱，選上方以半夏化痰為要藥；白芥子善除皮裏膜外之痰；梔子善清三焦之熱，合逍遙疏肝理氣。諸藥使痰除、熱清、氣暢、絡通而起到桴鼓相應之速效。

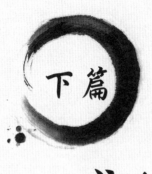

下篇

感悟篇

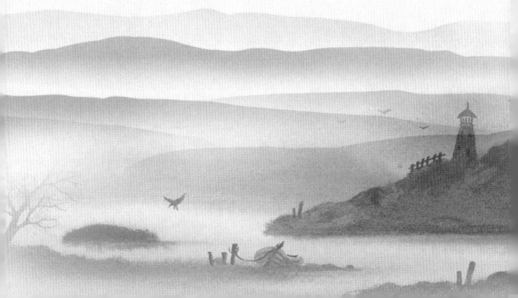

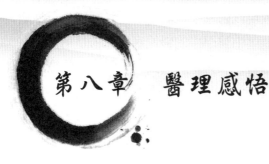

第八章　醫理感悟

第一節　慢性疾病絡病說

　　中醫學中的絡病學說理論，內容廣泛，含義深刻。臨床上慢性疾病的轉歸與演變，每多久病入絡。這種演變規律，為慢性病的治療提供了一種思路與方法。

　　余從事中醫臨床教學工作近 50 年。退休之後，堅持常年門診，年門診量達 1 萬人次。因應用通絡藥治療慢性疾病取得了較好療效，對慢性疾病絡病說有一定的理解，故現總結臨床經驗，與同道一併探討，以期提高慢性疾病的治療效果。

一、久病入絡，是慢性疾病的演變規律

　　一般而言，各種疾病發生之後，通常有其固有的演變規律。這種規律，包括急性病和慢性病演變規律兩種。

1. 久病難癒是慢性病的主要特徵

　　急性病與慢性病是疾病發生、發展中兩種不同的轉歸。其急者，發病時間短，病情急。其慢者，發病時間

長，症狀較緩。故現代醫學多以發病時間長短區分急性病與慢性病。余認為，中醫學中的慢性病概念，是指疾病在發生、發展中，隨著正邪力量的消長，陰陽盛衰的變化、病機和證候停留在難治、難癒、緩進的某一階段或某一病期，它既包括病情發展緩慢、發病時間長的特徵，更含有病機複雜、病證夾雜，治療難度大的含義。

2. 久病入絡是慢性病纏綿難癒的主要原因

臨床上，不論是經脈之病，還是臟腑之病，不論是內科疾病，還是他科疾病，日久皆可傳入絡脈，影響絡脈氣血津液的運行，導致絡病發生。

清代醫家葉天士「久病入絡」的論點，對後世極具影響。提出「經幾年宿病，病必在絡」「百病久恙，血絡必傷」等絡病理論。

絡脈行血，故絡病多見血瘀。而血瘀之發生，通常是先氣病，爾後血病。《難經‧二十二難》曰：「經言是動者是氣也，所生病者血也……氣留而不行者，為氣先病也，血壅而不濡者，為血後病也。」故疾病初始，多在氣分，日久之後，影響血的運行，而成「久病入血」。

臨證病在氣分，大多屬於功能性疾病，較易治癒。病在血分，多數存在氣質性病變，比較難治。因此，久病入絡、久病入血和久病傷腎，皆是慢性疾病難癒的重要原因。

二、絡脈阻滯是慢性病共有的病理特徵

1. 絡脈有分佈廣泛，分枝細小，以通為用的功能，

是絡病產生的基礎

絡脈，是經絡的組成部分，包括十五絡脈、絡脈、孫絡、浮絡、血絡等。十五絡脈，即十二絡脈加上任脈、督脈的絡脈和「脾的大絡」，它是絡脈的主體，統稱「十五大絡」。除十五大絡脈外，另有胃的大絡，故實為「十六大絡」。從十五絡脈分出的橫斜散佈的脈，一般稱為絡脈；從絡脈中分出的細小支脈，稱為孫絡；絡脈浮現在體表的叫做浮絡；絡脈在皮膚上暴露出的細小血管成為血絡。由上可知，絡脈是經脈系統中的細小迂曲分支。其分佈是以經脈為主，支橫別出，從大到小，呈樹狀、網狀廣泛分佈臟腑組織之間，形成一個通徹全身的網路系統。故《靈樞・脈度》曰：「經脈為裏，支而橫出者為絡，絡之別者為孫。」

絡脈通達人體皮表、內臟及全身內外，是人體交通氣血、敷布精微最小、最細的通路。它不僅彌補了經脈線性分佈的不足，更主要的是具有溝通內外、聯繫肢體、運行氣血、營養周身的作用。我認為，絡脈包含現代醫學中血液循環的調節機制和毛細血管的調節結構，其特點是生理上以通為用，病理上易受阻滯。

2. 絡脈的氣滯、血瘀、痰凝是絡病的共有病理過程

病邪侵入人體，久留不去，必傷絡脈。首先引起不同程度的絡中氣滯。氣滯脈中，當升不升，當降不降，當行不行，或不能為血之帥，或氣滯拂鬱不暢。

久病之後，由氣及血，由經到絡，可致氣滯血瘀，絡脈瘀阻。絡脈瘀阻，可致血行環周而失常，從而出現局部

或全身的氣血失暢、失養和血溢為主的證候。余認為，絡脈失暢，多為疼痛；絡脈失養，多成增生或積聚；絡脈血溢，多為癰腫、炎性改變。

氣滯日久，水濕不運，或氣鬱化火，或火熱蒸濕，或火熱灼津，均可導致絡脈津凝或痰凝。血瘀日久，津液敷布失常，水濕傳輸受阻亦可由經及絡，導致絡脈的津凝或痰凝。如瘰癧、癭證等。

我認為，雖然氣滯——血瘀——痰凝是絡脈的共有病理過程，但三者常相互影響，互結互病，或日久致虛，虛氣滯留；或日久蘊毒，毒損絡脈，或變生諸病，加重病情，形成惡性循環。因此，絡病是一組虛實夾雜、本虛標實的證候群。

三、慢性疾病的絡病表現

慢性疾病的絡病表現，是指慢性疾病遷延難癒，發展至絡脈受損時的臨床表現。

1. 疼痛：絡脈受阻，不通則痛。氣血津液不能榮於絡，致失養而痛；絡脈受阻，或蜷縮，或絀急，或收引，致牽涉而痛。故疼痛是絡病的典型症狀之一。

2. 癥積：氣瘀血結，津液凝聚，致絡脈痹阻，日久而成。或為死血凝結之癥痕，或為氣血稽留之積聚，或津液滲澀之包塊，皆由正虛邪結所然。

3. 出血：絡脈受損，多致出血。然血失常道有內外之分，上下之異，故《靈樞・百病始生》曰：「陽絡傷則血外溢……陰絡傷則血內溢……腸胃之絡傷則血溢於腸

外」。

4. **痹證**：久病不癒，絡脈不暢，瘀血或痰濁等病理產物停阻。或留於關節而成痹證；或阻於氣道，妨礙氣機，而成咳喘；或瘀阻心脈，而成心痛；或阻於腦絡，而成中風偏癱；或阻於皮下，而成皮痹……余認為，痹證概念涉及面廣，現代醫學所指的冠狀動脈粥樣硬化、腦動脈粥樣硬化、腎動脈粥樣硬化、腸系膜動脈粥樣硬化、四肢動脈粥樣硬化等疾病，皆可歸屬中醫廣義之痹證範疇。

5. **癰腫**：慢性炎症的水腫、滲出、糜爛等病理變化，歸屬中醫癰腫範疇。《靈樞‧癰疽篇》說：「營衛稽留於經脈之中，則血泣而不行，不行則衛氣從之而不通，壅遏不得行，故熱。大熱不止，熱盛則肉腐，肉腐則為膿。」余認為，內臟慢性炎症的癰腫表現，無論有無出血，皆應考慮內有絡脈閉阻的可能。

6. **寒熱**：瘀血痰濁，閉阻經絡，陰陽無法協調，氣血無從出入，易致忽寒忽熱症。臨證多以發無定時，日輕夜重，午後潮熱為特點。

7. **悶脹或痞滿**：慢性疾病中的悶脹或痞滿症狀，多由胸腹絡脈、氣血或津液閉阻而成。

8. **皮膚**：或皮膚發黃，面目黧黑；或皮膚粗糙，肌膚甲錯；或青紫腫痛，赤絲血縷；或青筋暴露，蟹爪紋絡，皆由絡痹、血瘀、津凝所致。

9. **黏膜**：或舌質紫暗，舌有瘀斑；或口唇爪甲紫紺，或唇萎舌青，皆由久病入絡。

10. **脈象**：或澀，或弦，或沉結。澀脈和絃脈為絡病

的典型脈象。

四、應用通絡法治療慢性病的用藥特色

通絡法是治療慢性疾病的一條總則，而通絡法的應用，又必須視具體病因、病機與其他治法和藥物相配合，才可能取得較好療效。總結多年中醫應用通絡法治療慢性病的經驗，多有以下特色：

1. 化瘀通絡以治痛

久病必瘀，久痛必瘀，治瘀必活血，活血必通絡。

心腦血管病，中醫稱之胸痺，多見於心絞痛、心肌梗塞、血脂異常及動脈硬化等病。余組方必選丹參、川芎以化瘀，必選水蛭、地龍、虻蟲以通絡。由於以上化瘀通絡藥物既有疏通絡脈瘀阻，又有降脂抗凝、拮抗動脈硬化、改善血管內皮功能、緩解血管痙攣的作用，所以在治療和預防心腦血管病時多選此藥，且療效亦好。

中醫病症中之頭痛，包括現代醫學所指的偏頭痛、緊張性頭痛、腦外傷頭痛等多種。不論哪種頭痛，余組方多選酒川芎配全蠍、川芎以活血，全蠍以通絡。臨床用之療效很好。

膜樣痛經，其痛極劇，臨證頗為棘手。余組方，多選三棱、莪朮、乳香、沒藥、蒲黃、三七、赤芍、血竭等藥以祛瘀化膜；選水蛭以通經絡。臨床用之，膜易散，痛易止。

2. 搜風通絡以治痺

痺證日久，痼結根深，反覆發作，較難治癒。余治療

頑痹，如類風濕性關節炎、強直性脊柱炎、變形性髖關節炎和變形性膝關節炎，多在祛風、除濕、散寒藥的基礎上加用全蠍、地龍、烏梢蛇、蜈蚣等。既取搜剔鑽穿以祛邪之功，又取協同加強之效。這是我治療頑痹的一大特色。

3. 熄風通絡以止顫

顫證，多見於中老年人，是最常見的椎體外系疾病。西醫應用左旋多巴替代療法雖有療效，但不少病人因副作用大而被迫停藥。余治療本病，在養陰柔肝的基礎上，始終重用全蠍、地龍、僵蠶、蜈蚣等熄風藥，取其熄風通絡以止顫的功效。臨床觀察，在改善症狀、減輕西藥不良反應、防止病情發展、協同西藥提高療效方面有其優勢。

4. 解毒通絡以消癥

慢性炎症（如慢性胃炎、慢性盆腔炎、慢性前列腺炎、慢性輸卵管炎等）長期不癒，病灶仍以水腫、滲出、瘀阻為特點。在治療以上慢性炎性疾病的過程中，在應用蒲公英、紅藤、敗醬草、地丁等清熱解毒藥的基礎上加用三棱、莪朮、穿山甲、王不留行、路路通，不僅使藥到病所，而且還起到了消除病灶水腫、解除炎性梗阻、暢通局部血流、促進組織修復的作用。

5. 軟堅通絡以消結

在治療慢性肝炎纖維化過程中，在辨證立法的基礎上，多選用鱉甲、龜板、生牡蠣、浙貝母等軟堅散結藥與活血化瘀之三棱、莪朮配伍，臨床觀察，確有軟縮肝脾的療效。余治療乳腺增生，多以軟堅散結之山慈姑、玄參、浙貝母、貓爪草、夏枯草與性善走竄的炮山甲、水蛭、全

蠍組方。治療甲狀腺瘤，每選軟堅散結的海藻、昆布、海浮石、浙貝母和化瘀通經的三棱、莪朮、穿山甲伍用。臨床觀察確有較好療效。

6. 祛風通絡以止痙

面神經麻痺歸屬中醫的「口僻」「面癱」等病範疇。餘治療本病，急性期以祛風為主，慢性期以養血為主。而祛風通絡卻始終貫徹治療全過程。臨證不論是風寒襲絡、風熱襲絡、風痰襲絡，還是氣虛血瘀，在辨證用藥中，每加全蠍、僵蠶。尤其是少數患者留有面肌痙攣後遺症時，必加全蠍、地龍、蜈蚣，臨證多獲良效。

7. 滌痰通絡以治癇

癲癇是疑難雜症之一，臨床治療頗為棘手。治癇必治痰，滌痰通絡應是治療癲癇的一貫法則。臨證常選滌痰之膽南星、半夏、白芥子、白附子和通絡之地龍、全蠍、蜈蚣。我認為對各期各型癲癇的治療，可以在辨證處方中加入全蠍、蜈蚣等蟲類藥物。臨床觀察，確可提高療效。

8. 溫陽通絡以振痿

陽痿，即勃起功能障礙。臨證不僅常見，而且難癒。我認為，本病雖然虛實夾雜，但仍以腎陽虧虛占十之八九。故其治療陽痿多從補腎壯陽通絡入手。通絡藥必選蜈蚣、蜂房、九香蟲，取其開通陰器絡脈之效。前人雖有治痿不可亂用風藥之說，但余治痿必用通絡之風藥。

從治療慢性疾病應用通絡法與通絡藥的臨床實踐看，治療慢性疾病和疑難疾病，依「慢性疾病通絡說」理論作指導，臨床上不僅用之有效，而且在某些方面還可取得整

體療效和遠期療效優於西醫西藥的效果。因此加大通絡法和通絡藥，尤其是蟲類通絡藥的研究力度，不僅是繼承和發展中醫理論與臨床的一個重要內容，而且也是攻克疑難病的一條途徑。

第二節　消化道疾病升降說

人賴飲食以維持生命。食物食入後，必須由消化、分解、吸收，化生精微，轉變成氣血津液等物質，供全身臟腑等利用。剩餘的糟粕、廢液則向下傳送而排泄。中醫學認為這一系列「化糟粕，轉味而入出」的過程，就是消化道的升降過程。

一、消化道的生理核心是濁降清升

中醫學認為，人體消化過程是在胃的受納、腐熟與通降，脾之運化水穀精微，小腸之化物與分清泌濁，大腸之傳導糟粕，以及肝之疏泄和膽汁分泌的共同作用下配合完成的。

胃屬腑，主通降，以降為和，其通降是指降濁，其含義有二：

一是近似現代醫學所謂的排空，正如《素問・五臟別論》說：「水穀入口，則胃實而腸虛，食下，則腸實而胃虛。」虛實交替反映了胃的排空功能。

二是胃的通降作用，還包括小腸將食物殘渣下輸大腸及大腸傳化糟粕的功能在內，故曰「胃以降為和」。

脾屬臟，主升清，其含義主要是指水穀精微等營養物質的吸收要上輸於心、肺、頭、目，並由心肺的作用化生氣血，以營養全身。故說「脾以升為健」。

　　肝屬臟，主疏泄，有促進脾胃的運化功能作用，它是脾胃正常升降的一個重要條件。肝之疏泄對消化系統生理功能的這種調整作用，現代中西醫研究將其理解為管制消化系統的神經—體液功能的一部分。

　　從上可知，消化道中，胃之通降、小腸之分泌清濁、大腸之傳導糟粕、脾之運化、肝之疏泄，生理上一環扣著一環，聯結成一個完整的消化過程，其生理核心是濁降與清升。

　　消化過程是一個完整的過程，脾胃與腸、與肝膽雖有一定的分工，但又必須維持良好的協調。消化道上部和下部的彼此影響和聯繫，就是憑藉人體氣機的升降，以脾胃升降為樞紐，完成其新陳代謝的。

　　中醫學之所以強調脾胃在消化系統中的地位，是因為只有濁降清升，才能保證消化生理的完成。

二、消化道的病理特徵是升降失常

　　臨床上氣機升降失常的表現是多方面的，歸納起來，在消化系統的基本病理變化有升降不及、升降太過和升降反常三類：

1. 升降不及

　　升降不及是臟腑虛弱，運行無力或氣機阻滯，運行不暢，使升降作用減弱。如脾氣主升，脾虛則清氣不升，而

頭昏、便溏；又如大腸以通降為順，如腑氣虛弱，失其傳導，則糟粕停滯而為便秘，皆為升降不及所致。

2. 升降太過

升降太過是指臟腑氣機的升降運行雖與其主導趨勢一致，但其程度已超出正常生理範圍的病理現象。如胃、小腸、大腸均以通降下行為順，若通降太過，就會出現腹瀉稀便和滑脫不禁等症狀。

3. 升降反常

升降反常是指臟腑氣機的升降運行與其正常趨勢相反的病理現象，即當升不升，反而下陷；當降不降，反而上逆。如脾氣不升，中氣下陷，發生泄瀉、脫肛、陰挺；胃氣不降，反而上逆，而為噯氣、嘔惡等症。

三、消化道的治療法則是恢復氣機升降

升降是人體臟腑氣機運行的一種形式。人體臟腑功能的發揮及其相互之間的聯繫，以及物質的受納、糟粕的排泄等，無不依賴氣機的升降活動來完成，從而使氣化作用得以順利進行，以維持人體的正常生命活動。

升降失常是陰陽失調的一種表現形式，是陰陽失調在病位和病勢趨向方面的具體化。

臨床上對許多病症，尤其是消化道疾病進行病機分析，都離不開氣機升降這一理論的應用。

在一定程度上講，診治疾病，尤其是診治消化道疾病，就是審察升降機能失常之所在，糾正失常之升降機能，使其恢復正常。

四、消化道的用藥原則是胃降脾升

1. 胃宜降，以通為補

胃本身的疾病有炎症、潰瘍、梗阻、腫瘤等。胃運行失常一般均產生疼痛、脹悶、噯氣、噁心、嘔吐、反胃、呃逆等症狀而影響食慾。故治療胃病以通降為主。通降是指氣滯、濕阻、食積、胃火得以通暢下降，恢復正常的胃運動功能，使進食增加，營養得到補充。諸如消導藥、清熱藥、泄下藥和部分理氣藥，一般均有通下作用，如蘇子、代赭石、旋覆花、青皮、枳實、檳榔、沉香、降香、黃柏、大黃等，皆可稱為降藥，能引藥下降。方劑如沉香降氣散、旋覆代赭湯、枳實導滯丸等。

治療胃病不宜使用補藥，其他慢性病需要補藥者，也須先治療胃病。有胃病的人用調理藥時，須加入和胃理氣藥，以防補藥呆胃。

2. 脾宜升，以運為健

慢性腸病泄瀉，脾虛是病機，需用健脾升提之法。黃耆、黨參、白朮、黃精、山藥、扁豆等為健脾益氣的主要藥物。升麻、柴胡、葛根、桔梗等都是升提藥，可作為佐藥與健脾藥相配伍。組成的方劑如補中益氣湯、參苓白朮散等，既能治療慢性腸道疾病又能補益全身。

一般而論，脾虛不宜用降藥。部分理氣藥如木香、砂仁、陳皮、烏藥等則能升能降，不論脾病胃病皆可使用。如胃下垂之腹脹為虛脹，中醫作為中氣不足、中氣下陷而論，這與無力型肌張力減弱有關，脾本身並無器質性病

變，治以益氣升提之法。

從上可知，胃病與脾病的治療方法除理氣法相同外，其他則相反。胃以用涼藥、通藥、降藥為主，脾以用溫藥、健藥、升藥為主。

五、胃降脾升治療法則在消化道疾病中的具體應用

1. 胃主降法則的應用

胃多實證、熱證、滯證、逆證，實證用瀉、熱證用清、滯證用通、逆證用降。

故胃病喜用涼藥、通藥、降藥。胃主降有理氣以降（包括利氣以降、通氣以降、行氣以降、破氣以降、寬中以降、舒肝以降）、和胃以降（包括止酸以降、消食以降、導滯以降、通便以降）、清胃以降多種方法。

其具體應用如下：

(1) 和胃降逆治嘔吐。嘔吐的病機主要是胃失和降、氣逆於上而致，故治療藥物多在辨證用藥的基礎上加用和胃降逆之藥，如橘皮、生薑、半夏、代赭石等，皆為治嘔要藥。如二陳湯、半夏厚朴湯、藿香正氣散等方劑。

(2) 降逆和胃平反胃。反胃是以脘腹痞滿、宿食不化、朝食暮吐、暮食朝吐為主要臨床表現的一種病症。

其治療基本原則是降逆和胃。半夏、枳實、陳皮、竹茹、枳殼、烏藥、砂仁等為降逆和胃要藥。常用方劑有豆蔻理中湯、竹茹湯、導痰湯等。

(3) 通降和胃制吐酸。酸證的治療原則有二：一是苦

辛通降治熱證吐酸，如左金丸；二是和胃溫中治虛寒吐酸，如香砂六君子湯的木香、砂仁、陳皮、半夏。

(4) 理氣通降消痞滿。脾胃升降失司，是痞滿證的基本病機。一般常用理氣通降之法，常選藥物有半夏、陳皮、枳實、厚朴、大黃、檳榔、枳殼、旋覆花、砂仁。如消導和胃之保和丸；順氣寬中之平陳湯；理氣消滯之越鞠丸。

(5) 通降胃氣止脘痛。胃脘痛發病的基本病理是脾胃納運升降失常，治療多用通法。董建華治療胃脘痛以通降胃氣為主，自創通降十法。包括理氣通降、化瘀通降、通腑瀉熱、降胃導滯、滋陰通降、辛甘通陽、升清降濁、辛開苦降、散寒通陽。

(6) 平降氣逆治呃逆。呃逆的基本病機是胃氣上逆失於和降，治療原則是平降氣逆。常用藥物有丁香、柿蒂、竹茹、旋覆花、代赭石、白豆蔻、橘皮等。常用方劑如丁香散、竹葉石膏湯、旋覆代赭湯、丁蔻理中丸等。

(7) 降濁和胃治噯氣。噯氣是指胃中之濁氣上逆，經口排出的病症。基本病機是脾胃不和，清濁升降失常，故治宜降濁和胃。藥選保和、平胃、溫膽、四逆、六君子、旋覆代赭湯等方藥。

(8) 通腑降逆以治噎。噎膈是中醫四大頑症之一，其主要病機是胃失和降，升降失調。因此和胃降逆是主要治則。經云：「六腑以通為用」，故大便通暢與否，是通腑降逆的重要環節，所以臨床首選大黃，瀉腑通便以降氣。臨床體會，運用大黃、枳殼、柿蒂相配，可加強和胃降逆

之效力。還可選用旋覆花、代赭石等降氣之品。

(9) 通腑降濁治腹痛。胰腺炎、闌尾炎、單純性腸梗阻、便秘、膽囊炎臨床多以腹痛為主症，其基本病機是腑氣不通，濁邪內生，故通腑降濁是治療本類疾病的總則。如大承氣湯、大黃牡丹皮湯、大柴胡湯等。

(10) 清降火毒治口瘡。口腔潰瘍屬中醫口瘡範疇，其發病或為心火，或為胃火，或為脾熱，或為上焦之火，或為虛火，心火者導赤散；胃火者，清胃散；脾熱者，瀉黃散；上焦火者，涼膈散；虛火者，黃連阿膠湯、加味玉女煎、知柏地黃湯。

2. 脾主升法則的應用

脾多虛證、寒證、下陷證，虛證應補，寒證應溫，下陷證應升。故脾臟用藥多以補藥、溫藥、升藥為主。脾主升，臨床上有益脾氣以升、溫脾陽以升、養脾陽以升、補中氣以升、升脾以升多種方法。

其具體應用如下：

(1) 健脾益氣以止瀉。脾虛泄瀉，為脾虛水穀不化或脾腎二虛，多見於慢性結腸炎、腸癌、腸功能紊亂、慢性胰腺功能不全、慢性萎縮性胃炎等所致。健脾益氣是其治療法則。常選參苓白朮散治療。

(2) 益氣升陽以止血。上消化道出血，有嘔吐、便血，多為脾不統血，氣不攝血，常選藥物以人參、黨參、黃耆、白朮、茯苓為主。常選方劑有補中益氣湯、四君子湯、香砂六君子湯、參苓白朮散、七味白朮散、健脾資生丸等。

(3) 益氣健脾以健體。營養不良，尤其是嬰幼兒營養不良，多見身體消瘦，體弱多病，氣短懶言，面色無華，毛髮稀落，或為後天之本不足，或為慢性病影響後天之本，脾不生肉。多由脾胃虛弱所致，多選參苓白朮散治療。

(4) 補氣升提治下陷。胃緩、脫肛為消化道系統的中氣下陷證，常選人參、黃蓍、黨參以補中氣，升麻、柴胡以升陷，常用方劑有補中益氣湯。

(5) 升清降濁以消痞滿。素體脾胃虛弱，或病後中氣不足，或誤進攻下克伐之劑，損傷中氣，而致脾胃陽微，中寒不消之痞滿，當以補氣健脾，升清降濁為治。藥選黃蓍、黨參、白朮、炙草，鼓舞脾胃清陽之氣，陳皮理氣化滯以降，升麻、柴胡協同參芪升舉清陽。如補中益氣湯。

(6) 溫陽建中止胃痛。脾胃陽虛，胃失溫煦，中寒內生，則致脾胃虛寒，胃脘隱痛。選黃蓍建中湯，溫陽益氣建中，臨床應用廣泛，每有較好療效。

(7) 升陽除濕治狐惑。狐惑病與現代醫學的白塞氏綜合徵類似。

脾虛夾濕是常見證型；健脾益氣，升陽除濕是常用治法；補中益氣湯是常用方劑。

(8) 補中益氣治虛秘。神疲乏力，少氣懶言，雖有便意，但努掙難下，甚則汗出，此為氣虛便秘，治以益氣通便，可選補中益氣湯加減。

如黨參、白朮、升麻、柴胡，配潤腸通便之當歸、火麻仁、鬱李仁、杏仁，多有較好療效。

第三節
脈管系統缺血性疾病活血說

　　由於中醫脈管系統缺血性疾病與西醫的血管系統缺血性疾病有同一性，由此總結脈管系統缺血性疾病的臨床特徵、病理特徵和共性病理環節，在此基礎上提出該病的治療思路和用藥規律，有助提高該類疾病的防治水準。

　　脈管概念的提出，首見於《中醫辭典》，是指氣血運行的通道。與《素問·脈要精微論》「夫脈者，血之府也」及《靈樞·決氣篇》「壅遏營氣，令無所避……」含義相同。吳以嶺教授提出的脈管概念，是指容納和運行血液的通道，從醫學術語看，它表述得更清晰。

　　脈管系統，是指脈管的結構與功能所構成的血液循環體系，與現代醫學的血管系統有同一性。

　　由此推論，中醫脈管系統缺血性疾病與西醫血管系統缺血性疾病有同一性。它涵蓋了人體動、靜脈中的多種血管疾病。對該類疾病的臨床特徵、病理特徵、病理環節、治療思路進行探討，有助於運用中醫活血化瘀理論指導該類疾病的治療。

一、脈管系統缺血性疾病的臨床特徵

　　脈管系統疾病的易患病位為心、腦、周圍血管，其臨床特徵多以疼痛、麻木、皮膚青紫、皮膚蒼白、半身不遂、青紫舌等症狀多見。

1. 疼痛

疼痛是脈管系統缺血性疾病中最常見、最主要的症狀之一。如心痛（心絞痛），以壓榨、窒息、針刺、憋悶性疼痛為特徵；真心痛（心肌梗塞），以胸骨後劇痛為特徵；脫疽（血栓閉塞性脈管炎）、脈痹（動脈硬化性閉塞症、深靜脈血栓形成），皆以靜息痛為臨床表現。

2. 麻木

麻木是脈管系統缺血性疾病的另一常見症狀。如腦絡痹、痰濕（血脂異常）、脈痹（動脈硬化性閉塞症）、脫疽（血栓閉塞性脈管炎）、缺血中風（暫時性腦缺血），臨床上常以麻木為主症或兼症。

3. 皮膚青紫

皮膚青紫多見於四肢，是皮膚微動脈痙攣引起的皮膚缺血表現。如西醫所稱的手足發紺和網狀青紫疾病，皆以皮膚青紫為臨床特徵。

4. 皮膚蒼白

皮膚顏色出現蒼白，是脈管絀急（動脈痙攣），局部供血不足所致。如中醫所稱的血痹、脈痹，西醫稱之的雷諾氏病、動脈栓塞，臨床早期皆以皮膚蒼白為臨床特徵。

5. 半身不遂

半身不遂，包括偏身麻木、口眼喎斜、語言謇澀、半身不遂等症狀。

如中醫所稱的缺血中風和西醫所稱的缺血性腦血管病（包括腦血栓形成、腦栓塞和暫時性腦缺血發作等），為局部組織缺血所致，皆以半身不遂為主症。

6. 青紫舌

青紫舌是中醫臨床診斷血瘀證的主要指標之一。臨床各種疾病中的瘀血證型多有舌質瘀斑、瘀點或呈瘀暗色特徵。

二、脈管系統缺血性疾病的病理表現

缺血性脈管系統疾病，雖然病因各異，但均可出現瘀血性質的共性病理特徵。

1. 血鬱

是指血液的代謝失常，病理產物（中醫稱痰濕、濕濁）蓄積不去，致使血液不潔，影響血液在脈管內的正常流動變化。其病理特徵是濃、黏、凝、聚，其病機特點是血液不純不潔。

2. 缺血

缺血是指脈管內的血容量在某一局部不足而言。多由脈管絀急（血管痙攣）引起。其病理特徵是局部的血容量不足，因局部組織慢性缺血，失於血之滲灌濡養，故病機特點是不足則失榮（失養）。

3. 瘀血

即血液瘀滯體內，在這裏專指瘀滯在脈管之內。臨證既可見瘀滯在腦血管之內、心血管之內，亦可瘀滯在周圍血管之內。

現代研究表明，瘀血的病理變化過程是血液循環障礙，尤以血液的微循環障礙多見。其病理特徵是血行不暢，其病機特點是不暢則痹。

4. 瘀斑

瘀斑是指血液中的不潔之物（病理產物），如中醫所稱的痰濕等病邪和西醫所稱的血三脂等病理產物，停滯、黏附在脈管內壁所形成的瘀斑，它既可使血管狹窄，亦可脫落後隨血液流動阻塞血管成為血栓。其病理特徵是脈管不通，其病機特點是不通則痛。

不論是血鬱、缺血，還是瘀血、瘀斑，皆以脈管內的血液不潔、不足、不暢、不通為病理特徵。

三、脈管系統缺血性疾病的共性病理環節

1. 脈管紲急與血管痙攣

脈管紲急是指各種原因引起的血管收引、攣縮、痙攣狀態。其特點是舒縮功能失調。臨證以寒引起的主收引為多見，故解除痙攣以恢復其舒縮功能，是治療脈管紲急的一種思路。它以不舒則攣為病理基礎。如雷諾氏病、手足發紺、網狀青斑、動脈硬化閉塞、腦血管痙攣，其發病皆與脈管紲急相關。故治療思路是以舒為法。

2. 脈管鬱滯與血流障礙

脈管鬱滯，多由稟賦不足、飲食不節、攝食過多、脾胃失調、情志內傷、肝膽失利、年老體弱、腎虛不足等原因而致轉輸、利用、排泄失常，致使血中脂膏堆積。過多的脂膏濁化為濕濁，痰濕浸淫脈道，影響血液成分和血液流變，是脈管疾病由功能性向器質性轉變的早期階段。故清除血中的有害病邪，調節臟腑功能的正常代謝，可改善血液的流變，糾正血液運行障礙，所以驅邪除濁是治療脈

管鬱滯的另一思路。如中醫的腦絡痹、痰濕，皆與血脂異常有關，皆屬脈管鬱滯引發。

3. 脈管瘀阻與動脈粥樣硬化

脈管瘀阻多在脈管鬱滯的基礎上發展而成，是由功能性病變發展為器質性損害的重要病程階段。由於脈管營養代謝異常，代謝產物蓄積而致瘀血阻脈，血運不暢。臨床上最常見冠狀動脈、腦動脈、腎動脈、四肢動脈的粥樣硬化，其臨床表現多以疼痛、麻木為主症。故活血化瘀是其治療思路。

4. 脈管瘀塞與血管堵塞或閉塞

脈管瘀塞是指由各種因素引起的脈管完全阻絕或閉塞，由於脈管的生理功能為運行血液，脈管的完全性堵塞或閉塞導致脈管中血運阻絕不通，可引起所在區域或臟腑組織急性缺血或慢性缺血的病理改變。

臟腑肢體失於血之滲灌濡養而見各種臨床疾病。如真心痛（急性心肌梗塞）、中風（腦動脈硬化性腦梗塞）、脫疽（動脈硬化閉塞症）等。

四、常見脈管系統缺血性疾病的治療思路與用藥規律探討

1. 以血管痙攣為主因的疾病，採用解痙、緩絀、溫通脈管的治療思路，選當歸四逆為主方加減治療。

雷諾氏病是末梢小動脈的機能性、間歇性收縮而引起皮膚蒼白青紫；手足發紺症是小動脈痙攣引起皮膚紫青色；網狀青斑是由功能性皮膚血管痙攣所致的皮膚青紫。

共同特徵是皮膚青紫，共同病理環節是血管痙攣，誘因皆與寒涼刺激有關，治療皆選擴張血管藥，預防皆需避免寒涼刺激。以上三種疾病具有共同特徵，與中醫寒主收引，收引則絀急意義有關。基於這一思路，我選解痙緩絀、溫通脈管的當歸四逆湯加減治療：

黃耆 15 克　當歸 15 克　桂枝 12 克　赤芍 15 克　細辛 5 克　炙草 3 克　木通 6 克　生薑 3 片　大棗 3 枚。

方中溫以散寒，通以活血，寒邪散，脈管收引自解。脈管通，局部血液循環改善，皮膚青紫自消。此乃異病同治之法之方。

2. 以血管舒縮功能失調為主因的疾病，採用對抗調節與雙向調節的治療思路，選擴張血管的桃紅四物湯和收縮血管的芍藥、木瓜、鉤藤治療。

紅斑性肢痛，是一種肢端遇溫熱刺激後，血管過度擴張而導致發紅、發熱和灼痛為特點的疾病。它歸屬中醫熱痺範疇。臨床預防多採用避溫熱措施。治療採用清熱解毒、收縮血管的藥物。主方為白虎湯加黃連、黃柏、梔子等清熱解毒藥，酌加銀花藤、桑枝、威靈仙通絡。因為寒以清熱，寒主收引，收引則絀急，絀急則收縮血管，可對抗其血管擴張病因。臨床應用有較好療效。

緊張性頭痛，多由心理因素導致頭頸部肌纖維持續緊張引起的相應部位血管收縮或擴張而致；偏頭痛，其前期是腦血管收縮，頭痛期為腦血管擴張；外傷性頭痛，多由頭部外傷造成血管舒縮調節功能紊亂引發。臨床最常見的這三種頭痛，其共同病因都是血管收縮擴張功能失調所

致。我選擴張血管的桃紅四物湯和收縮血管的芍藥、木瓜、鉤藤湯合用，透過雙向調節，以恢復其局部的血管舒縮調節功能，再加酒川芎、全蠍，臨床每有較好療效。

3. 以血液不潔、脂質代謝紊亂為主因的疾病，採用驅邪化濁治療思路，多選降脂化濁湯（自擬方）治療。

血脂異常，病情隱匿，無明顯臨床症狀，診斷主要是靠生化檢查。有關疾病如肥胖、冠心病，有家族史、個人史和飲食習慣等可作為參考因素。體徵方面以老年環（40歲以前出現者）、肌腱黃色瘤、皮下結節黃色瘤有一定的參考價值。

治療這類疾病，既謂未病先防，因為沒有自覺症狀。又為既病防變，因為生化檢查可診斷此病。其目的是調節血清脂質的代謝紊亂，改善脂質代謝，防止脂質在血管內壁的沉積。我自擬方選桃仁、紅花活血降脂；大黃通便降脂；山楂消食降脂；鬱金利膽降脂；澤瀉祛濕降脂；瓜蔞祛痰降脂；何首烏補腎降脂。臨床觀察，治療 2 至 3 個月後，可有效降低總膽固醇、甘油三酯、低密度脂蛋白，可糾正脂蛋白、載脂蛋白的代謝紊亂，有改善脂質代謝的功能，對動脈硬化有防治作用，尤其適用於年齡在 30 至 50 歲的肥胖人群。

4. 以脈管硬化、血行不暢為主因的疾病，採用活血化瘀治療思路。多選血府逐瘀湯加減治療。

動脈硬化性閉塞症，是由各種原因導致外周血管長期處於緊張收縮狀態，引起動脈壁營養障礙，它使血漿內的某些物質因血管內壓力增加沉積於血管壁，最終形成動脈

硬化。常見有冠狀動脈硬化、主動脈硬化、腦動脈硬化、腎動脈硬化、四肢動脈硬化等。其病因皆為血供障礙（缺血）引發。對於以上疾病的早中期症狀，我的治療思路是以活血化瘀為大法，主選血府逐瘀湯，以暢通血流，改善血供，可延緩動脈硬化的發生，減少動脈硬化的形成，防止動脈硬化的發展。常用方為血府逐瘀湯合冠心II號方、補陽還五湯方化裁。

5. 以脈管瘀塞或血管堵塞為主因的疾病，以活血通脈為治療思路，多選活腦湯（自擬方）加減。

不論是心肌梗塞、腦動脈梗塞，還是腦血栓形成，皆以血運阻絕不通為特徵。在其緩解期、穩定期，我選用自己研製的冠心通膠囊和活腦湯，方中有活血化瘀的川芎、丹參、桃仁、紅花、三棱、莪朮，又有通絡的地龍水蛭、蜈蚣。全方消斑通絡，暢通脈管。堅持每年間斷服藥2至3個月，多有較好的遠期療效。

第四節　神經系統疾病氣絡說

中醫經絡理論與西醫神經系統在解剖、生理、病理上有相似性。中醫「衛行脈外」之衛氣循環體系和經氣游行之感傳網路體系與神經系統的傳導、調節作用有相近性，由此提出氣絡疾病與神經系統疾病具有同一性。該類疾病的病因基礎是邪（風）犯氣絡（神經），臨床特徵是疼痛、痙攣、顫抽、痿癱，病理特徵是氣絡絀急（神經痙攣）、氣絡鬱滯（神經失調）、氣絡失榮（神經失養）。其治療

思路是緩急（解痙）、祛邪（調節）、榮絡（營養），並提出相關的治療方藥。這一思路有助於運用中醫氣絡理論指導神經系統疾病的治療，以提高此類疾病的防治水準。

經絡之絡，謂之氣絡。它的作用是運行經氣。吳以嶺教授提出的「氣絡與 NE 網路」的概念中，認為中醫氣絡涵蓋了西醫的神經、內分泌、免疫調節功能。

我認為，中醫稱之的氣絡包涵了西醫的神經網路和感傳網路兩個系統，故氣絡疾病與神經系統疾病有同一性。基於這一思路，從文獻與臨床兩方面探討氣絡與神經系統疾病在解剖、生理、病理上的相似性，在臨床表現上的同一性，在治療思路上的可通用性，有助於運用氣絡理論指導神經系統疾病的治療。

一、中醫氣絡與西醫神經系統相關

1. 從古代文獻看氣絡與神經系統的相關性

氣絡行於脈外，氣絡的作用是經氣遊行，其內聯臟腑，外聯肢節。其聯絡腧穴的經絡線路多與神經系統傳導相近。

從古代文獻看，氣絡與腦在解剖結構上有直接聯繫。如督脈「與太陽起於目內眥，上額交巔，上入絡腦，還出別下項」「起於下極之腧，並於脊里，上至風府，入屬於腦」。再如膀胱經「起於目內眥，上額交巔，其支者，從巔至耳上。其直者，從巔入絡腦，還出別下項」。《靈樞·大惑論》中對視覺器官有這樣一段論述：「精之窠為眼，骨之精為瞳子，筋之精為黑眼，血之精為絡，其窠氣之精

為白眼，肌肉之精為約束，裏擷筋骨血氣之精而與脈並為繫，上屬於腦，後出於項中。」與腦相連的結構可能是對視神經的描述，也許這是《內經》時代接近發現神經的一個例子。

2. 從循行路線上看，氣絡循行體系與現代神經體內感傳結構有相近之處。

古人將經、絡、脈看作是病邪可以行走的路線，這三個概念在《內經》時代無實質劃分，但現代人認為，中醫經脈學說，其實質是古人對循環系統和神經系統混淆不清的樸素認識。

根據《內經》有關經絡學說的記載，經脈循行路線包括「目可視之，切可得之，刺可出血，外可度之，行於脈內，行於脈外」等論述。在古人的經脈學說中，行於脈內的是營血循環系統，相當於現代醫學的血液循環系統。這一學說，已得到吳以嶺教授「脈絡─血管系統」相關性探討的證實。

現代醫學研究表明，中醫的經絡學說，實質上就是由血管、神經組成。它是一種多元的網路模式，包含了血管網路（血行脈中）、神經網路（氣行脈外）、感傳結構（經氣遊行）三種網路形式。而行於脈外的衛氣循環體系和內聯臟腑、外絡肢節的經氣遊行網路，合稱為氣絡，與現代醫學神經系統的體內感傳結構極其相近。

3. 從生理功能上看，氣絡是人體的調控系統。

現代醫學研究表明，經絡是人體的調控系統。氣絡的生理功能主要是傳導與調控，臨床上觀察到，內臟有病在

體表經穴上即有相應的反應點，且有皮膚溫度、色澤、痛覺、感覺等變化，如足三里、胃俞在胃病時出現索條狀反應。針刺心包經內關穴，可以減少心肌損傷的程度，促進其恢復。針刺足三里，對胃的運動和分泌功能有雙向調控作用。這種對軀體臟腑的調控作用，是氣絡運行經氣至「內而臟腑、外而四肢」的結果。

二、中醫氣絡與西醫神經系統疾病有共同的臨床特徵

1. 疼痛

氣絡痹阻，不通則痛。神經系統疾病的疼痛特徵多為突發性劇痛，或電灼樣，或針刺樣，或刀割樣，多為牽扯神經（氣絡）而痛。

中醫面痛與西醫三叉神經痛、中醫頭風與西醫神經性頭痛、中醫腰股痛與西醫坐骨神經痛、中醫脅痛與西醫肋間神經痛，以及西醫的枕神經痛、腰神經痛等，皆以突發性劇痛為特徵。

2. 痙攣

氣絡攣縮，絡筋易攣。臨床上以肌肉痙攣為主症。中醫面癱與西醫面神經麻痹、中醫書寫痙攣與西醫職業性神經症，臨證皆以肌肉或癱瘓肌攣縮為特徵。

3. 顫抽

氣絡抽縮，則致顫抽。肢體主幹肌肉不自主震顫，多見於中醫的癇證和西醫的帕金森病；局部肢體不自主地抽動，多見於中醫的癇證和西醫的癲癇。臨床特徵皆以肌肉

顫抽為特徵。

4. 痿癱

氣絡失榮，則生痿癱。痿癱以肌肉萎縮癱瘓為主症，多見於中醫之痿證。如西醫的急性炎症性脫鞘性多發性神經病，以弛緩性肢體軟癱為主症；多發性硬化病，以肢體軟癱為主症；急性非特異性脊髓炎，以平面以下的肢體癱瘓為主症；運動神經元病，以進行性肌萎縮為主症；重症肌無力，以骨骼肌無力為主症。

三、中醫氣絡與西醫神經系統疾病的共同病理環節

1. 氣絡鬱滯與神經調節功能障礙

氣絡鬱滯，是指六淫外邪痰瘀鬱滯引起的氣絡運行障礙。其邪多為風、火、痰、瘀，病邪鬱滯氣絡，經氣輸布不至，影響其功能調節。故驅邪通絡是治療神經系統疾病的一種思路，它以不通則痛為病理基礎。

2. 氣絡紬急與神經痙攣

氣絡紬急是指各種原因引起的氣絡收引、攣縮、痙攣狀態，它與現代醫學的神經痙攣基本相似。痙攣，即舒縮功能失調，故解除痙攣以恢復舒縮功能，是治療神經系統疾病的另一種思路。它以不舒則攣為病理基礎。

3. 氣絡失榮與神經失養

氣絡失榮，是指各種因素引起的氣絡供養不足或閉塞而引起的氣絡失榮的病理改變，臨床特徵以痿癱為主症，故滋養氣絡為治療神經系統疾病的另一條思路，它以不榮

則痿為病理基礎。

四、運用氣絡理論治療神經系統疾病的 用藥思路

氣絡為經氣運行的通路，氣絡疾病的各種病理變化，其實質為不通、不舒、不調、不榮。不通則痛，不舒則攣，不調則失衡（顫抽），不榮則痿癱。故治療神經系統疾病的指導原則，當為驅邪通絡，舒筋活絡，熄風調絡，滋養氣絡。

這一思路有助於對神經系統疾病進行多個病理環節的干預，具有多環節、多途徑、多方法的治療優勢。

1. 驅邪通絡以止痛

驅邪，即抗炎、抗病毒、抗致病之因；通絡，為暢通氣絡之運。神經系統疾病，初期多為邪鬱氣絡，我們自擬驅邪通絡湯治療各種神經痛多有較好療效。如三叉神經痛，其病邪主要為風、寒、火，其中以風邪多見，故初期治療以祛風寒、祛風熱、祛風火為要，兼以通絡。

2. 舒筋和絡以止痙

舒痙，即舒筋、弛痙、鬆痙之意；和絡，即調和氣絡之弛張，舒縮。神經系統疾病，病至中期，經治療大多邪去正虛，故治療思路當以舒筋和絡為則。

如面神經麻痺，初期驅邪，中期舒筋以解面肌痙攣。我們重用白芍、木瓜、鉤藤各 30 克。不僅適用於面肌痙攣，凡屬神經痙攣之症，如神經性頭痛和書寫痙攣症皆有較好療效。

3. 熄風調絡緩顫抽

熄風，即消除風邪之意。調絡，即平衡調控氣絡功能。如帕金森病其病機是內風鬱滯氣絡，調控功能失調，表現為肢體僵直、震顫，多選熄風通絡藥。平肝熄風選生龍骨、生牡蠣；滋陰熄風選地黃、芍藥；祛痰熄風選菖蒲、鬱金、膽南星；通絡熄風選全蠍、地龍、僵蠶、蜈蚣。治療顫證我們多用此種思路組方。

又如癲癇之病，痰邪是發病根源，臨床選熄風除痰、熄風通絡藥組方，如膽南星、半夏、白芥子、白附子、全蠍、蜈蚣、地龍，臨床多有熄風鎮癇之效。

4. 滋養氣絡以復痿

神經系統疾病，病至後期，患者肢痿症明顯。筋肌失養之證，我們首先從脾胃論治。脾胃健運，生化有源，肝腎精血才能源源不斷，筋骨肌肉才能得養而強壯。故以健脾益氣、和胃養陰為基本法則。常用西洋參、黨參、黃耆、白朮、沙參、麥冬之類藥。同時，加強滋腎柔肝，常選當歸、雞血藤、白芍、何首烏、杜仲、山萸肉、龜膠。在此組方的基礎上，配用馬錢子以開通經絡，通達病所，能增強骨骼肌緊張度，改善肌無力狀態。

這種扶正起痿，養營生肌的治療思路，治療運動神經元病有一定療效。

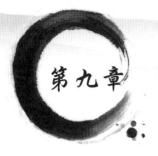

第九章 對中醫理論核心問題的粗淺探討

　　假定要用兩個詞來概括中醫學形成的特徵，那就是實踐與哲學。中醫學的形成與發展歷經了兩千四百多年，它是在長期醫療實踐的基礎上借助古代的哲學思想加以全面闡明，又運用這種哲學思想系統指導醫療實踐的。這是中醫學的根與本。

　　不言而喻，中醫理論的核心問題就是中國古代哲學。哲學的核心即人們對世界本原的認識，很大程度上決定著人們的科學探索及其結果。關於本原問題經過長期的探索、紛爭，在古老的東方——中國，「元氣論」便成為中醫學占主導地位的自然觀、認識論。這種「元氣」又稱之為「太虛」「太極」。正如《素問·天元紀大論》所云：「太虛寥廓，肇基化元，萬物資始，五運終天，布氣真靈，總統坤元⋯⋯曰陰曰陽，曰柔曰剛，幽顯既位，寒暑弛張，生生化化，品物咸彰。」

　　即：太極——陰陽——五行——萬物。

　　（元氣）（生）　（生）　（生）

　　如圖 1 所示。

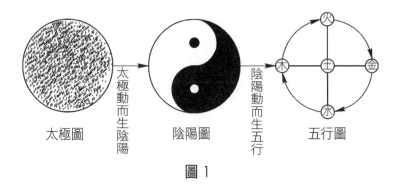

太極圖　太極動而生陰陽　陰陽圖　陰陽動而生五行　五行圖

圖1

　　《莊子·玉樂》所云：「察其始而本無生，非徒無生也，而本無形……雜乎芒芴之間，變而有氣，氣變而有形，形變而有生。」

　　即：芒芴──→氣──→形──→生。

　　（混沌）　（元氣）（形體）（萬物）

　　這種對宇宙和自然的認識論，認為宇宙是物質的。即，「太極」「元氣」，它是構成宇宙的最微小的顆粒物質，其表現為或聚而見（如水，如冰），或散而見（如氣）。（與此同時，西方稱「乙太」，即「原子論」，無虛而微妙的物質）這種觀點是對中國古代理學派認為「太極」是理進行反對的根本所在。即，所謂「氣在理之先」是唯物觀，「理在氣之先」是唯心觀。

　　這也正是唯物主義和唯心主義的分水嶺和試金石。從而不難看出，中醫理論核心即「氣」「陰陽五行」。此文對「氣」從略不談，僅對陰陽五行作些粗淺的探討。

一、什麼是陰陽五行

　　陰陽五行是自發的、樸素的、唯物的、辨證的古代哲

學思想。是對宇宙間一切事物和現象的高度科學概括。陰陽學說，說明一切事物和現象的對立統一性；五行學說，說明一切事物和現象的內在聯繫。

陰陽和五行兩種學說有著不可分割的關係。陰陽具有較高的原則性，是事物和現象的共性、普遍性、絕對性；五行具有較大的個別性，是事物和現象的個性、特殊性、相對性。實際上兩者在理論上、運用上都是一致的，有不可分割的關係。

正如張景岳所說：「陰陽即五行之氣，五行即陰陽之質。氣非質不立，質非氣不行。行也者，所以行陰陽之氣也。」他又說：「陰陽即五行之本體，五行即陰陽之發用。」

就其「體」與「用」這兩個哲學名詞，在《內經》有明確論述：「體用一源，顯微無間。」近代學者任應秋先生說：「陰陽為五行之合，五行為陰陽之分。」

就此我認為，言五行不能離開陰陽，論陰陽必須推及五行。在運用上只有兩者合參，方能相得益彰。

因此說，陰陽五行學說是認識和研究宇宙的根本法則。這種學說對我國古代唯物主義思想起了很深遠的影響，我國古代各門自然科學（天文、地理、軍事、體育、農業、氣象、音樂、醫學……）都是在陰陽五行哲學思想理論指導下形成和發展起來的。因此，透過對這些問題的探討，對於那些欲取締中醫，或反對陰陽五行，或只承認陰陽不承認五行，以及把陰陽和五行分割開來的觀點和行為也是一個極好的批駁和教育。

二、為什麼要研究陰陽五行

古代醫學家在長期的醫療實踐中，逐漸將陰陽五行學說應用於醫學領域，並發展成為中醫學的思想體系和理論工具。用以說明人體生理功能、病理變化，並指導診斷、治療、藥物、養生……而且至今仍在普遍應用。因此探討中醫理論的核心問題，必須從陰陽五行學說著手進行。

三、陰陽學說的基本概念

陰陽學說首先認為宇宙間任何事物和現象都包含著陰與陽互相對立而又統一的兩個方面，而且認為對立統一的兩個方面永遠處在相互運動變化之中，成為一切事物發展、變化的根本原因。這種樸素的辨證唯物觀點是符合馬克思主義哲學觀點的。正如毛澤東在其《矛盾論》中所說：「馬克思主義的哲學認為，對立統一的規律是宇宙的根本法則，一切事物中包括著相互依存和相互鬥爭，決定一切事物的存在，推動一切事物的發展，沒有任何事物不包含矛盾的，沒有矛盾就沒有世界，矛盾著的事物以其有統一性，因此，能處於一統一體中，又能相互轉化到相反的方面。」這就首先認識到世界是物質的，物質是運動的，運動是有規律性的。

下面就將陰陽是怎樣運動的？其運動規律是什麼？做些粗淺探討。

《素問‧五運行大論》說：「帝曰：地之為下否乎？歧伯曰：地為人之下，太虛之中者也。帝曰：憑乎？歧伯

曰：大氣舉之也。帝曰：動靜如何？歧伯曰：上者右行，下者左行，左右周天，餘而復會也。」

　　黃帝與歧伯的問答，講述了天在上、人在中、地在下的古代「三才」學說，闡明地球是由大氣，即「太極」「太虛」舉持著，並進一步闡明了天地運動的規律。即在上的天氣順著地球而右行，自東而西降入於地；在下的地氣順著天體而左行，自西而東升出於天，左右周天 360 度，週而復始地運動著。

　　《素問・六微旨大論》說：「非出入，則無以生長衰老已；非升降，則無以生長化收藏。是以升降出入，無器不有。故器者，生化之宇，器散則分之，生化息矣。故無不出入，無不升降。化有大小，期有遠近，四者之有，而貴常守。」這就清楚地闡明陰陽是宇宙萬物運動變化的規律，亦即升降出入：陽（天氣）自上而下從右降入於陰（地氣）；陰（地氣）自下而上從左升出於陽（天氣），這種陰陽運動是週而復始的。正是這種運動決定了宇宙間一切事物和現象的發生、發展、結局的變化規律。並進一步闡明宇宙間事物的體積有大小不同，大者如日月星辰，小者如螞蟻蚊蟲；壽命有長有短之差異，如地球壽命有若干億年，人可度百歲，有些蚊蟲只有數分鐘之存活，然其升降出入的內在運動規律都是相同的。

　　《內經》還指出：「故高下相召，升降相因，而變作關。」即上下相交，息息相召，升降相通，互為因果。是有升必有降，有降必有升的連鎖關係。宇宙是這樣，地球是這樣，一年是這樣，一天是這樣，動物是這樣，植物是

這樣，一切事物皆如此，故人亦應之。只有掌握這些規律才能認識世界，認識人體，指導中醫的醫療實踐。

升降出入見圖 2 所示。

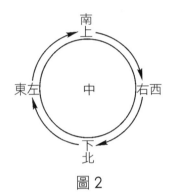

釋義：方位的表示方法，古今相反。中國古代確定方位的方法是，當人直立於事物中央，面南而立時，即可得出方位：「頭圓向天，足方履地，面南背北，左東右西，正居子午之間，屹立卯酉之位」。

圖 2

綜上所述，陰陽學說全面地、系統地、概括性地闡明了一切事物的運動變化規律。正如《素問‧陰陽應象大論》所說：「陰陽者，天地之道也，萬物之綱紀，變化之父母，生殺之本始，神明之府也，治病必求於本」，這個本就是陰陽。

四、陰陽學說的基本規律

1. 相對性：

即對立性。說的是宇宙間一切事物和現象，大至宏觀，小至微觀，都具有相互對立的兩個方面。中國古代哲學稱之為「二點論」。即所謂：「道源於一，而成為二。」近代哲學叫「一分為二」，故《素問‧陰陽離合論》說：「天為陽，地為陰；日為陽，月為陰；……陰陽者，數之可十，推之可百，數之可千，推之可萬，萬之大不可勝

數，然其要一也。」根據這個規律，就可得出，宇宙一切事物和現象，從個、十、百、千、萬以至無窮無盡，道理都是一樣的，然而這一點正是現代醫學所不夠十分重視之處。因此認真加以研究對發展中醫學和中西醫學結合有十分重要的現實意義。

2. 互根性：

即統一性。說的是一切事物和現象相互對立的陰陽雙方，任何一方都不能離開另一方單獨存在，都以對方作為自己存在的必然條件。即，無陰則無陽，無陽亦無陰，陰陽既相反相成，又相輔相成。如果說，相對是一分為二的話，互根就是合二為一。實際上是從動的角度看是一分為二，從靜的角度看乃是合二為一。即所謂，「一而二」「二而一」的關係。

正如《素問·陰陽應象大論》所云：「陰根於陽，陽根於陰，孤陽不生，獨陰不長。」又云：「無陽則陰無所生，無陰則陽無所化。」臨證所謂，「形氣相干」「氣血互化」，以及「善補陰者，必於陽中求陰；善補陽者，必於陰中求陽」，比比皆此理。說的就是一切機能活動都必須有物質基礎，一切物質的產生必須源於機能。

3. 消長性：

即運動性。說的是一切事物和現象對立和統一的兩個方面，永遠處在不斷地運動之中。表現為此消彼長、彼消此長，此虛彼盈、彼虛此盈的動態平衡之中。如，自然界的雲升雨降，人體的氣血互生互化等等，皆為正常情況下處於動態平衡中的陰陽消長過程。若這種消長超出正常限

度，在自然界則災害蜂起，在人體則百病叢生。一年之際晝夜長短的變更，一日之際明暗寒溫的變化，一生之際陰陽盛衰的規律等等皆陰陽消長之理。

4. 轉化性：

即變化性。說的是萬物的陰陽兩個方面的消長，當其發展到一定階段，就會由量變（消長）轉化為質變（轉化）。亦即，物極必反，向其相反的方面轉化。正如《素問·天元紀大論》所說：「故物之生，謂之化，物之極謂之變」。即，凡事物的生長都叫化，凡事物發展到極點則必變。《素問·六微旨大論》亦云：「夫物之生存乎化，物之極由乎變。變化之相薄，成敗之所由也。……成敗倚伏生乎動，動而不已，則變則矣」，以及「動復則靜，陽極反陰」等論述。《內經》還闡明「寒極生熱，熱極生寒；重陰必陽，重陽必陰」。

以上陰陽轉化之規律，是古人由移光定位的方法，經長期觀察研究而確定的。據考，其觀察的中心機構叫「羲和寺」，並以此為中心，向四邊各 500 公里設四個支點，配專人長期觀察，從而告朔陰陽，測定節令。據悉今河南省孫山縣仍有當年測陰陽之土圭痕跡。（見圖 3）

古人就是根據天體、日月、星辰的運行，四季陰陽變遷的客觀規律，發現因時間、空間的推移，決定萬物生、長、化、收、藏的過程，從而總結出樸素的唯物辨證觀點的。萬物如此，人體亦如此。醫者臨證每見較易治之陽證，若因誤治或失治，則往往可能轉化為較難治之陰證；反之，較難治之陰證，給予積極合理治療，也可轉化為陽

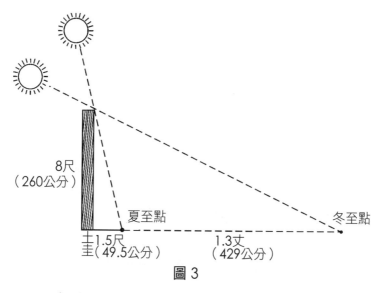

8尺
（260公分）

夏至點

冬至點

圭 1.5尺
（49.5公分）

1.3丈
（429公分）

圖3

　　釋義：「冬至一陽生」，冬至之後陽一天比一天長，陰一天比一天消，當其長消至極點則向相反的方面轉化；「夏至一陰生」，夏至之後陰一天比一天長，陽一天比一天消，同樣長消至極點則向相反的方面轉化。消長即量變，轉化即質變。

證而癒。大凡由寒轉熱，由熱轉寒；由表入裏，由裏出表，皆為陰陽轉化之理。故曰：「陽病易治，陰病難醫，陽復反則生，不復反則死。」

5. 互藏性：

　　說的是事物的陰陽兩個方面，不是絕對的，而是相對的。體現在陰陽之中可以再分出陰陽，一直至無窮無盡。《素問‧金匱真言論》所云：「陰中有陽，陽中有陰，平旦至日中天之陽，陽中之陽也；日中至黃昏天之陽，陽中之陰也；合夜至雞鳴天之陰，陰中之陰也；雞鳴至平旦天

之陰，陰中之陽也。」這裏說一晝夜十二時辰皆有命名，如早晨日出時稱「平旦」，中午陽盛時稱「日中」，下午日落時稱「合夜」，亦即「黃昏」，夜半陰盛時稱「雞鳴」。以此從陰陽的變化闡明其互藏規律。一晝夜如此，一年亦如此，萬物如此，人身亦如此。見圖4所示。

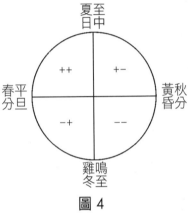

圖4

一切事物，其理皆然，一天之內有陰陽互藏，一年之際有陰陽互藏，火中有陰陽互藏（陽在上，陰在下），水中有陰陽互藏（兩個氫原子，一個氧原子）⋯⋯比比皆是，不勝枚舉。正如《語類》所云：「統言陰陽只有兩端，而陰中自分陰陽，陽中亦有陰陽。」

五、陰陽學說在醫學上的運用

醫學研究的物件是人，人是自然界生物之一，自然界一切事物發生、發展、變化的規律都是陰陽運動變化的結果，故人亦應之。這就是中醫學「天人相應」「整體觀念」的由來。縱觀《內經》全書，始終貫穿著運用陰陽變化之

理來闡明人體生理、病理、診斷、治療、藥物、預防、養生等方面的道理。具體簡述如下：

1. 組織結構方面：

陰陽的對立統一即人體組織結構之常態。如《素問・寶命全形論》說：「人生有形，不離陰陽。」具體講，人體內外、上下、臟腑、經絡都是以陰與陽不同屬性加以歸屬而論之。

2. 生理功能方面：

陰陽的相對平衡即人體的生理功能。如《素問・陰陽應象大論》云：「陰在內，陽之守也；陽在外，陰之使也。」《素問・生氣通天論》也云：「陰者藏精而起亟也；陽者衛外而為固也。」闡明人體陰陽總的互根關係。《素問・陰陽應象大論》說：「清陽出於上竅，濁陰出於下竅；清陽實四肢，濁陰歸六腑。」以及「陽化氣，陰成形」。《素問・生氣通天論》還指出：「陰平陽秘，精神乃治」。皆闡明人體常態下陰陽的作用趨向，以及陰陽平衡才能保持人體的健康。

3. 病理變化方面：

陰陽失卻平衡，人體即發生病理變化。《素問・調經論》說：「陽虛則外寒，陰虛則內熱；陽盛則外熱，陰盛則內寒。」《素問・生氣通天論》指出：「陽強不能密，陰氣乃絕。」《素問・陰陽應象大論》也指出：「陰盛則陽病，陽盛則陰病，陽盛則熱，陰盛則寒。」以上三段分述了內傷、外感的病因與病機。《素問・生氣通天論》還論定：「陰陽離決，精神乃絕。」以及「重陰必陽，重陽必

陰」。此外人體陰陽的任何一方，當其虛損到一定程度，常常導致對方的不足，最後出現陰陽兩虛。即所謂「陰損及陽，陽損及陰」的病理變化，在慢性病的發展過程中也常常出現。

4. 診斷疾病方面：

陰陽學說是疾病診斷的總綱。正如《醫宗金鑒》所云：「慢言變化千般狀，不外陰陽表裏間」。故《素問‧陰陽應象大論》說：「善診者，察色按脈先別陰陽。」時至今日中醫診斷疾病仍以辨證為主。辨證方法多種多樣，其為綱領者是八綱辨證，而八綱辨證中又以陰陽兩綱為綱中之綱。這就不難看出陰陽在診斷中的重要地位了。

5. 指導治療原則：

即陰陽是指導治療的大則。所謂：「治病必求其本」——本於陰陽。正如《素問‧至真要大論》云：「帝曰，平氣如何？岐伯曰：謹察陰陽所在而調之，以平為期。」《素問‧骨空論》亦云：「調其陰陽，不足則補，有餘則瀉。」以及「陰盛而陽虛，先補其陽，後瀉其陰而和之；陰虛而陽盛，先補其陰，後瀉其陽而和之」。還有「陽病治陰，陰病治陽」「寒者熱之，熱者寒之」。《素問‧至真要大論》概括為：「調氣之方，必別陰陽，定其中外，各守其鄉。內者內治，外者外治，微者調之，其次平之，其盛奪之，汗之，下之，寒熱溫涼，衰之有屬，隨其攸利。」以上經文指出了，治病求本的道理，本就在於調整陰陽的不平衡，使之重複平衡。調陰陽的原則即：補不足，損有餘。具體方法有內治、外治、調之、平之、奪

之、汗之、下之和寒熱溫涼的選擇等。

6. 歸納藥物性能：

藥物雖眾，其性能不離乎陰陽。《素問·陰陽應象大論》云：「陽為氣，陰為味……陰味出於下竅，陽氣出於上竅。」接著還指出：「味厚者為陰，薄為陰之陽；氣厚者為陽，薄為陽之陰。味厚則瀉，薄則通；氣薄則發洩，厚則發熱……」《素問·至真要大論》歸納藥物五味的陰陽屬性為：「辛甘發散為陽，酸苦湧泄為陰；鹹味湧泄為陰，淡味滲泄為陽。」至於中藥學中「四氣」「升降浮沉」等理論亦都是依據陰陽理論加以闡明。

7. 順應陰陽養生：

秉天地陰陽正氣，為中華養生精華。《素問·上古天真論》云：「其知道者，法於陰陽，……故能形與神俱而盡終其天年，度百歲乃去。」《素問·四氣調神大論》指出：「夫四時陰陽者，萬物之根本也，所以聖人春夏養陽，秋冬養陰，以存其根……逆之則災害生，從之則苛疾不起，是謂得道。」以及四時之養生：春養生，夏養長，長夏養化，秋養收，冬養藏。亦都依據陰陽升降出入之規律指導人體形志養生。

六、五行學說的基本概念

《素問·天元紀大論》明確指出：「夫五運陰陽者，天地之道也，萬物之綱紀，變化之父母，生殺之本始，神明之府也。不可不通乎！」文中將五運和陰陽相提並論，五運之「五」是數詞，「運」與「行」皆動詞，「五運」「五

行」即五種運動、變化著的物質。張景岳還論述：「……
行也者，所以行陰陽之氣也。」

據此，我們感悟出，五行就是依據陰陽的運動變化，
因其時間、地點的推移，所產生的客觀規律——發現事物
生、長、化、收、藏的客觀過程，從而產生了樸素的辨證
唯物主義——五行學說

1. 關於陰陽動而生五行的探討

見圖 5 所示。

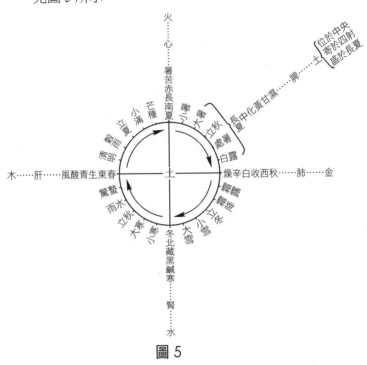

圖 5

解字（圖中有關忙時間空間之字）

時（時）——在地球上用尺寸測太陽。

東（東）——太陽進入木就萌芽了。

南──「十」指南針也,指向壽老人星坐「闱」。

西──「舄」,「弓」鳥也,「口」窩也,「夕」休息也。

北──「扌」北斗星也,「匕」達不留星也。兩星中間正北也。「月」指人體,北下有月背也,背後指正北。

春──「蠢」三陽與人發生關係,一切「蟲」,指動物都活動起來了。

夏──大也,火氣隆盛也。

秋──「挈」禾經火化,動手收割也。

冬──冬者終也。「繫」藕斷絲連也。終則有始,陰盡陽復。「始」即「女」與「台」,「女」陰氣也,「台」上了歷史舞臺。

釋義(以圖示意)

1. 一年之中有陽有陰,即陰陽互相對立。

2. 寒在熱的基礎上發生,熱在寒的基礎上萌發。所謂,冬至──陽生,夏至──陰生,即陰陽的互根。

3. 冬至後陽一天比一天多,陰一天比一天少;夏至後則相反,即陰陽的消長。

4. 冬至──陽生,夏至──陰生,只是量變的開始,要經過 180° 的量變,才會大轉變,物極必反,即陰陽的轉化。

5. 四時之中,陰中有陽,陽中有陰,即陰陽的互藏。

6. 隨著陰陽的運動變化,表現在不同的時間(春、夏、長夏、秋、冬)、空間(東、西、南、北、中)則有萬事萬物生、長、化、收、藏……客觀變化,依據「天人相應」的思想,人體一切皆如此。這些不同性質、不同特

徵的事物和現象，皆歸屬於木、火、土、金、水五行。

2. 關於四時為何有五行的探討

《春秋凡露》云：「天地之氣，合而為一，分為陰陽，判為四時，列為五行。」《素問‧太陰陽明論》指出：「帝曰：脾不主時何也？岐伯曰：脾者土也，治中央，常以四時長四臟，各十八日寄治，不得獨主時也。脾臟者，常著胃土之精氣；土者，生萬物而法天地，故上下至頭足，不得主時也。」此文說明脾胃屬土，為後天之本，氣血生化之源。人體五臟六腑、四肢百骸皆秉氣於此而為養。故肝心肺腎四臟各主一時，唯脾位於中央。至於「常以四時長四臟各十八日寄治」，說的是土位中央，濡溉四時，脾位中央，濡養四臟。四時之中以每季最後 18 天為土旺運事。因此言四季之中皆有土氣，四臟之中皆離不開脾氣，故土不主四時，脾不主四季也。所以中醫特別注重脾胃之氣（簡稱「胃氣」），故曰：「人以胃氣為本」「色以胃氣為本」「脈以胃氣為本」。正如《金匱要略》首篇論曰：「……四季脾旺不受邪，即勿補之。」說的即此理。

到此，土位於中央，土寄於四時皆明瞭。下面就「土盛於長夏」作些討論。長者長也，一年之中長夏這一段日子是萬物長到最茂盛的階段，故曰長夏。這段時期萬物經夏天主氣之火化，加上濕的主氣，濕熱主化，萬物方由赤漸黃，由苦變甘，是一年中濕氣最明顯的時期。故曰：「土盛於長夏。」具體時間應是大暑至白露，故曰：「大暑至白露亦屬符節。」春風、夏暑、長夏濕、秋燥、冬寒是五行所主之五氣。實際上真正的天高雲淡，秋高氣爽只是

中秋至晚秋，而夏末至初秋則是濕氣當令。從中國古代數理而論，一年 365.25 個太陽日，即 365.25 天。即周天 365.25°，其大數為 360°，其 5.25° 為餘數。即：「上者右行，下者左行，左右周天，餘而復會也」之餘數。360° 被四季除，每季 90°，每季 90° 減去土旺運事 18°，每季所剩 72°。四個土旺運事 18° 相乘亦是 72°。故木、火、土、金、水五行，春、夏、長夏、秋、冬各占 72°，五個 72° 合為 360°。

3. 關於五行生成之數的探討

《類經・圖翼》說：「五行之理，原出自然，天地生成，莫不有數。」此說推之於河圖。河圖和洛書是古代科學的激發劑，是我國數學的起源，古代稱之為「象數」之學。然而更令人有趣的是河圖、洛書的數字排列。相傳伏羲畫八卦，文王演《周易》。實則河圖、洛書是八卦和《周易》的依據。可以這樣說，沒有河圖、洛書伏羲畫不出八卦，文王演不出《周易》。正如《易・繫辭》所說：「河出圖、洛出書，聖人則之。」

那麼河圖是怎樣排列的呢？《易・繫辭》說：「天一生水，地六成之；地二生火，天七成之；天三生木，地八成之；地四生金，天九成之；天五生土，地十成之。」從文中可以得出，1、2、3、4、5 為生數，6、7、8、9、10 為成數。1、3、5、7、9 為五個奇數、陽數，故為天數，2、4、6、8、10 為五個偶數、陰數，故為地數。「五位相得各有合：天數二十有五，地數三十，凡天地之數五十有五，此所以成變化而行鬼神（即規律）也，此河圖之數

也。」說明事物由無到有，由小到大，由少到多，由生到成，由低到高的變化規律。

文中：一六為水，為北方，為冬日；

二七為火，為南方，為夏日；

三八為木，為東方，為春日；

四九為金，為西方，為秋日；

五五為土，為中央，為四維日。

《素問・六元正紀大論》說：「太過者，其數成；不及者，其數生；土常以生也。」還說：「唯土之常以生數者，蓋五為數之中，土居位之中，而兼乎四方之氣，故土數常應於中也。」

《易・繫辭》雖為「天十成之」之謂。然《素問・三部九候論》曰：「天下之至數，始於一，終於九焉。」說明，五為數之中，十為數之極。中者言土不偏不倚而總統乎四方。故曰：土為中數、母數、衍數。極者言物之歸宿而得藏乎萬有。

如是五為數之中，因此木、火、金、水之成皆必合於五數。如：天一生水加土五得地六成數；地二生火加土五得天七成數；天三生木加土五得地八成數；地四生金加土五得九成數。（見圖6所示）

上述所見，河圖是用從 1 到 10 的十個數位所結構或組成的圖像。用以描述陰（－－）和陽（——）交錯而產生出的五種類型處於平衡狀態時的最精確的表達。

乍看去，河圖是方之象，實際河圖是圓之體。以居河圖中間的 10 為太極之數，既能看出河圖與太極圖像的一

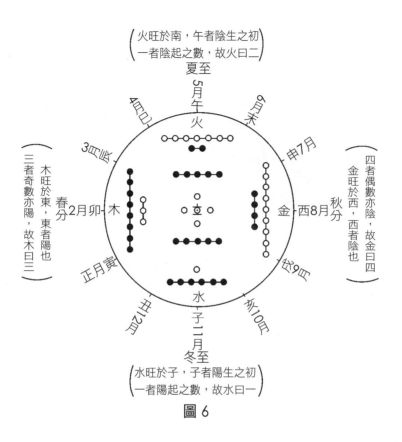

圖 6

致性，而且還容易發掘河圖的智慧。證實中醫學之「陰陽五行」「五運六氣」理論是由河圖脫胎出來的。因為組成河圖的十個數，以 10 最大，且又居於河圖正中 5 的兩邊。因此 10 這個數，自然就成為太極生兩儀（陰陽）最好的表達。即是：1 可代替陽的符號（——），0 可代替陰的符號（－－），1 與 0 結合的 10，體現了陰陽互抱的太極之象。（見圖 7 所示）

而居於河圖中間的 5 其深意是對太極圖像的平分。所

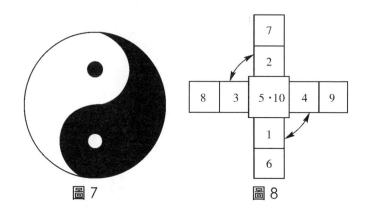

圖7   圖8

以不能視 5 為純陽數，5 本身的含義，表示陰陽各半，就像具有正負兩極的馬蹄形磁鐵一樣。

河圖四方的數位結構：1＋6，2＋7，3＋8，4＋9，自然是陰陽處於平衡狀態時在數上的精確表達。「成數」減 5，就等於「生數」；反之「生數」加 5 也必然等於「成數」。可見河圖中間的 5，是陰陽互回活力之差，說明「陰升（長）陽退（消），陽升（長）陰退（消），是陰陽互抱、消長的規律。」

從象上看：既然河圖正中的 5 是陰陽互回活力之差，那麼從河圖內層來看（見圖8），有兩種結合：即，3+2 與 1+4 都等於 5，說明已從方之象轉為圓之象。

從數上言：這三個 5 相加之和是 15，體現在數上由方變圓的必然。正如《周髀》所講：「數之法出於圓方，圓出於方，方出於矩，矩出於九九八十一。」

從理上講：15 剛等於《周易》中取用的兩個變爻（陽爻用 9，陰爻用 6）之和。（如曆法定為 15 天為一節令）。

而且這三個 5 互見，表示陰陽交配姤得配，出現了生機。宋方士張伯端《悟真詩》說：「三五一，三個字，古今明者實然稀。東三南二同成五，北一西方四共之，戊己自居生數五，三家相見結嬰兒，嬰兒是一含真氣，十月胎元入聖機。」從河圖外層來看，也有兩種結合，9＋6 與 8＋7 都等於 15。說明河圖的內層生出河圖的外層。

外層兩個 15，內層包括中間 5，只一個 15，兩層數之和是 45，與洛書數字之和相等，說明河圖與洛書的關係。（見圖 9）

4	9	2
3	5	7
8	1	6

圖 9

說明：洛書之數：「戴九履一，左三右七，二四為肩，六八為足，五居中央。」

4. 關於五行含義沿革的認識

據考在春秋以前，五行還僅是五材的概念，只是人類不可缺少的五種生活、生產資料，即中國古代的五元素說（古希臘為四元素說，即地、水、風、火，比中國五元素少一個金）。《左傳‧襄二十七年》：「天有五行，民並用之，廢一不可。」《尚書‧大傳》：「水火者，百姓所飲食也；金木者，百姓所興作也；土者，萬物之所資生也。」

五行成為一種哲學思想，可能是從春秋開始的。當五

行發展成一種學說，並運用於多種自然科學後，已經遠遠不是五材的含義了。五行學說是從認識事物的本質而抽象出來的理性知識，五行決不再是指五種實物的本體了。五行已經不是感性的東西，而已成為上升到理性的知識了。即，不是講體，而是講用。這一點很關鍵，必須有明確的認識。

之所以命名木、火、土、金、水，只不過是代名詞而已。它是以「取類比象」的方法，按照事物和現象的屬性，將宇宙間一切發生疏泄的皆歸屬於木（木曰曲直）；一切陽熱炎上的皆歸屬於火（火曰炎上）；一切含養萬物的皆歸屬於土（土爰稼穡）；一切肅殺收禁的皆歸屬於金（金曰從革）；一切妊潤萬物的皆歸屬於水（水曰潤下）。

正如宋代劉溫舒所論：「木之為言，觸也，冒也，陽氣觸動，冒地而生也；火之為言，化也，陽在上，陰在下，煌然盛，而變化萬物也；土之為言，吐也，含吐萬物，將生者出，將死者歸，為萬物之家；金之為言，禁也，陰氣始，禁止萬物而摰斂也；水之為言，潤也，陰氣濡潤，妊養萬物也。」

並用「抽象推演」的方法，闡明一切事物不是孤立的，而是彼此之間相互資生、促進，相互克制、制約的關係，因此決定事物發生、發展、變化的規律。那麼，五行學說正是一種分析事物之間相互關係的方法論和模式化了的關係學說，亦即是一種觀察和研究宇宙間一切事物和現象的空間座標。

五行學說運用於中醫學領域，與陰陽學說一樣，是藉

以闡述人體生理、病理，以及人體與外環境的相互關係，從而指導診斷、治療、藥物、預防等方面的目的。

5. 對事物屬性的五行歸類，《內經》中比比皆是。此文從略，僅列表於下：

自然界					五行	人體					
五味	五色	五化	五氣	五方		五臟	六官	五官	形體	情志	內蛀
酸	青	生	風	東	木	肝	膽	目	筋	怒	嘔
苦	赤	長	暑	南	火	心	小腸	舌	脈	喜	咯
甘	黃	化	濕	中	土	脾	胃	口	肉	思	嗽
辛	白	收	燥	西	金	肺	大腸	鼻	皮毛	悲	咳
鹹	黑	藏	寒	北	水	腎	膀胱	耳	骨	恐	唾

上表可見：以五行為核心將宇宙一切事物和現象聯繫在一起；以五行為核心將人與自然界聯繫在一起；以五臟為中心將人體組織、器官、功能聯繫在一起。

七、五行學說的基本規律

1. 相生：
又稱「生治」，即相互資生、助長、促進之意。
2. 相剋：
又稱「承治」，即相互制約、克伐、抑制之意。

五行的相生、相剋關係是事物發生、發展的正常規律。在人體是維持正常生理的常態。

圖10中相生用實線示意，為順位。相剋用虛線示意，為間位。

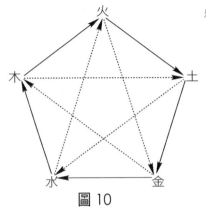

圖 10

釋義：1 五行中皆有生我者，
稱之為「母」。
2 五行中皆有我生者，
稱之為「子」。
3 五行中皆有剋我者，
稱之為「所不勝」。
4 五行中皆有我剋者，
稱之為「所勝」。

五行中「母」「子」二字出於《難經》，「所勝」「所不勝」二詞出於《內經》。

由此可見，五行之間必須生（長）中有剋（消），剋中有生；既有所勝，又有所不勝，才能保持事物之間的相對平衡。這種關係叫做「制化」。若只生無剋，萬物則無平衡；只剋無生，萬物則無化生。張景岳說得好：「造化之機，不可無生，亦不可無制，無生則發育無由，無制則亢而為害。」《素問·六微旨大論》論曰：「亢則害，承乃制，制則生化，外列盛衰。害則敗亂，生化大病。」例如：木亢則乘土，然而土之子為金，子承母命則剋木，木受制則緩其乘，這種制化關係便是解決矛盾，保持平衡的關鍵。

3. 相乘：

又稱「亢乘」，即乘虛襲擊，也就是相剋得太過。

4. 相侮：

又稱「勝侮」，即恃強凌弱，也就是反剋。

相乘與相侮都是事物之間反常的現象，在人體是破壞健康的病理狀態。（如圖 11 所示）

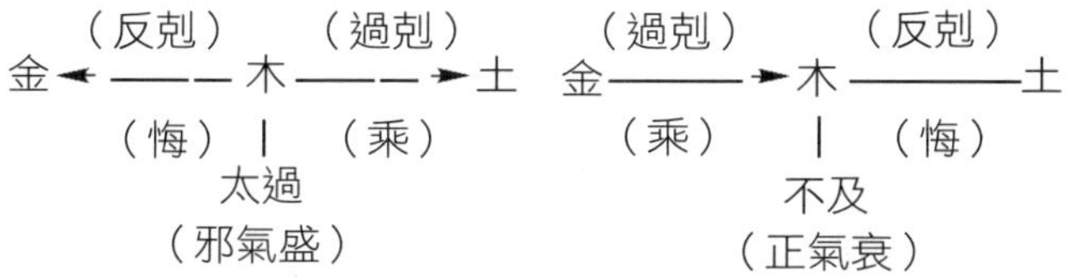

金 ←——─ 木 ——─→ 土　　金 ——─→ 木 ——─ 土
（反剋）　　（過剋）　　　（過剋）　　（反剋）
（悔）│　（乘）　　　　（乘）│　（悔）
太過　　　　　　　　　　不及
（邪氣盛）　　　　　　（正氣衰）

圖 11

《易傳》說：「亢之為言也，知進而不知退，知存而不知亡，知得而不知喪。」《素問‧六節臟象論》說：「未至而至，此謂太過，則薄所不勝，而乘所勝，命曰淫氣。」《素問‧五運行大論》亦說：「氣有餘，則制所勝，而侮所不勝。其不及，則所不勝侮而乘之，所勝輕而侮之。」《素問‧至真要大論》云：「勝至則復，復已而勝，不復則害。」

八、五行學說在醫學上的運用

五行學說在醫學上的運用，是根據天人相應的思想，運用五行的歸類方法和生剋乘侮規律，具體地說明人體生理、病理，並指導臨床醫療實踐。

1. 天人合一方面：

即人與自然是有機統一的。《素両問‧六節臟象論》云：「天食人以五氣，地食人以五味。」《素問‧陰陽應象大論》云：「天有四時五行，以生長化收藏，以生寒暑燥濕風。人有五臟化五氣，以生喜怒悲憂恐。」體現在季節與脈象上：「春弦夏洪秋毛冬石，四季和緩是謂平臟。」

即春應木，主肝，脈當有弦意；夏應火，主心，脈當有洪意；秋應金，主肺，脈當有毛浮之意；冬應水，主腎，脈當有沉石之意。然四季必有土氣，主脾胃，故不論弦洪毛石，都應含從容和緩之土氣脈，是謂平脈。

體現在五色歸經上，青色藥多入肝，赤色藥多入心，黃色藥多入脾，黑色藥多入腎，白色藥多入肺。

體現在五味歸經上，酸味藥多入肝，苦味藥多入心，甘味藥多入脾，辛味藥多入肺，鹹味藥多入腎。五色五味分別入所歸之臟，養所歸之臟，不及則五臟衰，太過亦五臟病。

2. 人體統一方面：

即，人生有形，不離五行。人體各部，大至面部、腹部、眼部、舌部，小至每一個細胞，它們的分佈皆符合五行的規律。如，左肝，右肺；上心，下腎，中間脾胃。《醫宗金鑒‧四診心法要訣》云：「左頰部肝，右頰部肺，額心骹腎，鼻脾部位。」由此說明中醫臟腑之左肝右肺，上心下腎，中間脾胃，不是解剖的概念；而是哲學的概念，不是言體，而是言用。

3. 生理功能方面：

五行相生相剋處於相對平衡就是人體的生理常態。《素問‧陰陽應象大論》：「筋生心……血生脾……肉生肺……皮毛生腎……髓生肝。」《素問‧六節臟象論》曰：「春勝長夏，長夏勝冬，冬勝夏，夏勝秋，秋勝春，所謂得五行時之勝，各以其氣命其臟。」

具體說明五臟的生理功能：木有條順暢達，疏通開泄

的特性，肝喜條達，主疏泄，氣升發，故屬木；火性炎上，氣陽熱，有主溫煦的特性，心主溫煦，性炎上故屬火；土主長養，生萬物，含萬物的特性，脾主生化，消水穀，送精微，故屬土；金性清肅，有主收斂的特性，肺主肅降，宜斂不宜散，故屬金；水性寒潤，有氣下行的特性，腎主水，藏陰精，主潤澤，故屬水。

具體說明五臟間的相生關係：腎水之精以養肝血；肝主藏血以濟心火；心火之陽以溫脾土；脾土精微以充肺金；肺金肅降以助腎水。

具體說明五臟間相剋關係：肺金清肅下行，可抑制肝陽上亢；肝木條達疏泄，可防止脾土壅鬱；脾土運化水濕，可制止腎水氾濫；腎水上濟心火，可抑制心火上炎；心火陽熱溫煦，可制止肺金肅降太過。

4. 病理變化方面：

五行失卻生剋制化的相對平衡，人體就會發生病理變化。《素問・玉機真臟論》云：「五臟受氣於其所生，傳之於其所勝，氣舍於其所生，死於其所不勝，病之且死，必先傳行，至其所不勝病乃死，此言氣之逆行也。」《素問・臟氣法時論》說：「夫邪之客於身也，以勝相加，至其所生而癒，至其所不勝而甚，至其所生而持，自得其位而起，必先定五臟之脈，乃可言間甚之時，死生之期也。」說明按照五行生剋乘侮的規律，推斷疾病在什麼時候減輕，什麼時候加重，什麼時候相持，什麼時候痊癒或什麼時候可能死亡的規律。

例如：肝病可以傳之於脾，叫「肝木乘土」；脾病可

以傳之於肝，叫「脾土侮木」；肝病可以傳之於心，叫「母病及子」；肝病可以傳之於肺，叫「肝木侮金」。

總之，《內經》示人以大則，臨證仍需靈活辨證。要遵古而不泥古，還應按照《內經》因時、因地、因人制宜的精神。絕不可「按圖索驥」「刻舟求劍」。故《素問·玉機真臟論》同時指出：「然其卒發者，不必治於傳，或傳化有不以次。」

5. 指導診斷方面：

《難經·六十一難》說：「望而知之者，見其五色，以知其病；聞而知之者，聞其五音，以別其病；問而知之者，問其所欲五味，以知其病所起所在也；切而知之者，診其寸口，視其虛實，以知其病，病在何臟腑也。」《醫宗金鑒·四診心法要訣》根據不同部位，不同色澤，推動疾病，就是依據五行規律。如：「左頰部肝，右頰部肺，額心骸腎，鼻脾部位。部見本色，深淺病累，若見他色，按法推類。」以及「黑庭赤顴，出如拇指，病雖小瘥，亦必卒死。」即在面部不同部位主不同臟腑，在本位見本色則為本臟病，若在本位見它色，則按五行生剋乘侮規律推斷。如：脾之位（鼻）見青色，為肝木乘脾土；心之位（額）見黑色，為水來克 火；肺之位（頰）見赤色，為火旺刑金……且既看其色，又觀其澤，更視其形。色重要，澤關鍵，形至重。如，「黑庭赤顴」指色相剋，主病重；「有色無澤」指病甚，主病危；「出如拇指」指病險，主病死。

《醫宗金鑒·四診心法要訣》還根據五行屬性歸類指

導五臟病的診斷：如「肝病善怒，面色當青，左有動氣，轉筋脅痛。諸風掉眩，疝病耳聾，目視䀮䀮，如將捕驚。……」餘心、脾、肺、腎類同，此不贅述。所以中醫診斷必合五行、陰陽而診之。正如《素問·離合真邪論》云：「因不知合四時五行，因加相勝，釋邪攻正，絕人長命。」

6. 指導治療方面：

《素問·臟氣法時論》云：「毒藥攻邪，五穀為養，五果為助，五畜為益，五菜為充，氣味合而服之，以補精益氣。此五者，有辛酸甘苦鹹，各有所利，或收，或散，或緩，或急，或堅，或軟，四時五臟，病隨五臟所宜也。」此文闡述五味養五臟，五味治五臟病之理。

《素問·生氣通天論》云：「陰之所生，本在五味；陰之五宮，傷在五味。是故，味過於酸，肝氣以津，脾氣乃絕；味過於鹹，大骨氣勞，短肌，心氣抑；味過於甘，心氣喘滿，色黑，腎氣不衡；味過於辛，經脈沮弛，精神乃央……」此文闡述五味雖能養五臟，倘若好而不節，則反而為害。

《難經·六十九難》曰：「經言虛者補之，實者瀉之，不虛不實以經取之，何謂也？然，虛者補其母，實者瀉其子，當先補之，然後瀉之。不實不虛，以經取之者，是正經自生病，不中他邪也，當自取其經，故言以經取之。」此文提出「以經取之」「虛者補其母」「實者瀉其子」三種治療方法。在經絡病理學上，不論經氣偏虛偏實都能相互影響，所以在治療上必推求產生虛實的原因。按五行學

說中「母能令子實」和「子能令母虛」的理論，採取「虛者補其母」和「實者瀉其子」的方法，以調其平衡，而治癒疾病。

(1) 補母瀉子法：

本經五輸穴，井（木）、滎（火）、俞（土）、經（金）、合（水）補瀉法：例如，肺經氣虛（金氣虛），當取本經俞穴（土穴）太淵，即虛則補其母。

再如：肺經氣實（金氣實），當取本經合穴（水穴）尺澤，即實則瀉其子。

十二經五輸穴補瀉法：

例如：肺經（金）氣虛，當取足太陰脾經（土）俞穴（土）太白，亦虛者補母。

再如：肺經（金）氣實，當取足少陰腎經（水）合穴（水）陰谷。亦實者瀉其子法。

補母瀉子法，後世引申發揮。

【補母法】

如：「土不生金」——肺氣虛——補脾。即「培土生金」，選參苓白朮散。

如：「水不涵木」——肝陽亢——滋腎。即「滋水涵木」，選六味地黃丸。

如：「火不生土」——五更泄——補命火。即「補火生土」，選四神丸。

【瀉子法】

如：陽明經（土）實熱——出現熱、汗、煩、渴——瀉肺（金），選白虎湯。

如：腎經（水）濕熱——表現濕熱帶下——瀉肝（木），選龍膽瀉肝湯。

如：肝經（木）鬱熱——表現吞吐酸苦——瀉心（火），選左金丸。

(2) 其他法：諸如「佐金平木」法、「扶土仰木」法、「壯水制火」法、「益火消陰」法、「瀉南補北」法、「滋陰降火救傷金」法等。

「穀不能食，多屬脾虛，補之不應，當補其母，子金宜顧，仇木宜安」，就是以五行生剋乘侮之理指導治療。

(3) 治未病法：即按照五行規律治未病。《難經‧七十七難》指出：「所謂治未病者，見肝之病，則知肝當傳之於脾，當先實其脾氣，無令得受肝之邪。故曰治未病焉。」

(4) 以情怡情法：即運用五行生剋規律，進行心理調節，精神治療的方法。如《素問‧陰陽應象大論》：「怒傷肝，悲勝怒；喜傷心，恐勝喜；思傷脾，怒勝思；憂傷肺，喜勝憂；恐傷腎，思勝恐。」亦如《內經》闡述不同的精神異常，反映不同臟腑、不同性質的疾病。「心氣虛則悲」，悲為肺之志，肺屬金，火剋金，故當創造喜悅之情志治之；「實則笑不休」，笑為心之志，心屬火，水剋火，故當製造驚恐情志治之；「肝氣虛則恐」，恐為腎之志，腎屬水，土剋水，故當製造憂思情志治之；「實則怒」，怒為肝之志，肝屬木，金剋木，故當製造悲憂情志治之。

綜上所述，陰陽五行學說，是中醫學的指導思想、理

論核心，不論在理論上還是在實踐上都具有深遠的歷史意義和現實的指導意義。陰陽學說是以對立平衡為特點，說明一切事物的矛盾統一；五行學說是以生剋制化為特點，說明一切事物的內在聯繫。

中醫學應用陰陽五行學說，把醫學上千變萬化、錯綜複雜的問題加以全面系統地、高度概括地分析說明之。正如近代哲學家任繼俞先生 1956 年 6 月在《歷史研究》刊物上發表的《中國古代醫學和哲學的關係——從〈內經〉看中國古代醫學科學成就》一文中所說：「如果沒有秦漢之際的陰陽五行的唯物主義學說，就沒有《內經》這部光輝的經典著作。」因此研究和探討中醫理論的核心問題，必須從陰陽五行著手進行。

【說明】本文是我多年來在《中醫基礎理論》、《內經》、《五運六氣》教學中的粗淺感悟，也是受名老中醫梁致堂先生多年潛心研究《易經》和天文的成果之啟迪而編寫的。梁老撰寫有《中醫理論核心問題探討》（內部發行）一書，此書以數理規律證實了中醫理論核心問題的正確性。本人讀後認為深奧難及，故順此特薦之。中外若有高人，有同感者可共作探討。我想這對中醫事業的發展和中西醫結合大有益處。本文只作拋磚引玉的作用而已。

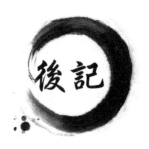

後記

　　4 年前，受上級選派，我專職為省內名老中醫總結臨床經驗，有幸成為山西省名老中醫秦老師的助手。

　　隨師前，我瞭解老師的學術成就。隨師後，驗證了其深厚的理論功底和臨床經驗。總結中，深感自己悟性不高，難以將其學說精華聚匯成文。總結後，有一種隨師恨晚的感覺。

　　4 年中，我親眼目睹了老師對患者的關愛之心，所以他的門診總是患者盈門，應接不暇。面對外地病人和掛不上號的病人，他不忍拒之門外，而是不顧疲倦地延長診時，以了患者心願，從而儘早地解除患者的病痛。

　　4 年中，老師年門診近萬人次。病種廣泛涉及內、外、婦、兒、五官、皮膚等科，可謂名副其實的全科中醫。在廣大的患者群體中，非老師的中藥不吃的鐵杆病人占 1/5，外地病人占 1/5，本地病人占 3/5。其中婦科病人占近 20%。分析其門診量大及鐵杆病人多的原因，除技術高超外，其高尚的醫德、接診技巧、思維方式、組方用藥特色、深厚的理論功底是其主要原因。

隨診 4 年，上午隨診總結老師的臨床經驗，下午自診。使我領悟了老師的學術風格和用藥特色，理解了其臨證思維內涵，見證和認識了其獨特的臨床療效。在此基礎上，與其女兒合作，完成了本書的編輯整理任務。

可以說，這本書是老師從醫 50 年臨床經驗和學術思想的總結，而我們只是療效的見證者和文獻的整理者。

寫到這裏，作為一名中醫人，在聞道、學道、悟道上，感謝老師的指點，感謝患者的信任，感謝上級的選派，使我在從醫路上有了今天。

山西省忻州市中醫醫院　楊俏田

歡迎至本公司購買書籍

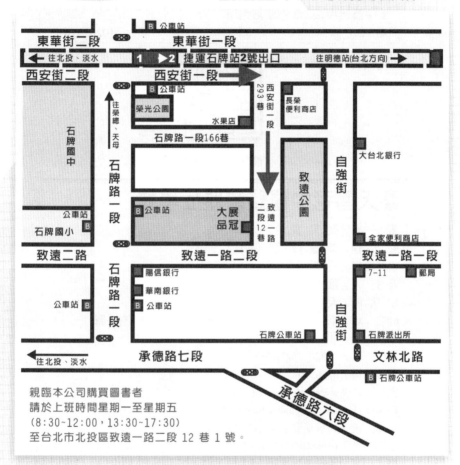

親臨本公司購買圖書者
請於上班時間星期一至星期五
(8:30~12:00，13:30~17:30)
至台北市北投區致遠一路二段 12 巷 1 號。

建議路線
1.搭乘捷運‧公車
　　淡水線石牌站下車，由石牌捷運站2號出口出站(出站後靠右邊)，沿著捷運高架往台北方向走(往明德站方向)，其街名為西安街，約走100公尺(勿超過紅綠燈)，由西安街一段293巷進來(巷口有一公車站牌，站名為自強街口)，本公司位於致遠公園對面。搭公車者請於石牌站(石牌派出所)下車，走進自強街，遇致遠路口左轉，右手邊第一條巷子即為本社位置。

2.自行開車或騎車
　　由承德路接石牌路，看到陽信銀行右轉，此條即為致遠一路二段，在遇到自強街(紅綠燈)前的巷子(致遠公園)左轉，即可看到本公司招牌。

國家圖書館出版品預行編目資料

秦天富老中醫疑難雜症專輯 / 秦天富著
——初版，——臺北市，大展，2014 [民 103.01]
面；21公分—（中醫保健站；52）
ISBN　978-957-346-000-8（平裝）
1.中醫治療法　2.中藥方劑學
413.2　　　　　　　　　　　　　　　102023141

秦天富老中醫疑難雜症專輯

著　　　者 / 秦天富
整　　　理 / 秦麗玲、楊俏田
責任編輯 / 張延河
發 行 人 / 蔡森明
出 版 者 / 大展出版社有限公司
社　　　址 / 臺北市北投區（石牌）致遠一路 2 段 12 巷 1 號
電　　　話 /（02）28236031，28236033，28233123
傳　　　真 /（02）28272069
郵政劃撥 / 01669551
網　　　址 / www.dah-jaan.com.tw
E - m a i l / service@dah-jann.com.tw
登 記 證 / 局版臺業字第 2171 號
承 印 者 / 傳興印刷有限公司
裝　　　訂 / 承安裝訂有限公司
排 版 者 / 菩薩蠻數位文化有限公司
授 權 者 / 山西科學技術出版社
初版 1 刷 / 2014 年（民 103 年）1 月　　　　定價 / 300元

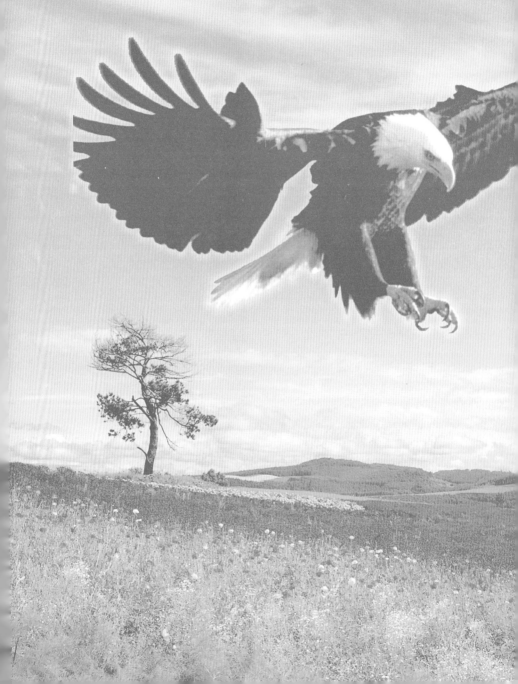

大展好書　好書大展
品嘗好書　冠群可期

大展好書 好書大展
品嘗好書 冠群可期